运动康复技术

《运动康复技术》编写组　编

北京体育大学出版社

策划编辑　佟　晖
责任编辑　佟　晖
责任校对　未　茗
版式设计　佟　晖　博文宏图

图书在版编目(CIP)数据

运动康复技术/《运动康复技术》编写组编．－－北京:北京体育大学出版社,2015.11(2020.5 重印)
ISBN 978－7－5644－2111－3

Ⅰ．①运…　Ⅱ．①王…　Ⅲ．①康复训练　Ⅳ．①R493

中国版本图书馆 CIP 数据核字(2015)第 279932 号

运动康复技术　　《运动康复技术》编写组　编

出版发行:北京体育大学出版社
地　　址:北京市海淀区农大南路 1 号院 2 号楼 4 层办公 B－421
邮　　编:100084
网　　址:http://cbs.bsu.edu.cn
发 行 部:010－62989320
邮 购 部:北京体育大学出版社读者服务部 010－62989432
印　　刷:北京瑞禾彩色印刷有限公司
开　　本:787mm×1092mm　1/16
成品尺寸:260mm×185mm
印　　张:16.75
字　　数:429 千字
版　　次:2015 年 11 月第 1 版
印　　次:2020 年 5 月第 5 次印刷
定　　价:60.00 元

序

人才培养是高等学校的根本任务，对处于学校工作中心地位的教学工作来说，其质量建设是高等学校的永恒主题。作为传授知识、掌握技能、提高素质的载体，教材在人才培养过程中起着非常重要的作用，是高等学校提高教学质量，促进内涵发展的有力抓手。

一本好的教材，不仅要充分体现教材应有的基础性、示范性和权威性，还要正确把握教学内容和课程体系的改革和创新方向，充分反映学科的教育思想观念、人才培养模式以及教学科研的最新成果，集中展现教材体系的创新，教材内容的更新和教学方法、手段的革新，善于处理好理论与实践、继承与创新、广度与深度、知识与技能、利学与利教的关系，成为开拓学生视野、引导学生探索、鼓励学生奋进的学业与人生兼备的“工具书”。

从中央体育学院到北京体育学院再到北京体育大学，这60年的办学历程，是继承发展的60年，是改革创新的60年，也是教材建设硕果累累的60年。学校不断探索教材建设的内在规律，引领高等体育教育教材建设的创新之路，发展了具有自身特色的教材体系，形成了特色鲜明的三个发展阶段。第一阶段是在20世纪50年代至60年代，我校教师在苏联专家的指导下，制定和编写了各专业的教育计划、大纲和主要教材。这批教师在主持和参与1961年国家体委组织的体育院校18门课程教材编著工作中发挥了重要作用；而这批教材也成为我国独立编写的、对苏联教材模式有所突破的第一批体育院校教材。第二阶段是20世纪70年代末至90年代，我校教师在大量承担第二次重编体育院校教材牵头组织工作的同时，针对学校“三结合”的办学目标和人才培养模式，开始了多学科、多专业的自编教材建设；第三阶段是进入21世纪以后，特别是国家体育总局于2002年下拨教材建设专款480万元之后，我校教材建设在数量和质量上都取得了重大突破。至2010年共立项建设了涵盖我校各专业课程的187项教材，其中有4项教材获得国家级优秀（精品）教材称号，14项教材获得北京市精品教材称号。可以说上述三个阶段的发展，使我校教材建设水平达到了一个空前的高度，为高等体育人才的培养发挥了重要的作用。

为全面提高高等体育教育质量，深化高等体育教育教学改革，继续加强体育学精品教材建设，2012年初，在北京体育大学教学指导与教材建设委员会的具体指导下，我们启动了高等教育体育学精品教材建设工程。学校遴选教育部新颁布的体育学类所属的体育教育、运动训练、社会体育指导与管理、武术与民族传统体育、休闲体育、运动康复、运动人体科学7个本科专业的部分基础课程和主干课程开展精品教材建设。我们整合了全校的优质资源，组织专家、教授全程参与教材的规划、编写、初审、终审等过程。按照精品教材的要求，以优秀的教学团队编写优质的教材，出精品、出人才为建设思路，编委会优选学术水平与教学水平兼备、具有创新精神的专家、教授担任教材主编，组织优秀教学团队成员参与教材编写；精确定位教材适用对象，准确把握专业知识结构、能力结构和综合素质要求，深刻领会课程内涵，简洁洗练地表达知识点、能力点和素质点；融入最新的教改成果和科研成果，吸收国外优秀教材的先进理念和成果，创新利于学生自学和教师讲授的教材体例；学校还投入专项资金，对教材进行一体规划、一体设计、一体编审，并采用多色印刷技术增加教材的可读性；为全力保证教材编写质量，北京体育大学出版社资深编辑深度介入教材编写的所有环节。当这批教材展现在读者面前时，我们充满了期待。

岁月如流，薪火相传。60年的教材建设成绩斐然，推动着体育学教材建设步入新的起点、站在新的高度。展望未来，一批批体育学精品教材将随世界一流体育大学的建设进程应运而生，不仅在学校内涵式发展的改革进程中发挥重要作用，而且在全国高等体育院校人才培养中做出积极贡献，在高等教育教材建设中留下浓墨重彩的一笔。

北京体育大学校长 杨桦

校教学指导与教材建设委员会主任

2013年9月

北京体育大学高等教育体育学精品教材编委会

教材编写组

组　长：王安利

副组长：矫　玮　钱菁华

成　员（以姓氏笔画为序）：

卢　玮　刘冬森　侯世伦

高　颀　黄　鹏

前　言

运动康复专业是由北京体育大学牵头论证，2004 年经教育部核准建立的新兴实用专业。运动康复专业是在康复医学的基础上建立起来的，是康复医学的分支。

运动康复是康复医学的重要组成部分，与临床康复有着内在的紧密的联系，但又有所不同。在学科理论基础上，临床康复的基本理论也是运动康复的理论基础。在此基础上，运动康复又包含了运动训练学的理论基础；在治疗手段上，运动康复既包括临床康复的诸多治疗方法，又引入了康复性体能训练的预防理念和方法。康复医学的服务对象主要是残疾人，以及有各种功能性障碍进而影响正常生活、学习和工作的患者，其康复目标是恢复患者的基本功能、生活自理、重返社会、重新工作。运动康复主要的服务对象是运动员和健康锻炼者，其康复目标不仅要求受伤运动员能够恢复功能、重返赛场，而且还要保持高水平的竞技状态，甚至突破自己原有的身体机能和身体素质的极限，继续创造优异成绩。从某种程度上讲，运动康复对从业者的知识、技能提出了更高的要求。

运动康复专业作为国内新兴专业，虽然起步时间晚，发展水平与国外相比还很低，但由于国内的实际需求旺盛，其发展空间巨大，这为新学科的建设提供了强劲的动力。运动康复的诸多专业特点都突出了运动康复作为一门交叉学科在社会生活中的重要作用和价值。经过几年的发展已经成为了支撑竞技体育发展，提升全民健身运动质量的骨干专业。在竞技体育领域和全民健身事业中，保驾护航的作用也日益凸显，并将发挥越来越重要的作用。

自运动康复专业设立以来，运动康复技术一直是运动康复专业的骨干课程之一。但是，迄今为止，尚没有自己的教材。在几年的办学过程中，运动康复专业的学生一直沿用医学院校康复治疗学专业的教材《运动疗法技术》，由于专业的不同，培养目标的不同，医学院校的教材并不能完全满足我们培养运动康复人才的需要。由此可见，编写一本适用于运动康复专业人才培养的教材势在必行，刻不容缓。

本教材的编写原则是围绕运动康复专业的目标，理论与实际结合，突出实践能力培养；既要借鉴和汲取母学科和国内外临床实践经验，又要体现和反映运动康复的特色；既要夯实基础知识，又要反映国内外最新的成果和经验，为培养具有创新性、实践能力强的康复应用型人才服务。

《运动康复技术》共八章，分别就运动康复技术的基本理论和实用技术，如关节活动度训练、关节松动术、肌肉力量康复训练、核心区稳定性训练、平衡协调功能的康复训练、本体感觉神经肌肉易化技术、渐进性功能训练等运动康复技术进行了图文并茂的阐述。

本教材是北京体育大学资助的高等教育体育学精品教材之一。由北京体育大学王安利教授任教材编写组组长，矫玮教授、钱菁华副教授为副组长，各章节参与编写的成员如下：第一章，矫玮、王安利；第二章，钱菁华、高颀、刘冬森；第三章，钱菁华、矫玮、卢玮；第四章，王安利、矫玮、黄鹏；第五章，高颀、侯世伦、卢玮；第六章，高颀、钱菁华、刘冬森；第七章，矫玮、钱菁华、卢玮；第八章，王安利、高颀、刘冬森。

本教材的编写注重对知识的成熟性、稳定性、实用性的选择，注重解决运动康复实践中的具体问题，使本教材既能供全国运动康复专业的学生使用，也能供体育教师、教练、队医作为参考。

康复医学的新理念、新方法层出不穷，知识浩如烟海，在本书编写过程中，不可能面面俱到。由于编写人员水平有限，有不当之处在所难免，请广大教师、学生在使用过程中批评指正，以便在后续的修订中补救和改正。

王安利

2015 年 3 月

目录 CONTENTS

第一章　运动康复实用技术总论

本章提要

本章主要介绍运动康复的基本概念、地位和发展进程，并明确其实施目的、禁忌证及基本方法手段，了解常用设备，以帮助学习者更好地了解运动康复技术的整体框架组成，并为其后的各单项技术的学习树立全局观念。

第一节　运动康复实用技术概述

人的一生中，无论是幼年时期还是老年时期，无论其社会角色是职业运动员还是办公室职员，具备符合其角色的功能能力水平是保证其获得高质量生活状态的基础。康复治疗师、运动康复师不仅可以解决损伤或者疾病，解决了那些限制人们完成其日常生活重要能力的功能障碍，还可以针对那些没有功能障碍或缺陷的人员，帮助他们通过正确的运动康复计划，降低损伤或疾病的风险，使其获得活跃健康的生活方式，提高其整体健康水平及生活质量。如何设立个性化的运动康复方案是康复师临床服务的重点和基础。想要获得这样的能力，治疗师必须理解不同形式的主动运动方法及被动治疗方法是如何影响身体的不同组织、不同结构、不同系统的，而这些效果又是如何最终转化为康复的终极目标——功能提升的。而康复目标的实现不可缺少运动康复技术的实施。

一、运动康复基本概念

运动康复是物理治疗的重要分支，是物理治疗的主体内容之一。运动康复技术包括针对关节、肌肉、神经、心肺的功能促进技术，运动疗法是其主要的技术方法。

应用声、电、光、磁、温、水、力等物理学因素治疗来改善患者病变或功能障碍的方法叫做物理疗法（physical therapy，PT），其中把徒手以及应用器械进行运动训练来治疗伤、病、残患者，恢复或改善功能障碍的方法（主要利用物理学中的力学因素）称为运动疗法（Kinesiotherapy，Therapeutic exercise 或 Movement therapy），是物理治疗的主要部分。运动疗法是患者在康复师的指导下主动或被动应用各种运动来矫正异常姿势，改善病变和消除功能障碍的方法，是一种重要的康复治疗手段。在实施运动疗法的过程中，所应用的各种方法和技术，即为运动疗法技术。随着康复医学基础理论研究的深入，运动疗法已经获得了极大的丰富和发展，形成了针对各种运动功能障碍性疾患的独具特色的治疗技术体系。在物理疗法中除去力这一因素，利用声、光、电、磁、温、水等物理学因素治疗疾病，促进患者康复的疗法称为理疗。运动疗法和理疗同属物理疗法，但各有不同的侧重。国际上的物理治疗康复工作中，运动疗法所占比重更大，是物理治疗的核心内容。正所谓运动疗法，康复之髓。

二、运动康复发展简史

早在古代人们就已认识到运动对维持身心健康和防治疾病有重要的价值。

运动疗法在我国具有悠久的历史，我国古代武术功夫是世界公认的运动疗法先驱。中医按摩、推拿历史悠久，是人体最早防治疾病的疗法之一，与针灸、气功、导引同为人体功能康复治疗的重要手段。从马王堆汉墓出土的导引图中可见，当时已有医疗体育。传统的方法有气功、按摩、五禽戏、太极拳、八段锦等。有些方法经过发展完善而延续至今，并被世界各地接受、推广。国外许多物理治疗教育都有针灸、太极拳课程内容。

公元前2000多年前，古埃及的书中就记载了体育训练可以配合医术治疗疾病；公元前4世纪，古希腊希波克拉底在著作中谈到利用矿泉、日光、海水及运动可以防病健身、延缓衰老、保持健康。中世纪，许多国家的学者倡导通过运动达到健身和治病的目的。1813年在瑞典斯德哥尔摩设立了“中央体操研究所”研究运动疗法；美国费城的Mckenzie将运动训练引入临床医学中加以应用；19世纪中后期，许多专家将运动疗法应用到了偏瘫、截瘫、骨关节疾病等医学方面。

进入20世纪后，运动疗法得到了较快的发展。波士顿的Lovett和他的助手Wright提出了徒手肌力检查法，后经许多专家多年实践和研讨，至1946年基本确定了MMT（Manual Muscle Test），即徒手肌力检查法（Daniels's MMT），现在仍在使用。

随着第一次世界大战的爆发，各交战国的军医院逐步加强了对伤病员进行恢复伤残肢体功能的运动训练。1917年美国在陆军中设立了为战伤者服务的Physical Reconstruction Aides（即早期的物理治疗师）。第二次世界大战初期，芝加哥陆军医院的Thomas DeLorme提出了增强股四头肌肌力的渐增抵抗运动肌力增强训练法（Progressive Resistive Exercise，PRE），对治疗膝关节术后股四头肌无力获得了满意的效果。许多学者又做了相关后续研究。1950年前后，以人体解剖学、生理学为基础理论的关节活动运动、肌力增强疗法、牵张疗法、耐力增强等治疗成为运动疗法技术的主要研究方向。

20世纪40年代开始至60年代，各国专家学者开始应用神经反射机制治疗患者，以神经生理学及神经发育学为特色的运动疗法，在这一时期获得了极大的发展。1946年左右，Herman Kabat提出了通过手法训练引起运动单位最大限度的募集，来改善运动功能的PNF技术。同一时期，英国的Bobath夫妇将抑制患者的原始反射、促进正常反应的方法应用于偏瘫和脑瘫的治疗。1951年Brunnstrom划分了偏瘫患者病程的6个阶段，并提出了相应的运动疗法治疗手段。Rood提出了感觉输入对运动反应的重要作用，强调对神经固有感受器和外感受器进行刺激，激发了运动功能的改善。1954年后，德国的Vojta提出对小儿中枢神经性运动障碍施行反射性运动模式训练，从而促进了患儿的运动功能发育。

进入21世纪，运动疗法将在理论体系上有深入和快速的发展。运动解剖学、运动生理学的发展将使运动训练过程更加科学化和合理化。神经网络的概念和应用将阐明中枢神经与运动控制之间的内在联系，为运动控制和运动技能发展提供新的途径和手段。此外，基因治疗有可能为运动训练方法的选择、运动组织的再生和再造提供一个可选择的手段。材料学、生物力学、电子学、计算机科学、遥感技术、仿生学等高科技领域的发展，都已经并将极大地促进康复生物工程的发展，促进运动疗法进步，开拓运动疗法应用的新领域。我们期盼着在探索建设我国康复医学的过程中，国内学者能够加强研究与实践，发挥中国传统医学的优势、特色，努力在实践中探索我国康复医学的新道路，为人类的健康与康复做出更大的贡献。

三、运动康复技术实施的目的

康复医学是功能医学，运动疗法是康复医学重要的治疗技术之一。运动疗法主要是通过运动的方法，治疗或改善病变或功能障碍，以提高患者的活动能力，增强社会参与的适应性，改善患者的生活质量。从这个总体目标出发，运动疗法的主要目的包括以下几个方面。

（一）增加关节活动度

如骨关节病术后、创伤后，肢体的严重创伤、制动、炎症、疼痛，将造成肢体运动功能障碍。在恢复过程中，为防止关节挛缩，常采用牵张短缩的肌肉、肌腱、关节囊及其他软组织的方法，增加关节活动度。

（二）增强肌肉的肌力和耐力

多种损伤、创伤治疗术后，如肌肉断裂、关节韧带损伤、全膝、髋关节置换术后的康复，要按照训练程序循序渐进地训练患肢的活动功能，采用运动疗法技术增强肌肉的肌力和耐力是进行其他活动的基础。

（三）抑制肌肉异常张力，缓解其紧张度，使肌肉松弛

有神经系统疾病的患者，如帕金森病，临床主要表现为震颤、肌肉强直、行走动作不协调。采用运动疗法与临床疗法相结合的方法，尽量让患者多做适宜的肢体活动，缓解肌肉紧张程度，改善其运动功能。

（四）预防或治疗各种临床并发症

患者术后卧床或坐轮椅、夹板内衬垫放置不当、石膏内不平整或有渣屑、局部长时间受压迫，均可造成压疮，特别是在身体骨头粗隆凸出处，最多见脊髓损伤患者，这极大地阻碍了康复治疗的进程与效果。采用各种方法进行体位减压是最重要的立刻缓解皮肤压力的措施，同时配合其他的活动是预防压疮的良好方法。

（五）改善异常运动模式

各类神经性疾病、骨－关节－肌肉的损伤，甚至肌肉力量的不平衡，都会造成运动模式的异常。通过运动疗法技术训练可使患者改善异常运动模式，发展正常运动模式。

（六）消除运动功能障碍，提高患者身体移动和站立行走功能

对运动人群而言，逐步改善复杂运动时的功能障碍的需求越来越大，如篮球运动者膝关节伤后急停转向动作的恢复。

（七）提高平衡功能和运动协调性有障碍的患者的平衡和协调能力

下肢骨骼肌肉系统损伤或神经系统损伤的患者，因为神经支配障碍或是运动系统障碍，移动和行走功能障碍或丧失，本体感觉功能障碍，可以通过运动疗法，循序渐进地进行训练，以提高平衡协调能力和身体移动与步行能力。

（八）针对患者的功能障碍，施行运动功能的再学习训练，改善神经肌肉功能

神经系统疾病的患者，如脑卒中是一种高致残率的疾病，它常会导致机体多方面功能障碍。脑损伤后功能的恢复主要依靠脑的适应和脑的功能重组。在康复的整个阶段施行运动疗法，尤其是早期，施行运动功能再学习训练，练习特定的活动，有助于改善神经肌肉控制能力，利于康复进程的发展。

（九）改善心脏、肺脏等内脏器官的功能

对于卧床、坐轮椅或者是其他内脏系统疾病的患者，运动疗法是其全面治疗中的一项重要内容。运动锻炼对心血管系统的直接作用和间接作用均能增加心功能储备，降低心脏突发事件的发生率。对于慢性阻塞性肺疾病，除临床治疗外，运动疗法的呼吸训练，排痰训练，体力增强训练等都能有效地改善心脏、肺脏等器官的功能。

（十）增进患者体力，改善全身功能状态

例如，糖尿病是一组以高血糖为特征的代谢性疾病，其并发症后果相当严重。如糖尿病足是病史较长的患者易出现的糖尿病并发症，且常伴神经血管系统病变，严重者危及生命。采用运动疗法技术配合其他康复方法可以有效预防糖尿病足的出现。

（十一）提高患者日常生活活动能力

随着运动疗法的介入和不断推进，患者的病变、功能障碍程度减轻；运动系统、呼吸系统、内分泌系统和循环系统功能会有所改善，日常生活能力得到提高。

运动疗法技术并不是针对某一疾病的疗法，对于不同疾病的不同症状特征，选用不同的运动疗法技术，是达到康复目的的有效保证。不同的疾病和功能障碍选用的运动治疗方法在不同时期是不一样的，需要随着患者病情的改善不断调整。

四、运动治疗技术实施的禁忌证

运动治疗虽然属于自然疗法，但不是所有人都适宜。需要进行运动疗法的患者要进行身体检查，如有以下情况出现，不宜施行运动疗法：

1. 危重病需绝对休息者。
2. 处于疾病的急性期，病情不稳定者。
3. 休克、神志不清或有明显精神症状、不合作者。

4. 运动器官损伤未作妥善处理者。

5. 有大出血倾向者。

6. 运动治疗过程中，有可能发生严重并发症，如动脉瘤破裂者。

7. 运动时血压急剧升高，超过标准者。

8. 剧烈疼痛，运动加重者。

9. 有明确的急性炎症存在者，如体温超过38℃，白细胞计数明显升高等。

10. 患有严重的心血管疾病者：持续发作的冠心病；安静时舒张压在120mmHg 以上及收缩压在180mmHg 以上；重症的心律不齐；心室室壁瘤；心传导异常；患有静脉血栓，运动可能脱落；有明显心力衰竭表现：呼吸困难、全身浮肿、胸水、腹水等。

11. 高热剧痛者。

12. 严重骨质疏松者应该选择安全、和缓的运动，避免运动环境的不安全。

13. 癌症有明显转移倾向者需谨慎。

实际上，运动疗法技术包括不同的技术方法，不同的技术方法会有不同的禁忌证，且患者病变或功能障碍的具体症状表现不同，也会有相应的禁忌。在具体实施时要视具体情况而定。

五、运动康复技术实施原则

（一） 无痛运动

这是最为重要的实施原则。主动运动痛可以改为助力运动或被动运动，大负荷运动痛需要减小运动负荷，复杂运动痛可以改成简单动作，总之实施运动疗法不能出现疼痛。

（二） 目的明确， 重点突出

重点突出、目的明确的运动疗法方案是实施运动疗法技术的关键。

（三） 因人而异

针对不同患者的症状以及身体、精神状态特点，应制订因人而异的合理而有效的方案。

（四） 循序渐进

循序渐进包括运动强度由小渐大、运动时间由短渐长、动作内容由简渐繁，在康复过程中使患者逐步适应，并在不断适应的过程中得到提高。避免任何突然加大的运动量，减少再次造成伤害的可能。

（五） 整体观

在制订方案时，要防止干预位置过于集中，以免产生疲劳。因此既要重点突出，又要与全身运动相结合。

（六）持之以恒

有些患者需要按疗程进行长期的运动康复治疗，才能使治疗效果逐步累积，达到治疗目的。在治疗过程中不可随意间断，以免影响治疗效果。

（七）密切观察患者状态

在实施运动疗法技术时要时刻注意观察患者是否有不良反应。主要包括以下内容：

1. 训练过程中应密切观察患者反应，如有头晕、眼花、心悸、气短或其他禁忌证状等应暂停训练。
2. 训练不应过量，次日应无疲劳感。
3. 防止皮肤损伤，预防褥疮发生。
4. 康复师行肢体活动训练时，手法应准确、轻柔。

（八）定期评定

不同阶段，采用的运动疗法技术不同，对患者要定期评定，以观察有无改善。如果达到进阶标准，可以重新制定下一阶段方案。如果不能达到要求，要查明原因，及时调整。

（九）患者主动参与

采用新型医患互动模式。治疗前向患者讲解清楚治疗的内容和目的，争取患者主动配合。对需要应用的器械要说明操作要点、注意事项；对需要练习的动作做出正确的示范，示范要面对面进行，使训练更有效。采用多种不同形式的训练，增加训练新鲜感，调动患者主动训练的积极性，提高训练效果。

（十）注意安全

无论是在施行运动疗法技术时抑或是在训练场地中，都应注意患者的安全，避免发生再次损伤。某些训练，如站立行走训练时应有保护，防止跌倒。场地器械的摆放要避免尖利锐器放在人多且集中的位置。

（十一）康复师的要求

关爱患者，态度和蔼，声音清晰，语调坚信肯定，这样有利于增进患者进行治疗的信心，提高治疗效果。对患者应多用关心鼓励的语言，给予具体的帮助，切勿滥用批评、指责。

工作中做好各种记录，及时总结。

（十二）场地的要求

训练场地光线充足、整洁，各种器械安放有序，用后归还原位，并随时检查维修。

六、运动康复技术的实施形式

运动康复在运动疗法技术中所应用到的基本运动种类为：被动活动、主动辅助活动、主动活动和抗阻活动。

（一）被动活动（Passive Movement）

治疗师徒手或借助器械对患者进行的治疗活动，患者不做主动活动。某些情况下，亦可由患者健侧肢体对瘫痪和无力肢体加以协助，进行被动活动。

多适用于瘫痪或极弱的肢体肌肉，患者不能用自己的力量进行关节活动，只能依靠第三方帮助才能维持运动。

主要用于：预防软组织粘连和挛缩，恢复组织弹性；保持肌肉休息状态时的长度，预防短缩，牵拉缩短的肌肉；刺激肢体神经反射；施加本体感觉刺激，为主动运动发生做准备。

（二）主动辅助活动（Active Assistive Movement），简称助力活动（Assistive Movement）

在治疗师帮助或借助器械的情况下，患者通过自己主动的肌肉收缩来完成的活动。通常是由治疗师托住患者肢体近端或用滑车重锤悬吊起肢体的远端，消除肢体本身重量和地心引力的影响，使患者进行主动的肢体活动。

多适用于患者肢体肌肉已经开始收缩，但不足以抵抗肢体自身重量或地心引力的吸引。

主要用于：增强肌力，改善身体功能。助力运动是由被动到主动运动之间的一种过渡形式，随着肌力的增加，逐渐减少助力的重量，过渡到主动活动。

（三）主动活动（Active Movement）

没有任何外力，患者靠自身肌力主动完成的活动，是运动疗法的主要活动方式。

多适用于患者肌力较弱，足以抵抗肢体自身重量或地心引力的吸引，但不足以抵抗任何额外的阻力。

主要用于：增强肌力、肌肉耐力和肌肉之间协调性的训练。通过全身主动运动来改善心肺功能和全身状况。

（四）抗阻活动（Resistive Movement）

在治疗师徒手或借助器械对人体施加阻力的情况下，患者主动地进行抗阻力的活动。

多适用于能够抵抗外界阻力的患者。

主要用于：更快、更有效地增强肌力和肌肉耐力。

第二节　运动康复常用器材和设备

一、基本配置

卫生部在2011年4月发布的《综合医院康复医学科建设与管理指南》要求综合医院应具备与其功能和任务相适应的诊疗场所、专业人员、设备设施以及相应的工作制度，以保障康复医疗工作的有效开展。现将常用的器械和设备总结如下。

（一）训练床

供患者坐卧其上进行各种康复训练的床，长180～200cm、宽120～160cm、高45cm（图1－1）。主要用于：

- 患者的卧位、坐位动作训练，如偏瘫、截瘫等四肢功能活动障碍的患者可在床上做翻身、坐起、转移训练等。
- 进行坐位及手膝位的平衡训练。
- 在训练床上对患者进行一对一的被动徒手治疗。
- 置于悬吊架下与悬吊架配合使用，进行助力活动等治疗。

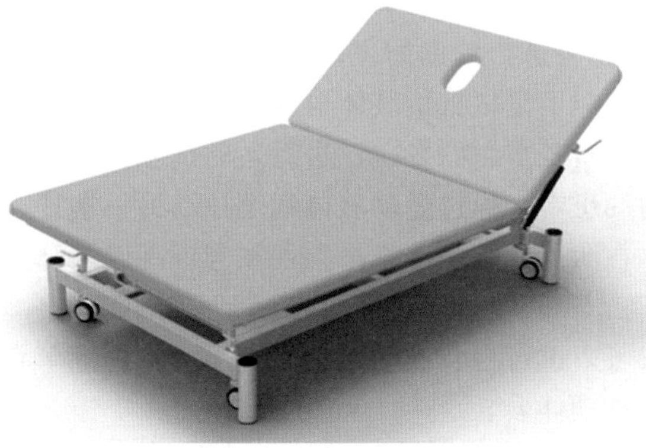

图1－1　训练床

（二）运动垫

供患者坐卧其上进行多种康复训练的垫子。运动垫和训练床在用法上有许多相似之处，在一定程度上可以互相替代。（图1－2）

（三）治疗师坐凳

又称PT凳，治疗师在施以运动疗法时坐用的小凳子，高度可调，凳下有万向轮，以配合运动训练。（图1－3）

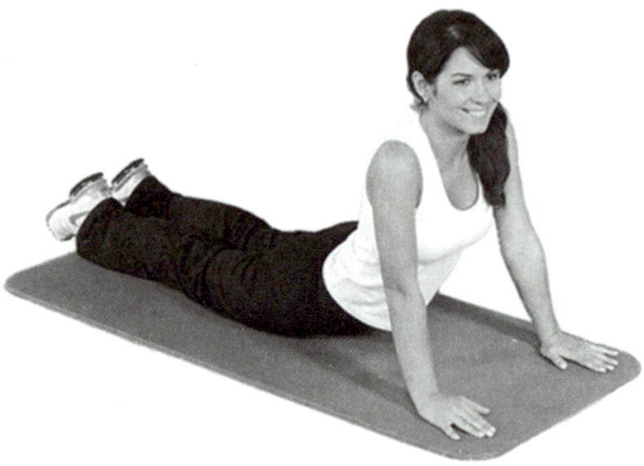

图1－2　运动垫

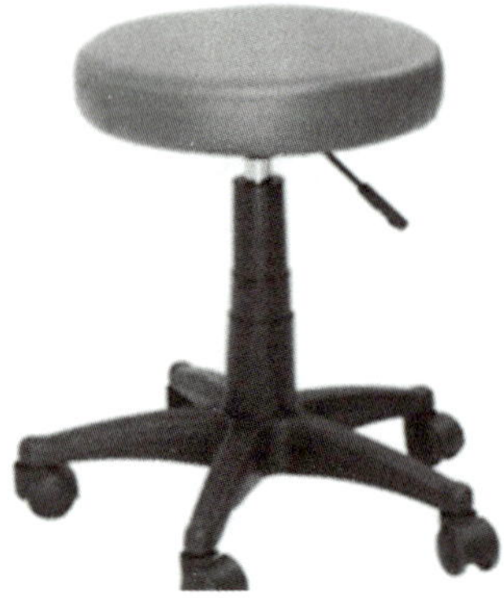

图1－3　治疗师坐凳

（四）悬吊架

将肢体悬吊起来以消除重力影响，通过改变躯体位置达到训练不同肢体关节的装置。主要由网板、网板拉杆、网板的墙壁固定装置、立柱和多组滑轮训练单元、悬吊带、悬吊弹簧组成，滑轮悬吊在网板上。滑轮训练单元包括S形钩、滑轮、绳索等。网板一般高2～2.5米，长1.8～2.2米，宽0.8～1.2米（图1－4）。主要用于：

- 肌力训练。可供患者进行辅助的主动运动。当患者的肌力恢复到一定水平（患者肢体肌肉已经开始收缩，但不足以抵抗肢体自身重量或地心引力的吸引）时，可用悬吊架把运动肢体吊起，以减轻自身重力的影响，进行运动训练；也可供患者进行抗阻活动。对于肌力够抵抗外界阻力的患者，通过运动肢体远端拉动另一端挂有重物的绳索，进行克服重物阻力的主动活动。在肌力训练中，悬吊架往往与训练床配合使用。
- 关节活动度训练，预防畸形。用于关节活动受限的患者。健康的肢体通过滑轮训练单元拉动患侧肢体，可以进行自我被动运动。利用滑轮训练单元，配合以重物，可以进行关节周围挛缩肌肉的被动伸展。
- 调整、松弛训练。用悬吊带、悬吊弹簧把患者全身悬吊起来，进行松弛训练。
- 需要时也可以做颈椎牵引治疗。

（五）肋　木

在两根立柱之间装置若干平行放置的圆形横木的框架。由于形状像肋骨的排列，取名肋木。（图1－5）

肋木的立柱高3～3.2m，宽为0.95m，横圆木的间隔为15cm。训练时患者位于肋木前，双手抓握肋木或把身体固定于肋木上进行训练。主要用于：

● 力量训练的辅助用具、矫正异常姿势，防止异常姿势的进展。
● 患者抓住肋木进行身体上下活动，利用体重进行肌力及耐力增强训练。
● 做增大关节活动度的训练，如肩周炎、关节炎。

（六）姿势矫正镜

供患者对身体姿势进行矫正训练的大镜子，可以映照全身。有的固定在墙上，有的带有脚轮可以移动，配合训练使用（图1－6）。主要用于：

● 为异常姿势患者提供镜像反馈，配合患者训练，以便自己观察步态、姿势异常等情况，主动加以纠正。
● 配合控制不随意运动，做提高平衡能力训练时使用。
● 康复师在进行训练时纠正患者姿势。

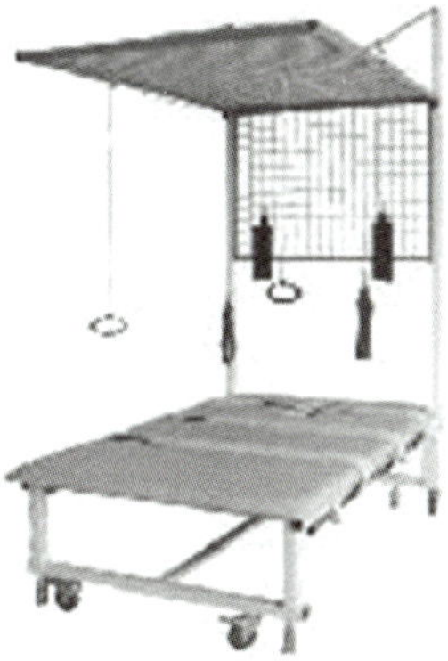

图1－4　悬吊架

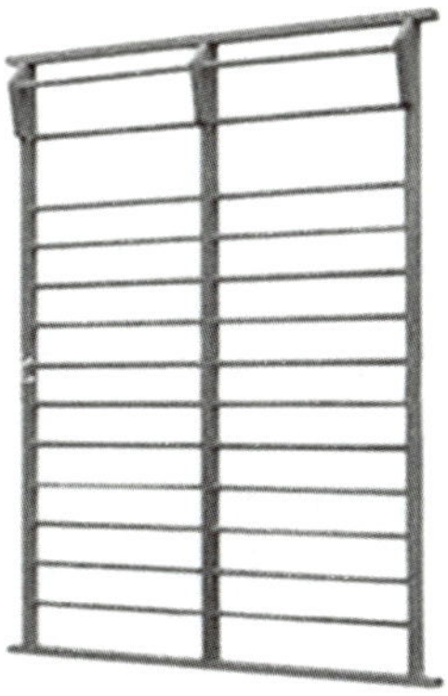

图1－5　肋　木

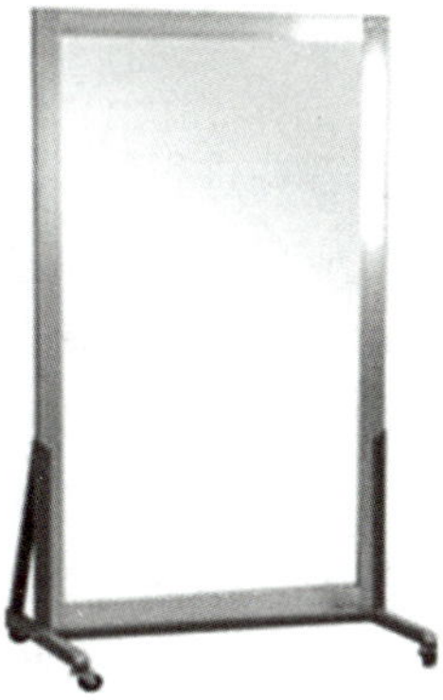

图1－6　姿势矫正镜

（七）功率自行车

位置固定的踏车，患者可骑此车进行下肢功能训练，在训练时可以调整阻力负荷，也可记录里程、心率、消耗热量（图1－7）。主要用于：

● 训练患者下肢的关节活动。
● 增强下肢肌力。
● 提高身体平衡能力。
● 增加心肺功能。
● 健身，提高整体功能。

（八）跑　台

跑台又称活动平板，用于行走及跑步运动训练。能够设定速度、坡度，也可记录里程、时间、心率、消耗热量（图1－8）。主要用于：训练患者步行能力、矫正步态、提高心肺、肌肉耐力等。

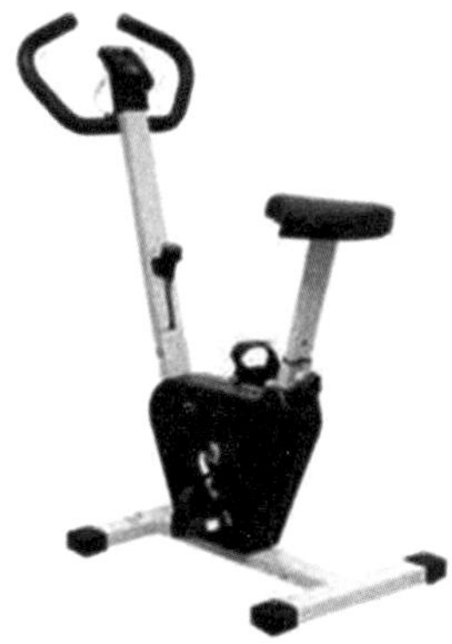

图1-7　功率自行车

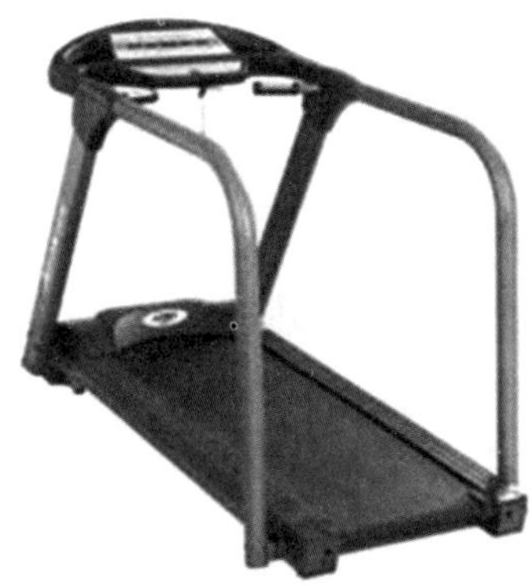

图1-8　跑　台

（九）平行杠

供患者在进行站立、步行等训练时，用手扶住以支撑体重的康复训练器械，类似于体操运动时应用的双杠，但可根据训练需要调节杠的高低和宽度（图1-9）。主要用于：

- 站立训练：帮助已完成坐位平衡训练的患者，继续训练立位平衡和直立感觉，提高站立功能。
- 步行训练：用于所有步行功能障碍者，患者练习步行时，手扶木杠，可以帮助下肢支撑体重，保证身体稳定性，或减轻下肢负重。在患者拄拐杖步行的初期，为防止跌倒，可以让患者先通过平衡杠练习行走。
- 肌力训练：利用平衡杠做身体上举运动，可以训练拄拐杖步行所需的背阔肌、上肢伸肌肌力；也可用于步行所需臀中肌、腰方肌肌力的训练。
- 关节活动度训练：下肢骨折、偏瘫等患者，用健足蹬在10cm高的台上，手握住平行杠，前后左右摆动患侧下肢，做保持或增大髋关节活动度的训练。
- 综合训练的辅助器材。

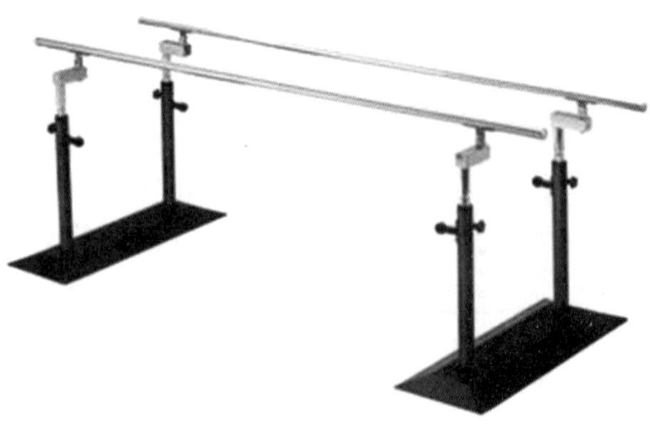

图1-9　平行杠

（十）训练球

主要指巴氏球，充气的大直径圆球（图 1－10）。还有花生球，形似花生的充气大球（图 1－11）。Bosu 球，形状像半个皮球，平底，可平稳地放于地上的充气半球体（图 1－12）。主要用于：

- 肌肉松弛训练：脑瘫患儿趴于球上，治疗师轻轻摇动球体，可降低患儿的肌张力，缓解痉挛，从而有利于患儿加强随意运动。
- 平衡及本体感觉训练：提供弧形不稳定平面，患者趴、躺、靠、坐、跪、站于球上进行训练。
- 综合训练的辅助器材。

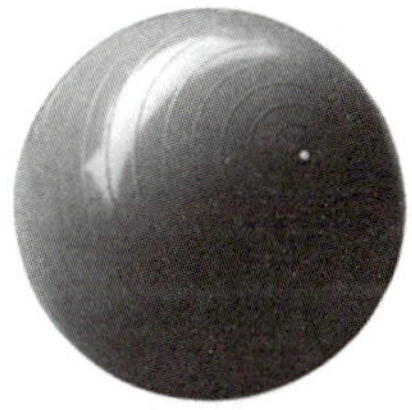

图 1－10　巴氏球

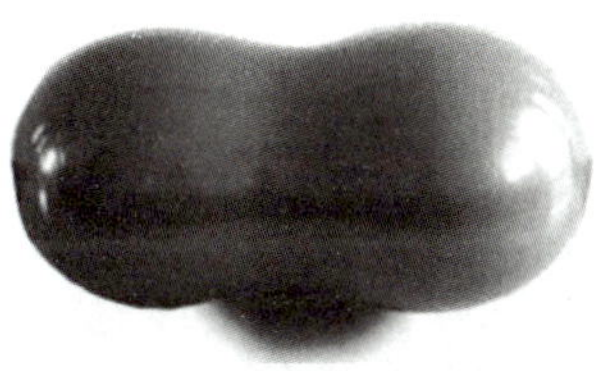

图 1－11　花生球

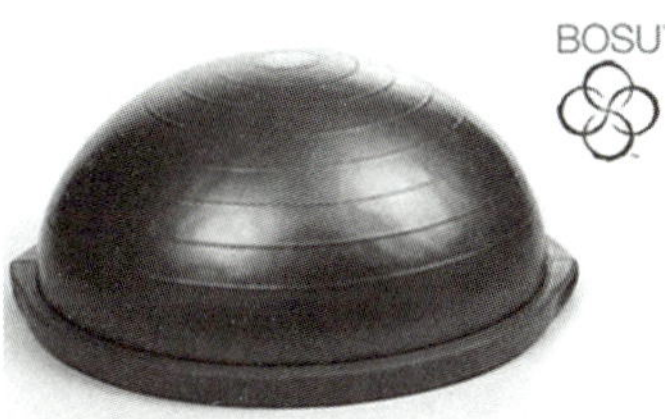

图 1－12　BOSU 球

（十一）哑　铃

一般为 1～10kg 若干个重量不等的哑铃组成哑铃组，用于增强肌力的训练。（图 1－13）

（十二）沙　袋

装有铁砂的、具有固定重量的条形袋子，两端带有尼龙搭扣，可固定于肢体上作为负荷供患者进行抗阻活动，沙袋重量一般为 0.5～4kg 不等。（图 1－14）

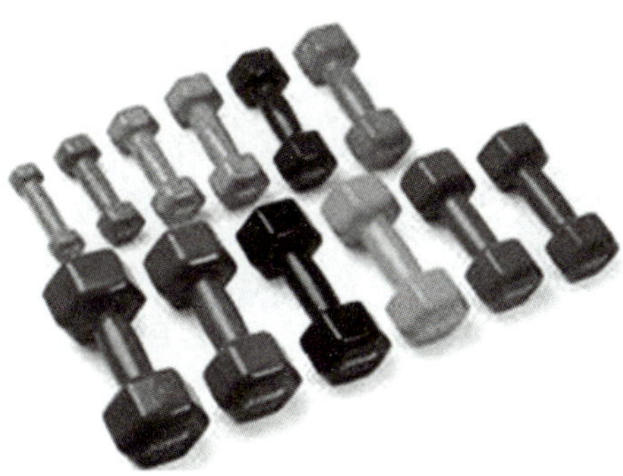

图 1－13　哑　铃

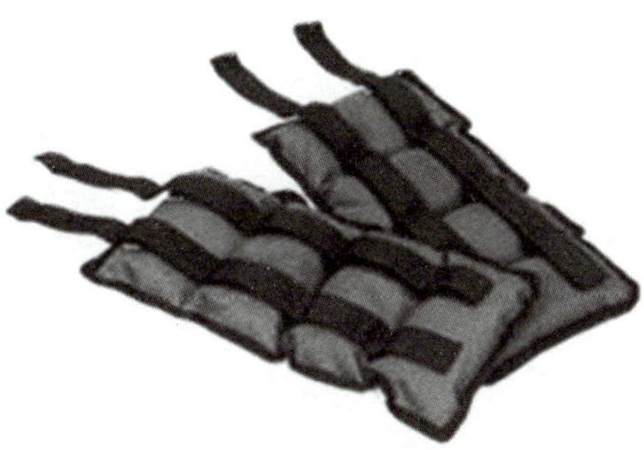

图 1－14　沙　袋

（十三）平衡板、平衡垫、气枕

用以训练患者的平衡功能的器材。平衡板为圆形硬质木板，下方凸起，形成不稳定平面。平衡垫为高密度发泡材质，表面柔软的长方形器材。气枕是充气式的圆盘结构（图 1 -15）。主要用于：

- 患者站或坐于其上进行平衡及本体感觉训练。常与平行杠配合使用，平行杠起辅助支撑和保护作用。

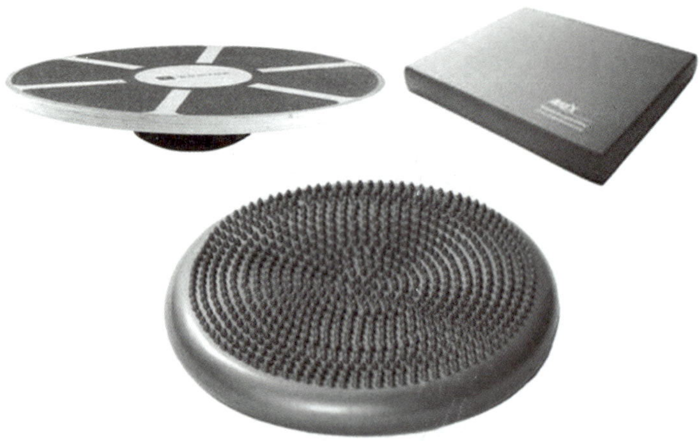

图 1 –15　平衡板、平衡垫、气枕

（十四）全身各部位力量训练器械（图 1 –16）

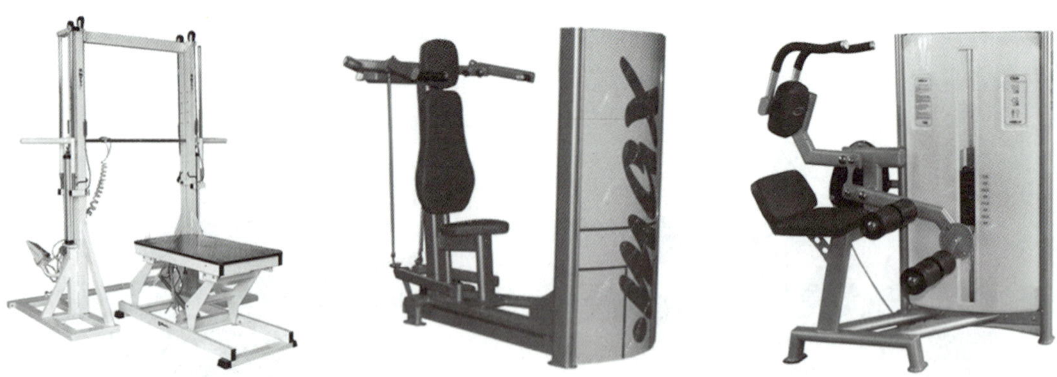

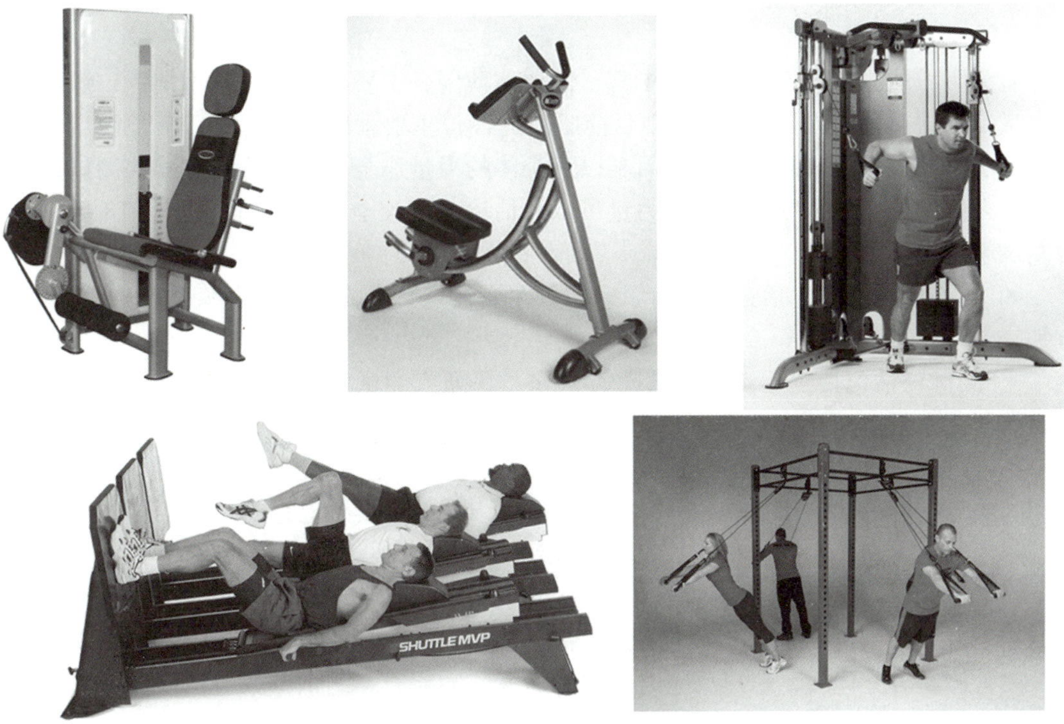

图 1－16　全身各部位力量训练器械

二、选择配置

除基本配置设备外，有条件的还应该配置运动疗法测评设备。

（一）心肺功能测评设备

心肺功能测评和训练设备，测试内容包括：心脏功能能力（F. C.）、最大摄氧量（VO_2max）、运动能力（E. C.）、靶心率（THR）、运动时间、运动频度等。（图 1－17）

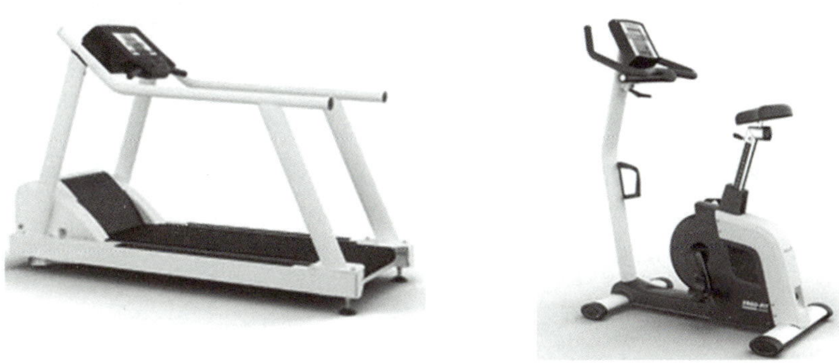

图 1－17　心肺功能测评设备

（二） 肌力测评设备

有关肌力的测试与评价，测试丰富，但评估薄弱，主要是测试设备不统一，测试结果样本量小，缺乏不同人群的数据库。目前肌力的评价主要采用左右比较、干预前后数据比较的方法，即自身比较的方法，因而难以对个体的力量作全面的评价。有一些测试设备带有不同人群的评估数据库，因而对力量可以评估诊断得较全面。例如，图 1－18 的核心肌力测试康复训练系统。

- 核心测试内容包括：脊柱前屈后伸，左右侧弯，左右旋转。整套测试时间只需 15 分钟。
- 测试评估包括“运动员测试模式”和“普通人测试模式”两种不同的数据库，软件根据测试结果对核心区力量及力量平衡性进行 18 级的评估。
- 评估后可以生成训练项目、训练方式（向心/离心/等长训练）、组数、重复次数、时间间隔等内容的运动康复处方，在 8 件核心区专业训练设备上完成。

（三） 平衡能力测评设备

用于人体平衡能力评估，帮助改善病人的重心移动能力、本体感觉、踝关节活动能力，改善体重分配模式，缩短反应时，改善病人认知能力。测试参数包括同步性参数、对角线体重转移参数、体重分布和谐度参数等等。（图 1－19）

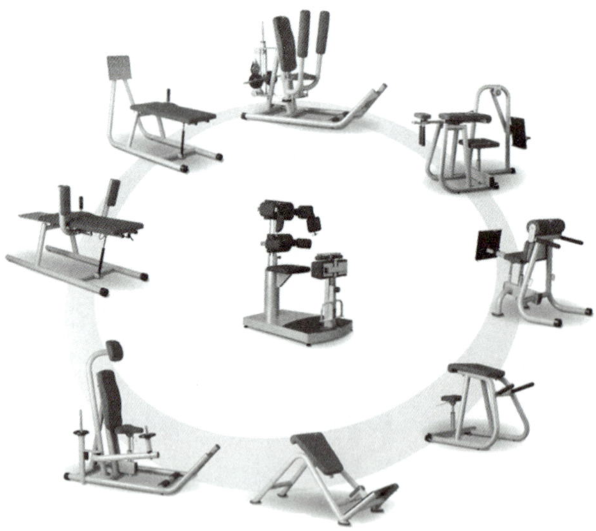

图 1－18 核心肌力测试康复训练系统

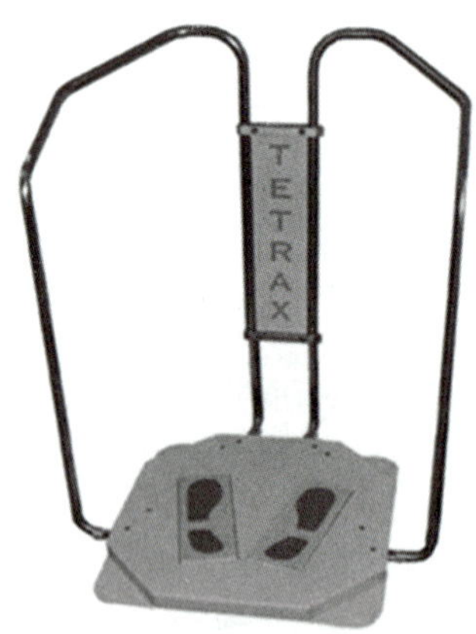

图 1－19 平衡测试仪

第三节 运动康复技术的学习建议

一、反复练习手法治疗技术，才能在使用时得心应手

手法治疗技术是熟练的手部动作、配合熟练的关节与软组织的被动活动或主动活动（如 PNF），旨在提高组织的延展性，增加关节活动角度，放松肌肉，活动软组织和关节，缓解疼痛，并且减少组织肿胀、炎症。手法治疗技术包括手动淋巴引流、人工牵引、关节松动和关节被动运动、PNF 等。

手法治疗技术是运动康复师的一项基本技能，怎样应用需要依靠扎实的知识和一定的经验。技能的掌握不能只看不练，就像看再多的篮球比赛也不能成为篮球运动员一样。技能的掌握要在自己的身体建立相应的神经肌肉联系，治疗技术还要建立施术者与患者状况之间的状况反应，有的放矢，才能达到理想效果，从而解决水肿、疼痛、痉挛或肿胀，增强患者身体健康，提高功能能力和参与能力，预防或修复机体功能和结构损伤。

二、明晰运动功能训练的细节，不断提高实践水平

运动功能训练是有针对性、有计划的肢体动作练习。运动功能训练包括平衡训练、敏捷性训练、步态训练、动作训练、知觉训练和姿势稳定性训练等。但这些训练要有规范的体姿要求，否则会出现功能代偿，导致练非所需的结果。

治疗师除了理论知识的掌握外，还要自己亲自实践、练习，有自己的练习体会对今后指导运动治疗、运动康复训练非常重要，对运动功能训练的细节认识才会更深刻。

三、对治疗性运动有整体观、全局观

针对不同功能障碍会选择不同的运动功能训练来达到治疗目的，旨在能够使患者或客户修复或预防身体功能和结构的损伤，增强活动能力和参与性，减少风险，优化整体健康和增强身体素质以及功能能力。治疗性运动形式包括有氧耐力运动、呼吸体操、协调性练习、动作发展训练、肌肉伸展、动作模式训练、知觉训练、关节活动度训练、放松练习和肌肉力量、爆发力、耐力训练等。运动疗法的选择要有针对性，构成一个有机整体。

运动疗法训练的开展形式也需要仔细斟酌，力求完美，有以下运动形式可供参考：

- 周期性训练
- 阈值走/跑（Threshold walk/Runs）
- 峰阈值走/跑（Peaking threshold walk/Runs）

- 间歇训练
- 循环训练
- 交叉训练
- 专项训练

思考题

1. 如何理解运动康复?
2. 运动康复实施的目的有哪些?
3. 运动康复实施的禁忌证有哪些?
4. 运动康复实施的原则有哪些?
5. 运动康复实施中的常用设备有哪些?

参考文献

[1] Kisner C, Colby L A. *Therapeutic exercise: foundations and techniques*[M]. FA Davis, 2012.

[2] World Confederation for Physical Therapy. *Policy statement: WCPT guideline for curricula for physical therapists delivering quality exercise programmes across the life span*[M]. UK: London, 2011.

第二章 关节活动范围训练技术

本章提要

关节活动范围训练技术是运动康复治疗的基本技术，针对骨骼肌肉系统的关节活动功能障碍而实施的治疗方法。本章从关节活动范围功能障碍的原因入手，介绍了关节活动范围训练的概念、分类、注意事项等，并分别阐述了上肢、下肢和躯干的各关节活动范围训练的具体操作方法，使学生通过具体操作方法的学习和实践，理解和掌握关节活动范围训练的应用思路及操作方法。

第一节 概 述

关节活动范围（Range of Motion，ROM），又称为关节活动度，是指关节运动时所经过的最大运动弧度。根据运动完成形式将关节活动度又分为：主动关节活动度（Active Range of Motion，AROM）与被动关节活动度（Passive Range of Motion，PROM）。主动关节活动度是指通过人体自身的主动随意运动而完成的关节运动范围；被动关节活动度是指无随意肌肉活动，通过外力而完成的关节运动。由于关节周围软组织的影响，被动关节活动度稍大于主动关节活动度。

一、影响关节活动范围的因素

人体各关节活动度因个体的性别、年龄、职业、人种、运动史等而有所不同。影响关节活动度的主要因素包括生理因素和病理因素两大类。

（一）生理因素

由于人体各关节存在不同的功能需要和结构特点，受关节周围组织解剖结构的限制，在正常的生理情况下，不同关节的活动范围就存在差异，这些限制包括：骨性限制、软组织限制、韧带限制、肌肉限制等原因。

1. 骨性结构限制

骨性结构限制指的是关节活动终末端，由于骨与骨之间的接触，从而限制了关节活动进一步增加。例如，肘关节伸展时，由于尺骨鹰嘴在肱骨滑车相对运动，在正常情况下，伸肘达到0°~5°后骨与骨接触，关节角度不能再增加；肩关节的肱骨头和肩胛盂在肩关节屈曲180°时卡紧；髋关节的髋臼和股骨头之间的接触在髋外展终末位时限制了进一步增加关节活动度。

2. 软组织限制

当关节囊越厚越紧、关节周围韧带越宽越厚时，关节稳定性越好，关节活动度相对就小；而当关节囊薄而松弛、关节周围韧带窄而薄时，关节稳定性就差，关节活动度相对就大。如髋关节屈曲、外展的关节活动度远小于肩关节相应的关节活动度。

3. 韧带张力限制

膝关节屈曲角度受前交叉韧带、内外侧副韧带的限制，足内外翻动作受踝关节内外侧韧带的限制，内翻活动度大于外翻角度。

4. 肌肉限制

髋关节屈曲角度在伸膝位和屈膝位存在明显差异，原因是被动伸膝位屈髋时由于腘绳肌被动不足限制了屈髋角度，而主动伸膝位屈髋时除了腘绳肌被动不足，还存在股四头肌的主动不足也限制了屈髋角度。而屈膝位屈髋时，腘绳肌放松，屈髋角度也会因此增加。

（二）病理因素

1. 关节周围软组织挛缩

关节长时间制动、卧床、创伤、烫伤等会造成肌肉、皮肤短缩或形成疤痕而挛缩，肌肉挛缩包括反射性挛缩、痉挛性挛缩等，均可引起关节活动度下降。

2. 关节周围疼痛

骨折、关节炎症、手术后，由于疼痛影响，关节周围肌肉保护，引起主动活动度和被动活动度均减少。

3. 关节周围组织粘连

发生于关节内或周围软组织的粘连，以及与关节活动相关的主要肌肉的粘连，都会降低关节的活动范围，影响关节的主动和被动活动。

4. 关节疾患

如类风湿性关节炎，异位骨化，骨性关节炎等，关节骨性强直或关节融合术后导致关节主动活动和被动活动均严重障碍。

5. 肌肉力量下降

由于各种原因引起关节周围肌肉力量下降而导致主动关节活动度下降。

二、关节活动范围训练的定义

关节活动范围训练是指利用各种主动或被动运动的方法，以达到维持和恢复关节活动功能的治疗技术，即关节活动技术。目的是维持现有的关节活动范围或改善已受限的关节活动度，起到防止关节的挛缩、畸形现象的发生，增强关节本体感觉意识，维持肌肉的伸展性和增强血液循环的作用。

关节活动范围的维持与改善可以利用徒手或器械，通过良姿位摆放、体位转换、主动活动、被动活动、牵拉、牵引、关节松动术等形式实现。

三、关节活动范围训练的分类

（一）良姿位与体位转换

良姿位的摆放是预防出现关节活动度受限、有效维持和改善关节活动范围的一个重要手段，特别是对于有严重功能障碍的长期卧床患者意义重大。如脊髓损伤截瘫患者或脑卒中偏瘫患者，由于卧床时间较多，制动的影响和中枢性瘫痪的恢复规律，四肢关节可能会因肌张力增高至痉挛而出现异常保持痉挛肌群的收缩，从而影响关节活动范围。因此，患侧卧位、健侧卧位、仰卧位的摆放各有不同特点，根据患者疾病和损伤情况，选择正确的良姿位，有利于抑制痉挛，预防关节活动范围受限。而且，不同的良姿位需要交替进行，每1～2小时进行一次体位转换，否则容易过度强化特定模式或引起压疮等并发症。

各关节易出现挛缩的关节位置如下：髋关节屈曲、外旋，膝关节屈曲或伸展，踝关节跖屈、内翻，肩关节内收、内旋，肘关节屈曲或伸直，腕关节屈曲、尺偏，掌指关节伸展。因此，良姿位摆放时应结合制动原因进行恰当的体位设计。

（二）被动活动

被动活动是利用被动运动形式实现维持和改善关节活动范围的方法，包括以下形式：

1. 利用手法

患者处于舒适、放松的体位，治疗师双手抓握患者肢体，原则上一手固定近端，另一只手活动远端，保持力量适度，动作缓慢、均匀，在无痛范围内完成最大限度的关节活动。主要包括四肢及骨盆带、肩胛带的被动活动。

2. 利用器械

（1）CPM（Continue Passive Movement，CPM）：是一组针对不同关节进行持续被动运动的仪器，可以设定和调节活动角度、保持时间等参数，适用于下肢髋、膝关节和上肢肩、肘关节等术后。

（2）交替滑轮（Reciprocal Pulley）：通常由一个滑轮和一根绳子组成，由肌肉力量较强的一侧帮助力量较弱的一侧运动，促进肢体的交替运动。

（3）棍棒操：双手握持棍棒，健侧辅助患侧，用于上肢，可完成肩关节屈曲、水平内收外展、内外旋，肘关节屈曲、伸展，前臂旋前、旋后等活动。

3. 利用体位

针对关节受限情况选择不同体位，减少或避免关节活动受限的问题。如躯干屈曲短缩，可利用俯卧位或结合不同高度的躯干楔形垫支撑改善躯干伸展受限；跟腱短缩，可利用硬质楔形垫保持踝关节跖屈位，利用自身体重被动牵拉放松小腿肌肉。

（三）牵　拉

牵拉肌肉的目的是增加柔韧性，改善关节活动范围，可通过手法被动牵拉或自我牵拉来实现。牵拉时外力施加的“3S原则”：缓慢（Slowly）牵拉至关节活动范围末端；牵拉（Stretch）；保持（Sustain）10～15秒，至少重复10次。

（四）主动活动

主动活动的目的是维持和促进主动活动范围，同时增加肌力，尤其是3级以下的肌力，保持肌肉协调工作的正常运动模式。当受累组织允许开始肌肉收缩或牵拉时可以开始进行主动活动，如果肌肉力量太弱，也可以通过主动助力运动实现。

除了利用自身肢体重量进行主动活动外，还可以利用悬吊系统进行主动训练。通常悬吊系统由悬吊绳、S钩、网架和滑轮等组成，根据训练目的不同而变化悬吊方式。常见单轴悬吊和多轴悬吊两种基本形式。单轴悬吊是指所有悬吊绳都固定在同一点上，可实现促进全范围的关节活动范围训练。垂直悬吊则是悬吊绳垂直通过肢体的重心，运动范围小，因此经常用于疼痛比较明显的情况。改变悬挂点位置可以增加或降低主动活动的操作难度。

（五）关节松动术

通过徒手的被动运动，利用较大的振幅、低速度的手法，改善关节活动障碍的治疗方法。（详见第三章内容）

四、适应证与禁忌证

（一）适应证

各种原因导致的关节活动范围障碍。

通过评定了解关节活动情况，分析关节受限的主要原因，选择相应的关节活动范围训练方法，如肌力不足导致的主动活动受限，通过主动运动进行改善；肌肉紧张导致的关节活动不足，通过牵拉放松肌肉来促进关节角度的增加。

（二）禁忌证

1. 肌肉、肌腱、韧带有撕裂；2. 骨折未愈合；3. 肌肉、肌腱、韧带、关节囊或皮肤手术后初期；4. 心血管病患者不稳定期；5. 深静脉血栓；6. 关节旁的异位骨化。

第二节　关节活动范围训练方法

一、主动活动

关节的主动活动是改善和维持由于损伤或疾病导致的活动范围受限的常用方法。各关节的主动活动方式及范围如下。

（一）肩关节的主动运动

1. 肩关节屈曲

体　　位：坐位、立位、仰卧位、侧卧位，肩关节无外展、内收、旋转，保持前臂中立位，手掌朝向体侧。

运动范围：0°～180°

运动方式：沿冠状轴在矢状面，上肢向前上方运动。固定肩胛骨，防止出现代偿运动。

代偿运动：躯干伸展，肩关节外展。

2. 肩关节伸展

体　　位：坐位、立位、侧卧位，肩关节无外展、内收、旋转，保持前臂中立位，手掌朝向体侧。

运动范围：0°～60°

运动方式：在矢状面，上肢向后上方运动，固定肩胛骨，防止代偿运动。

代偿运动：肩胛骨前倾、上抬、外展。

3. 肩关节外展

体　　位：坐位，肩关节中立位，外展到90°时掌心向上，使肱骨充分外旋。

运动范围：0°～180°

运动方式：沿矢状轴运动，固定肩胛骨。

代偿运动：肩胛骨上抬（耸肩），肩关节外旋、屈曲，躯干向对侧屈曲。

4. 肩关节内收

体　　位：坐位，肩关节屈曲、伸展均呈0°位，肱骨充分外旋。

运动范围：当肩关节处于20～45°屈曲位，上肢做内收运动时运动范围在0°～45°。

运动方式：沿矢状轴运动，应固定肩胛骨。

5. 肩关节内旋

体　　位：坐位、仰卧位、俯卧位。肩关节外展90°，肘屈曲90°，前臂旋前并与地面平行。

运动范围：0°～70°

运动方式：前臂在矢状面向下肢的方向运动。固定肱骨远端，防止肩胛骨上抬和外展。

代偿运动：躯干屈曲，肘关节伸展，肩胛骨上抬、外展。

6. 肩关节外旋

体　　位：坐位、仰卧位、俯卧位。肩关节外展90°，肘屈曲90°，前臂旋前并与地面平行。

运动范围：0°～90°

运动方式：前臂在矢状面上沿冠状轴向头部方向运动，注意固定肩胛骨。

代偿运动：躯干屈曲，肘关节伸展，肩胛骨下撤、内收。

7. 水平外展

体　　位：坐位，肩关节屈曲90°。

运动范围：0°～90°

运动方式：肱骨沿垂直轴在水平面上向后移动。

代偿运动：躯干旋转或屈曲。

8. 水平内收

体　　位：坐位，肩关节屈曲90°。

运动范围：0°～45°

运动方式：上肢沿垂直轴在水平面上做过中线运动。

代偿运动：躯干旋转。

（二）肘关节

1. 屈 曲

体 位：坐位或仰卧位，上肢紧靠躯干，肘关节伸展，前臂中立位。

运动范围：0°～150°

运动方式：在矢状面上前臂沿冠状轴运动，向前做接近肱骨方向的运动。

代偿运动：肩关节屈曲。

2. 伸 展

体 位：坐位，上肢紧靠躯干，肘关节伸展，前臂中立位。

运动范围：0°

运动方式：在矢状面上前臂沿冠状轴向后做远离肱骨方向的运动。

代偿运动：肩关节伸展。

3. 旋 前

体 位：坐位，上臂紧靠躯干，屈肘 90°，前臂中立位。

运动范围：0°～80°

运动方式：在水平面上，以垂直轴为轴，进行拇指向内侧、手掌向下的运动，上臂紧靠躯干，防止肩关节代偿。

代偿运动：肩关节外展、内旋。

4. 旋 后

体 位：坐位，上臂紧靠躯干，屈肘，前臂中立位。

运动范围：0°～80°

运动方式：在水平面上，以垂直轴为轴，进行拇指向外侧、手掌向上运动。

代偿运动：肩关节内收和外旋。

5. 复合动作

旋前或旋后位下的屈曲或伸展，屈曲或伸直位下的旋前或旋后。

（三）腕关节

1. 屈 曲

体 位：坐位，肘关节屈曲 90°，前臂尺侧置于桌面上，手指轻度伸展。腕关节不得出现桡偏、尺偏及手指屈曲，以免影响腕关节的活动。

运动范围：0°～80°

运动方式：手掌在矢状面上沿冠状轴运动，向前臂屈侧靠近。

代偿运动：腕关节桡偏或尺偏。

2. 伸 展

体 位：坐位，肘关节屈曲 90°，前臂尺侧置于桌面上，手指轻度伸展。腕关节不得出现桡偏、尺偏及手指屈曲，以免影响腕关节的活动。

运动范围：0°~70°

运动方式：手掌在矢状面上沿冠状轴运动，向前臂伸侧靠近。

代偿运动：腕关节桡偏或尺偏。

3. 桡　偏

体　　位：坐位，掌心向下置于桌面上，手指轻度伸展。

运动范围：0°~25°

运动方式：手掌在冠状面上沿矢状轴运动，向桡侧屈曲。

代偿运动：腕关节伸展。

4. 尺　偏

体　　位：坐位，掌心向下置于桌面上，手指轻度伸展。

运动范围：0°~30°

运动方式：手掌在冠状面上沿矢状轴运动，向尺侧屈曲。

代偿运动：腕关节屈曲。

（四）拇　指

1. 腕掌关节的屈曲

体　　位：坐位，前臂和手放在桌面上，呈中立位。

运动范围：0°~15°

运动方式：拇指在冠状面，贴近手掌划过的运动。

2. 腕掌关节的外展

体　　位：坐位，前臂和手放在桌面上，呈中立位。

运动范围：0°~70°

运动方式：拇指在矢状面，远离手掌方向的运动。

（五）手　指

包括掌指关节、近端指间关节、远端指间关节。

1. 屈　曲

体　　位：坐位，腕关节中立位，前臂放在桌面上。

运动范围：0°~90°

运动方式：掌指关节的矢状面运动。

2. 伸　展

体　　位：坐位，腕关节中立位，前臂放在桌面上，手指无内收、外展。

运动范围：0°~45°

运动方式：矢状面运动。

（六）髋关节

1. 屈　曲

体　　位：仰卧位，躯干无侧弯，髋关节无内收、外展、内旋、外旋。

运动范围：0°～125°

运动方式：沿冠状轴的矢状面运动，先完成抬高下肢，膝关节屈曲。

代偿运动：腰椎屈曲，注意固定骨盆，防止躯干的代偿运动。

2. 伸　展

体　　位：俯卧位，躯干无侧弯，髋关节无内收、外展、内旋、外旋，膝关节伸展位。

运动范围：0°～30°

运动方式：沿冠状轴的矢状面运动，髋关节向背侧后伸。

代偿运动：腰椎伸展，注意固定骨盆，防止出现前倾和旋转。

3. 外　展

体　　位：仰卧位，髋关节无屈曲、伸展、旋转，膝关节伸展位。

运动范围：0°～45°

运动方式：沿矢状轴做冠状面的运动，下肢远离对侧肢体。

代偿运动：髋关节外旋。

4. 内　收

体　　位：仰卧位，髋关节无屈曲、伸展、旋转，膝关节伸展位。

运动范围：0°～30°

运动方式：沿矢状轴做冠状面运动，下肢做过中线动作。

代偿运动：髋关节内旋。

5. 内　旋

体　　位：坐位，髋关节屈曲90°，无外展、内收；膝关节屈曲90°。将毛巾卷成筒状，置于股骨远端。双手固定于诊查床边缘。

运动范围：0°～45°

运动方式：小腿在水平面沿垂直轴运动，做远离中线动作。

代偿运动：髋关节内收。

6. 外　旋

体　　位：坐位，髋关节屈曲90°，无外展、内收；膝关节屈曲90°置于诊查床边缘。将毛巾卷成筒状，置于股骨远端。双手固定于诊查床边缘。

运动范围：0°～45°

运动方式：小腿在水平面沿垂直轴运动，做过中线动作。

代偿运动：髋关节外展。

（七）膝关节

屈曲与伸展

体　　位：仰卧位，髋关节屈曲，同时膝关节屈曲，伸展髋、膝关节回到中立位；也可以俯卧位，单独完成膝关节屈伸的主动活动。

运动范围：0°～135°

运动方式：沿冠状轴做矢状面的运动。

（八）踝关节

1. 背　屈

体　　位：坐位，膝关节屈曲 90°，踝关节中立位，无内翻及外翻。

运动范围：0°～20°

运动方式：沿冠状轴在矢状面上完成足尖从中立位靠近小腿的动作，注意膝、髋关节的代偿运动。

2. 跖　屈

体　　位：坐位或站立位，膝关节屈曲 90°，踝关节中立位，无内翻及外翻。

运动范围：0°～50°

运动方式：在矢状面上完成足尖从中立位向足底方向的运动。

3. 内　翻

体　　位：坐位，膝关节屈曲 90°，髋关节无内收、外展及旋转。

运动范围：0°～35°

运动方式：冠状面运动，即踝关节的外旋、内收、跖屈的复合运动。

4. 外　翻

体　　位：坐位，膝关节 90°屈曲，髋关节无内收、外展及旋转。

运动范围：0°～15°

运动方式：组成踝的诸关节共同完成的内旋、外展、背屈的组合运动。

二、被动活动

治疗师用徒手操作的方法，促进关节活动范围的增加，操作过程中，注意观察被动运动的范围，体会运动终末感。

（一）肩关节的被动活动

1. 肩关节屈曲

患者仰卧位，治疗师一只手握住肘关节近端，另一只手握住腕关节，缓慢沿矢状面活动，完成全范围的肩关节被动屈曲。若关节活动范围受限，在关节活动末端加压，停留 6～10 秒再继续，每个方向重复 10 次为一组，被动活动三组，注意固定肩胛骨。运动终末感：结缔组织抵抗感，由喙肱韧带后束、关节囊后部、小圆肌、大圆肌以及冈下肌紧张所致。（图 2－1）

2. 肩关节伸展

患者侧卧位，屈髋屈膝保持躯干稳定。治疗师一只手握住肘关节近端，另一只手握住腕关节，缓慢沿矢状面活动，完成全范围的肩关节被动伸展。若关节活动范围受限，在关节活动末端加压，停留 6～10 秒再继续，每个方向重复 10 次为一组，被动活动三组，注

意固定肩胛骨。运动终末感：结缔组织抵抗，由喙肱韧带的前部、关节囊前部紧张所致。（图 2－2）

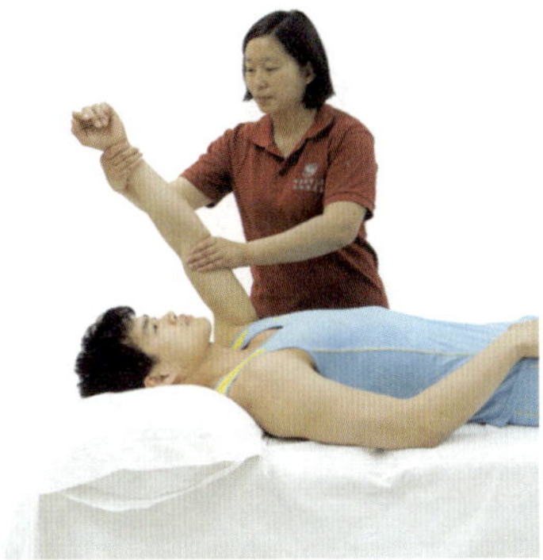

图 2－1　肩关节屈曲的被动活动

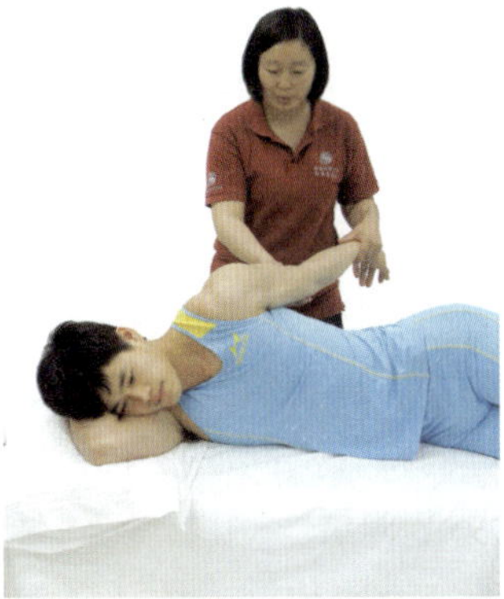

图 2－2　肩关节伸展的被动活动

3. 肩关节外展

患者仰卧位，治疗师一只手握住肘关节近端，另一只手握住腕关节，缓慢沿额状面活动，当外展至 90°时要充分外旋，完成全范围的肩关节被动外展。运动终末感：结缔组织抵抗，由喙肱韧带的中部与下部纤维、关节囊的下部、背阔肌、胸大肌紧张所致。（图2－3）

4. 肩关节内旋、外旋

患者仰卧位，肩关节外展 90°，肘关节屈曲 90°，治疗师一只手握住腕关节，另一只手在肘关节支撑，以肘关节为轴，将前臂向上下方向转动，完成全范围的肩关节被动旋转。肩关节内旋运动终末感：结缔组织抵抗，由关节囊的后部，冈下肌、小圆肌紧张所致。肩关节外旋运动终末感：结缔组织抵抗，由喙肱韧带，关节囊的前部、肩胛下肌、胸大肌、背阔肌、大圆肌紧张所致。（图 2－4、图 2－5）

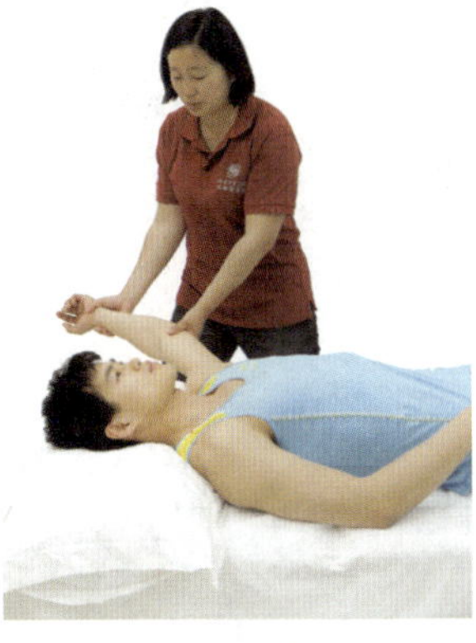

图 2－3　肩关节外展的被动活动

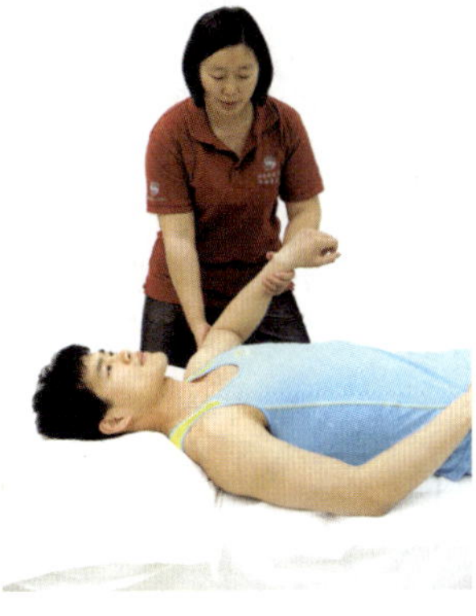

图 2－4　肩关节内旋的被动活动

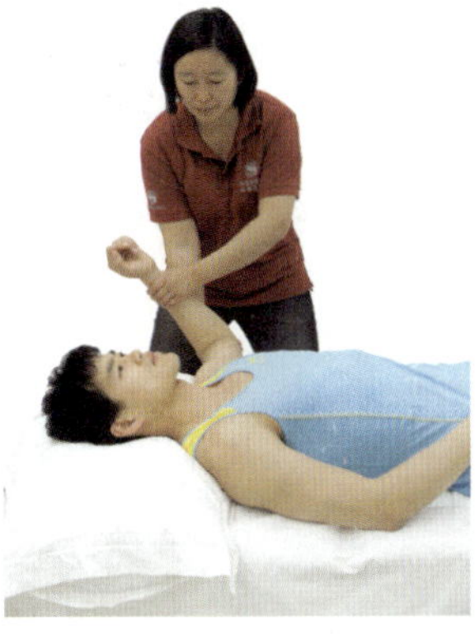

图 2－5　肩关节外旋的被动活动

5. **肩胛骨的被动活动**

患者侧卧位，治疗师站于患者前方，一只手固定在肩胛冈上，另一只手从腋下绕过，固定住肩胛下角，两手一起用力活动肩胛骨，完成各方向的全范围的活动。

（二）肘关节的被动活动

1. **肘关节屈曲**

患者仰卧位或坐位，治疗师一只手握持固定肱骨，另一只手握前臂远端，完成全范围的肘关节活动。运动终末感：软组织抵抗，前臂肌腹与肱骨肌腹接触所致；或结缔组织抵抗，由关节囊后部和肱三头肌紧张所致；或骨抵抗，由尺骨的冠突与肱骨的冠突窝以及桡骨头与肱骨的桡骨窝间的接触所致。（图 2－6）

2. **肘关节伸展**

同屈曲，方向相反。运动终末感：骨抵抗，由尺骨鹰嘴与肱骨的鹰嘴窝接触所致；或结缔组织抵抗：关节囊前部、侧副韧带、肱二头肌、肱肌紧张所致。

3. **前臂联合关节旋前**

患者仰卧位或坐位，治疗师两手交握前臂远端，利用身体姿势旋转，带动完成全范围的旋前活动。可屈肘位或伸肘位完成。运动终末感：骨抵抗，由桡骨与尺骨的接触所致；或结缔组织抵抗，由远端尺桡关节背侧的尺桡韧带、骨间膜、旋后肌、肱二头肌紧张所致。（图 2－7）

4. **前臂联合关节旋后**

同旋前，方向相反。运动终末感：结缔组织抵抗，由远端尺桡关节掌侧的尺桡韧带、骨间膜、旋前圆肌、旋前方肌紧张所致。（图 2－8）

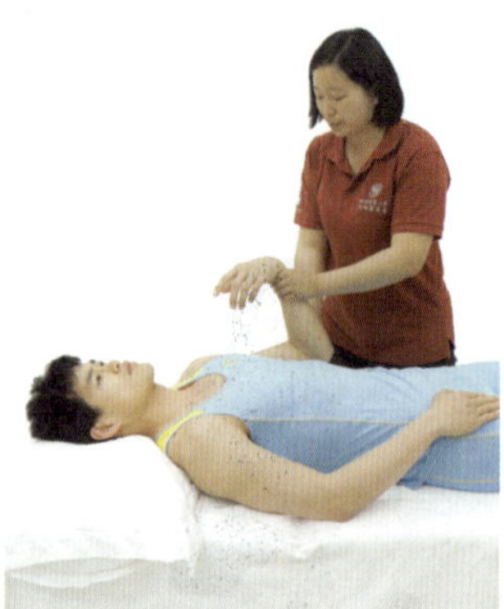

图 2－6　肘关节屈曲的被动活动

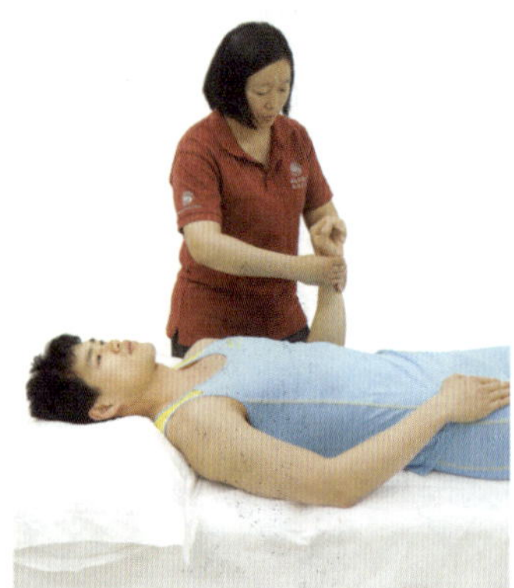

图 2－7　前臂联合关节旋前的被动活动

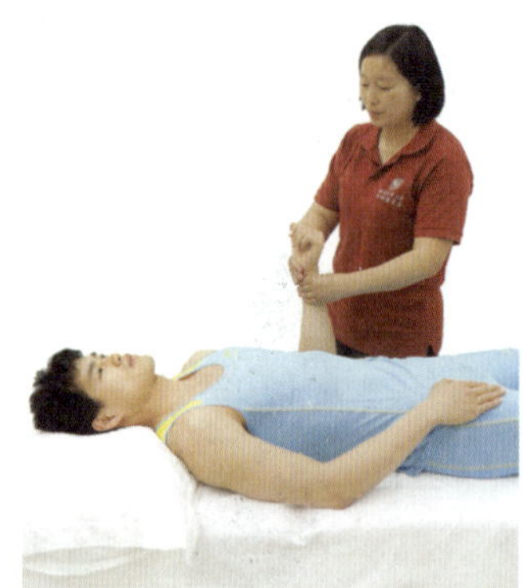

图 2－8　前臂联合关节旋后的被动活动

（三）腕关节的被动活动

患者坐位或仰卧位，上肢在治疗桌上良好支撑，治疗师两手分别持握腕关节近端和远端，向各方向完成腕关节屈曲、伸展、尺偏、桡偏的全范围活动，注意体会运动终末感。

1. 屈曲运动终末感

结缔组织抵抗，由背侧、桡侧腕韧带和背侧关节囊紧张所致。（图 2 -9）

2. 伸展运动终末感

结缔组织抵抗，由桡腕掌侧韧带和掌侧关节囊紧张所致。

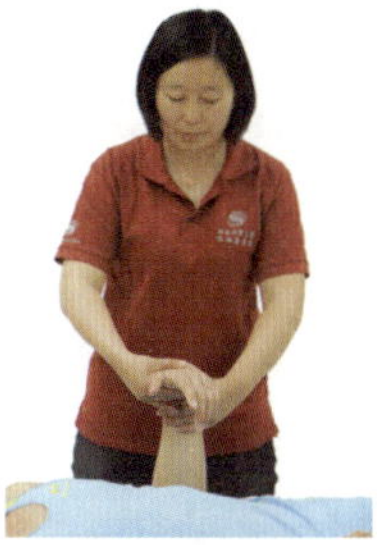

图 2 -9　腕关节屈曲的被动活动

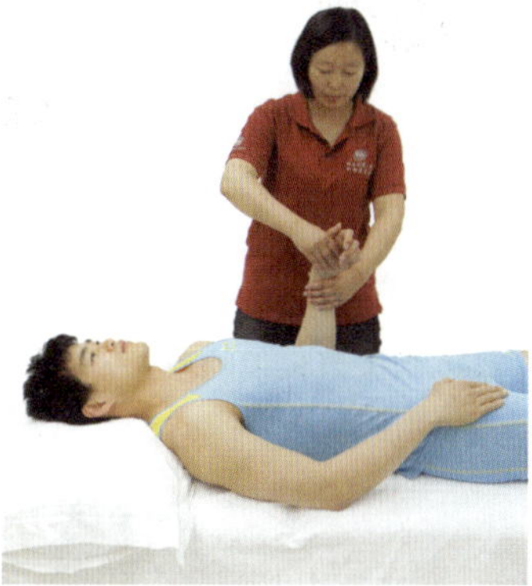

图 2 -10　腕关节尺偏的被动活动

3. 尺偏运动终末感

结缔组织抵抗，由桡侧副韧带与关节囊的桡侧紧张所致。（图 2 -10）

4. 桡偏运动终末感

骨抵抗，由桡骨茎突与舟状骨接触所致；结缔组织抵抗，由腕尺侧副韧带、关节囊尺侧紧张所致。（图 2 -11）

5. 腕掌关节屈曲运动终末感

结缔组织抵抗，由关节囊背侧、拇短伸肌、拇短展肌紧张所致。

6. 腕掌关节外展运动终末感

拇指与食指的深筋膜和皮肤的紧张所致，或拇收肌、骨间肌紧张而产生的结缔组织抵抗。

7. 手指屈曲运动终末感

因指骨与掌骨的接触而产生的骨抵抗，或关节囊背侧和侧副韧带紧张而产生的结缔组织抵抗。（图 2 -12）

8. 手指伸展的运动终末感

因关节囊掌侧和拇短屈肌紧张而产生的结缔组织抵抗。（图 2 -13）

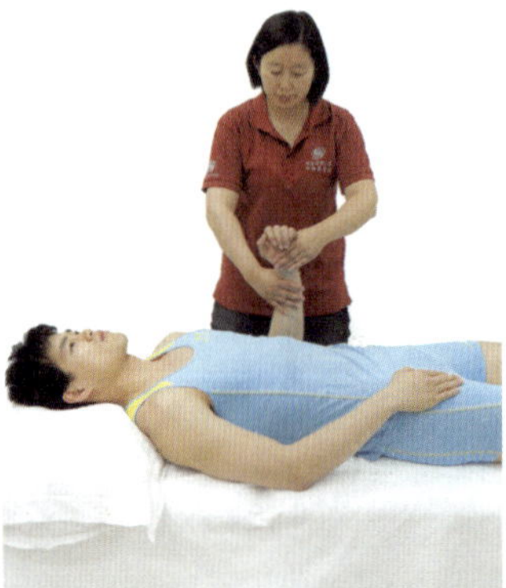

图 2－11　腕关节桡偏的被动活动

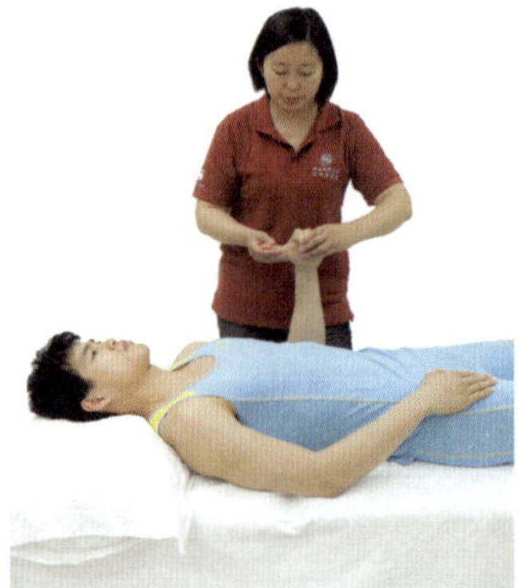

图 2－12　手指关节屈曲的被动活动

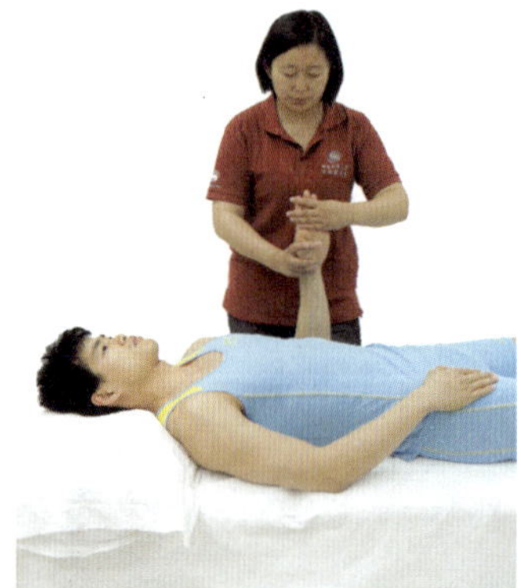

图 2－13　手指关节伸展的被动活动

（四）髋关节的被动活动

1. 髋关节屈曲

患者仰卧位，下肢伸展，治疗师一只手托住足跟，另一只手托住患者的腘窝，进行髋、膝关节同时被动屈曲。运动终末感：大腿前群肌肉与下腹部接触产生的软组织抵抗。（图 2－14）

2. 髋关节伸展

侧卧位，下方的下肢屈髋屈膝，以维持躯干稳定。治疗师一只手托着患者治疗侧下肢股骨远端，另一只手置于同侧的髂前上棘，将下肢向后方抬起，当骨盆出现前倾时即为运动终末。运动终末感：关节囊前部、髂股韧带、耻骨韧带的紧张产生的结缔组织抵抗；也会因髂腰肌、缝匠肌、股肌、阔筋膜张肌、长收肌等髋关节屈肌的紧张产生结缔组织抵抗。（图 2－15）

3. 髋关节外展

仰卧位，下肢伸展，治疗师一只手固定骨盆，另一只手托住患者的膝部，做髋关节外展。运动终末感：因关节囊内侧、耻骨韧带、髂股韧带下束紧张而产生的结缔组织抵抗，大收肌、短收肌、耻骨肌、股薄肌的紧张也会限制关节的活动。注意防止髋关节外旋，当下肢向侧方移动，骨盆出现向侧方倾斜和脊柱侧屈时，即为运动终末。（图 2－16）

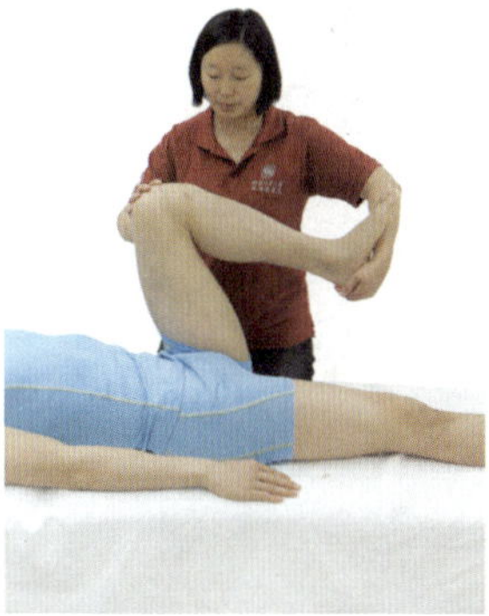

图2－14　髋关节屈曲的被动活动

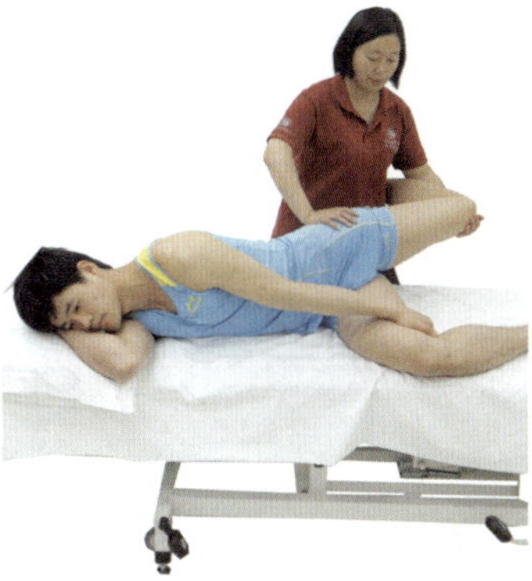

图2－15　髋关节伸展的被动活动

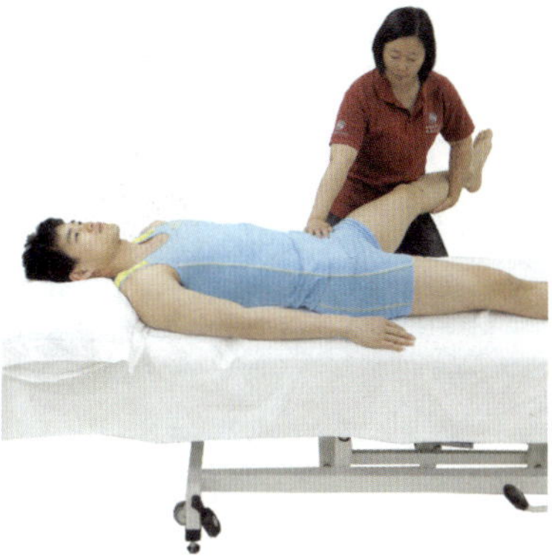

图2－16　髋关节外展的被动活动

4. 内　收

仰卧位，下肢伸展，治疗师一只手固定骨盆，另一只手托住患者的膝部，做髋关节内收。运动终末感：因关节囊外侧和髂股韧带上束的紧张而产生的结缔组织抵抗。臀中肌、臀小肌及阔筋膜张肌的紧张也是限制髋关节内收的因素。当骨盆出现侧方倾斜时即为运动终末。

5. 内　旋

仰卧位，下肢屈髋90°，屈膝90°，治疗师一只手固定膝关节，另一只手握住足跟，做髋关节被动旋转，其中足向外为内旋。运动终末感：因关节囊后部和坐骨韧带的紧张而产生的结缔组织抵抗。闭孔外肌、闭孔内肌、上孖肌、下孖肌、股方肌、臀中肌后部纤维、臀大肌的紧张也会限制髋关节的内旋。当髋关节内旋出现脊柱侧屈时即达到运动终末。（图2－17）

6. 外　旋

仰卧位，下肢屈髋90°，屈膝90°，治疗师一只手固定膝关节，另一只手握住足跟，做髋关节被动旋转，足向内为外旋。运动终末感：因关节囊前部、髂股韧带、骨韧带紧张而产生的结缔组织抵抗。臀中肌前部纤维、臀小肌、大收肌前部纤维、长收肌、耻骨肌紧张也会限制髋关节的外旋。（图2－18）

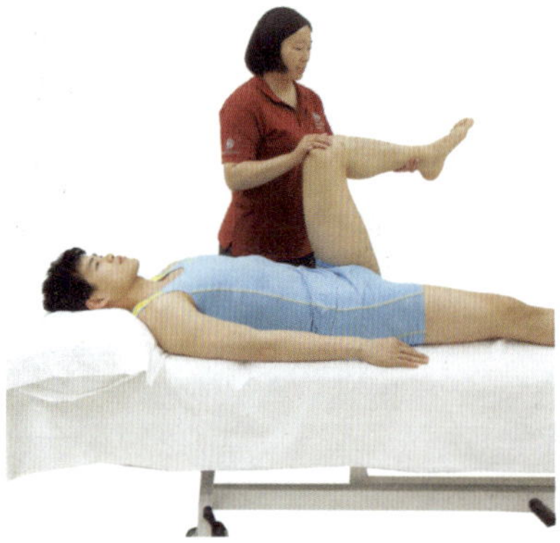

图 2－17　髋关节内旋的被动活动

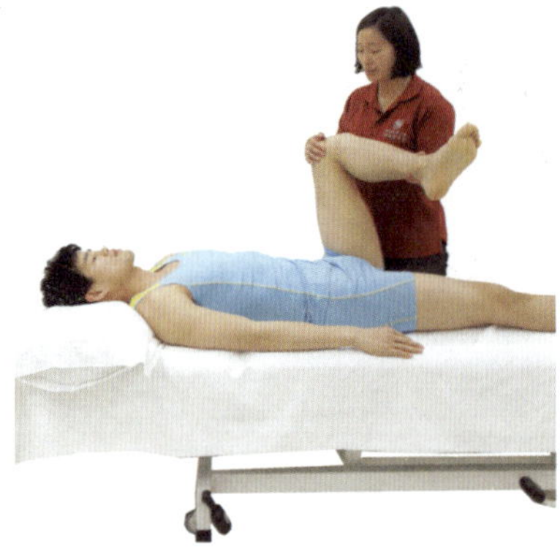

图 2－18　髋关节外旋的被动活动

（五）膝关节的被动活动

侧卧位或俯卧位，治疗师近端手固定患者膝关节，远端手托住足踝部带动膝关节进行被动屈伸；也可选仰卧位在髋关节被动屈伸的同时完成膝关节屈伸被动活动。（图 2－19）

（六）踝关节的被动活动

仰卧位，髋膝关节伸展；治疗师一只手握踝关节近端，另一只手抓握脚掌部完成背屈、跖屈、内翻、外翻等动作。

1. 背屈运动终末感

因关节囊后部、跟腱、三角韧带胫跟部、后距腓韧带、距跟骨间韧带的紧张而产生的结缔组织抵抗。（图 2－20）

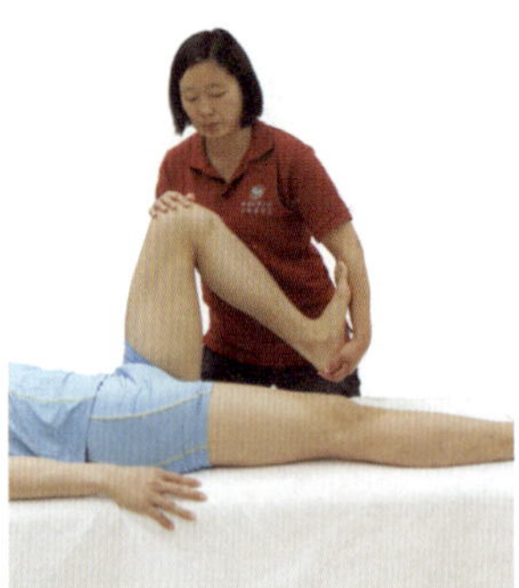

图 2－19　膝关节屈曲的被动活动

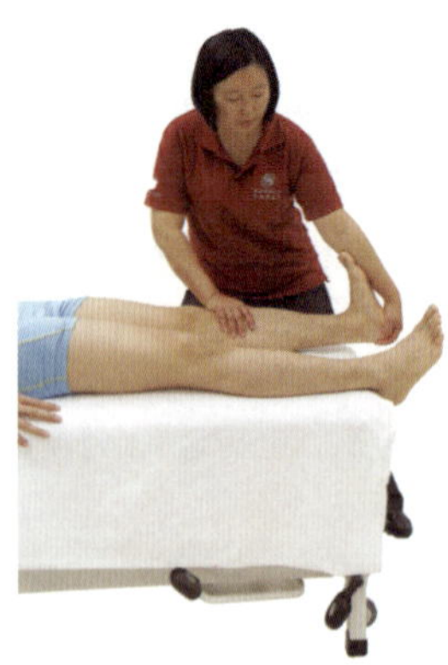

图 2－20　踝关节背屈的被动活动

2. 跖屈运动终末感

因关节囊前面、三角韧带前部、距腓前韧带、胫骨前肌、拇长伸肌的紧张而产生的结缔组织抵抗或因距骨后结节与胫骨后缘的接触而产生的骨抵抗。

3. 内翻运动终末感

因关节囊，前、后距腓韧带，跟腓韧带，前、后侧的距跟韧带、跟骰背侧韧带，背侧距舟韧带，分歧韧带，骰舟背侧韧带和楔舟、楔间、跟骰、跗跖关节的背侧，底侧骨间的各种韧带，腓骨长肌，腓骨短肌的紧张造成的结缔组织抵抗。

4. 外翻运动终末感

跟骨与距骨之间的接触产生的骨抵抗，或因关节囊、三角韧带、内侧距跟韧带、底侧跟舟韧带，跟骰韧带，背侧跟舟韧带，分歧韧带内侧束，骰舟、楔间、楔骰各关节背侧、底侧、骨间各韧带及胫骨肌紧张产生的结缔组织抵抗。

三、牵拉技术

牵拉技术的目的是维持和改善关节活动范围，增加肌肉的柔韧性，训练后牵拉有利于减轻肌肉疲劳，预防肌肉损伤。牵拉开始之前应向被牵拉者说明牵拉方法、步骤及注意事项，取得配合。根据需要治疗目标确定牵拉方法，选择舒适放松的体位，牵拉过程需遵循3S原则，即缓慢（Slowly）、牵拉（Stretch）、保持（Sustain）。

牵拉的类型广义上可分为被动牵拉和自我牵拉。被动牵拉是由操作者操作完成的运动，因为在牵拉过程中操作者不能感觉到被牵拉者的感受，可能会过度牵拉肌肉，因此操作者应该与被牵拉者之间有密切交流。自我牵拉是由牵拉者主动进行的运动，通常认为主动牵拉的形式更安全，因为牵拉者能够主观掌握牵拉的力度和持续的时间，从而减少过度牵拉和损伤的机会。被动牵拉和自我牵拉是最常用的两种牵拉形式。此外，根据动作特征将牵拉技术分为静态牵拉、动态牵拉、易化牵拉等，其中静态牵拉是指需要牵拉的肌肉被缓慢地拉长（抑制牵张反射的激发）并在一个舒服的状态下保持15～30秒。静态牵拉既可以是主动的，也可以是被动的。动态牵拉指缓慢、有控制地活动肢体来增加整个关节活动范围，通常作为热身的一部分。易化牵拉技术是指将患者的肢体被动置于关节受限处，做主动肌的等长抗阻收缩，保持6～10秒，然后放松3～5秒，再进行主动或被动的肢体活动，将在PNF技术中详细介绍。

牵拉的一般注意事项：注意牵拉时操作者和被牵拉者的体位；在牵拉终末位保持一定的时间；在无痛范围内最大限度地牵拉肌肉；被动牵拉时注意询问被牵拉者的身体感受。

（一）上肢肌群的牵拉技术

1. 三角肌后束的牵拉（图2－21、图2－22）

（1）被动牵拉：被牵拉者坐立位，被牵拉一侧手臂向对侧伸直且掌心与身体相对，操作者使用单腿跪立位，用与被牵拉手臂的对侧手抓住被牵拉者的肘关节上方，靠近身体一侧，同侧手掌位于被牵拉者未被牵拉一侧的背部。牵拉时，操作者两手对抗用力，保持20～30秒，即静力性牵拉。

注意事项：操作者必须抓住被牵拉手臂的肘关节以上；操作者两侧对抗用力。

（2）自我牵拉：被牵拉一侧手臂向对侧伸直且掌心与身体相对，对侧手臂屈肘置于被牵拉手臂肘关节背侧，向身体方向用力至活动终末端，保持20秒或以上。可以进行静力牵拉或动态牵拉。

注意事项：对侧手必须位于被牵拉手臂肘关节上方。

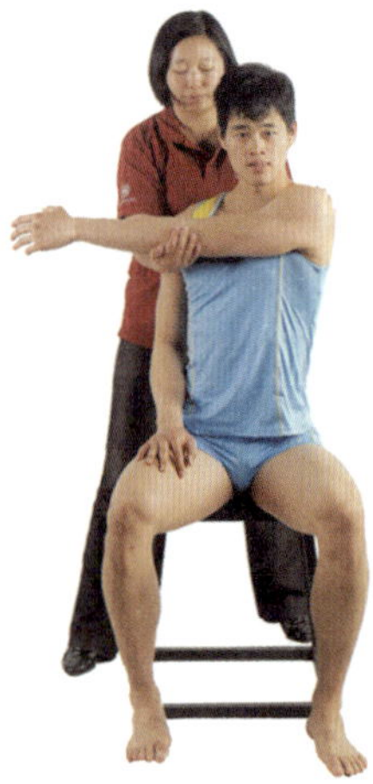

图2－21　三角肌后束的被动牵拉

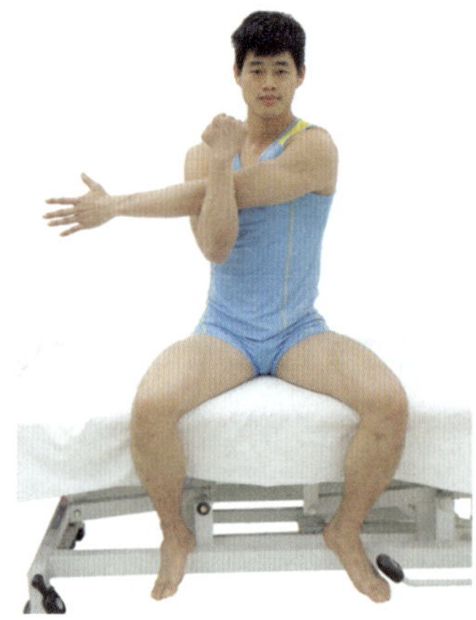

图2－22　三角肌后束的自我牵拉

2. 三角肌的前、中束牵拉（图2－23、图2－24）

（1）被动牵拉：被牵拉者坐立位或站立位，被牵拉手臂屈肘置于体后，操作者跪立位或站立位，同侧手抓住被牵拉手臂的腕关节处，对侧手固定被牵拉者的肩胛骨，两手对抗用力，保持静力性拉伸20～30秒。

注意事项：操作者必须固定被牵拉手臂的腕关节与肩关节，两侧对抗用力。

（2）自我牵拉：被拉伸手臂屈肘，置于体后，对侧手抓握牵拉侧上臂向后方用力拉伸，保持20～30秒。

注意事项：掌心方向；用力方向。

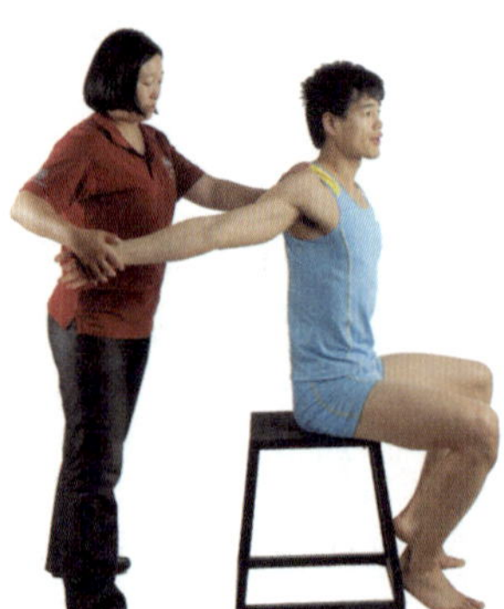

图2－23　三角肌前、中束的被动牵拉

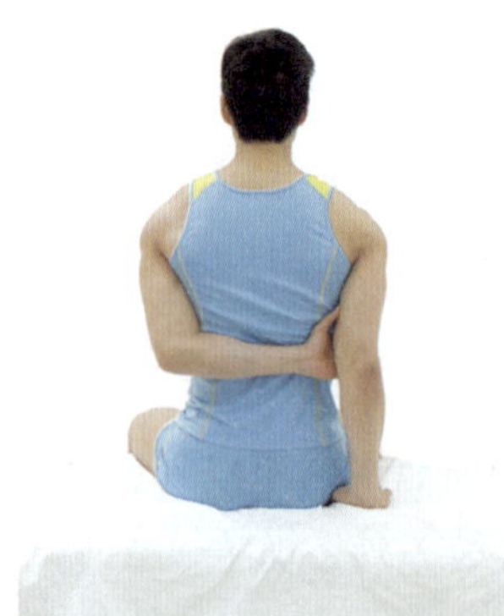

图2－24　三角肌前、中束的自我牵拉

3. 肩胛下肌的牵拉（图2－25）

（1）被动牵拉：被牵拉者仰卧位，肩外展90°，肘屈曲90°。上臂完全放松，置于床上，避免募集其他肌肉。操作者一只手握住肱骨远端，另一只手握住前臂远端，将肩外旋被动活动到最大范围，保持牵拉力度，终末端停留20～30秒。

注意事项：操作者固定住被牵拉者的肱骨远端和前臂远端。

（2）自我牵拉：肩胛下肌的自我牵拉可以在一个门框边进行。站立位，被牵伸一侧手臂置于体侧，肩外展90°，肘屈曲90°，前臂竖直置于门框边缘，抵住门框。肩关节尽量外旋，向前迈步使得被牵伸侧肩关节外旋至一定位置保持20～30秒。

注意事项：肩关节尽量外旋；注意调整与门框的相对位置。

4. 冈下肌、小圆肌的牵拉（图2－26）

（1）被动牵拉：被牵拉者仰卧位，肩外展90°，肘屈曲90°，操作者一只手握住肱骨远端，另一只手扶握着关节上方，将肩内旋被动活动到最大范围，与内旋转肌群牵拉方向相反，静力拉伸20～30秒。

（2）自我牵拉：站立位，被牵伸一侧手臂放于身后，肘屈曲约90°，手握住一固定物体，向前迈步，使被牵伸侧前臂远离后背，静力拉伸20～30秒。

注意事项：调整迈步距离以调节牵拉强度。

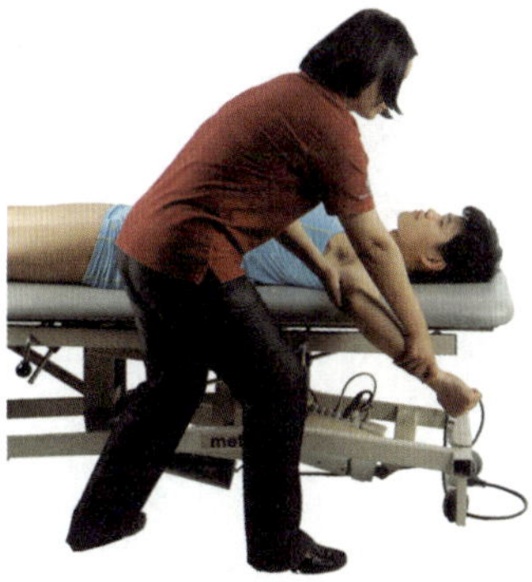

图2－25　肩胛下肌的被动牵拉

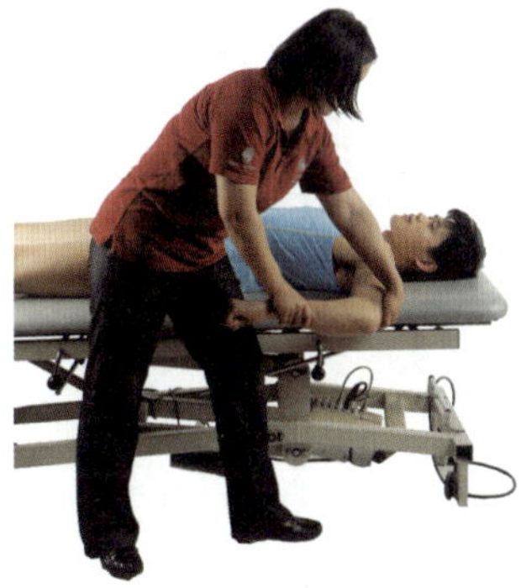

图2－26　冈下肌、小圆肌的被动牵拉

5. 胸小肌的牵拉

（1）被动牵拉：被牵拉者取仰卧位，操作者站于被牵拉侧，并用与被牵拉一侧相同的手握住被牵拉者的手。被牵拉者的被牵拉侧上臂放松置于体侧。操作者将另一只手放在被牵拉者肩前部，指导被牵拉者将肩关节靠近床面，并使肩胛骨向后下方运动，保持20～30秒。

注意事项：被牵拉者的上臂放松可避免被牵拉侧发生移动；操作者一手必须放在肩前部并注意施力方向。

（2）自我牵拉：站立位，双手在背后相扣，肩胛骨向后下方运动，牵拉至一定位置保持20～30秒。

注意事项：肩胛骨向后下方运动。

6. 胸大肌的牵拉（图 2-27）

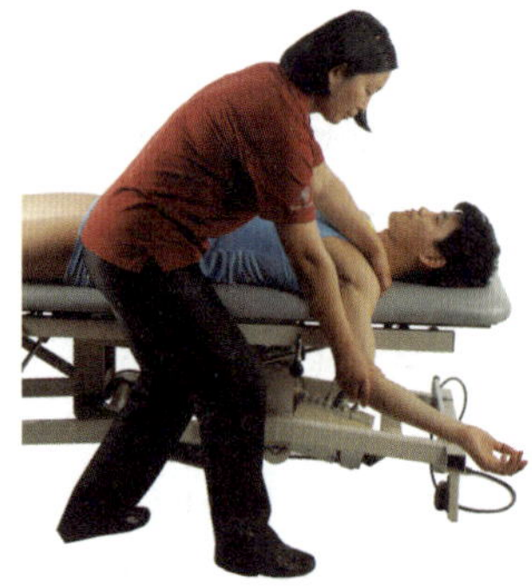

图 2-27　胸肌的被动牵拉

（1）被动牵拉：方法一：被牵拉者仰卧位，肩外展 90°，操作者一只手握住肱骨远端，另一只手扶住肩关节上方，将上肢向地面方向被动活动到最大范围，牵拉至一定位置保持 20～30 秒。

方法二：被牵拉者坐立位，躯干挺直，两侧上肢在头后交叉相扣，操作者位于被牵拉者身后，身体抵住被牵拉者躯干，双侧上肢位于被牵拉者上肢前方，向后用力使被牵拉者上肢向后运动，牵拉至终末位置保持 20～30 秒。

注意事项：将被牵拉侧上肢向地面被动活动的最大范围；使用方法二时注意询问被牵拉者的感受，避免出现关节囊挤压痛。

（2）自我牵拉：站立位，可利用门框进行牵拉，被牵拉侧肩关节外展 90°，屈肘 90°，用前臂抵住门框。注意姿势，保持背部直立，双腿前后弓步站立，向前迈步，并使身体前倾，牵拉至一定位置保持 20～30 秒。

注意事项：前臂必须抵住门框；背部直立；牵拉时上身前倾。

7. 前锯肌的牵拉

（1）被动牵拉：被牵拉者俯卧位，两侧上肢放松置于身体两侧。操作者站立在被牵拉者被牵拉对侧的头部旁，用指腹放在被牵拉侧肩胛骨的外侧缘，向脊柱方向移动肩胛骨，牵拉至终末位保持 20～30 秒。

注意事项：注意用指腹而不是指尖；施力方向必须回缩肩胛骨。

（2）自我牵拉：面对墙面站立，牵拉侧手抵住墙面与肩同高。收缩菱形肌使得肩胛骨回缩，然后身体前倾转向同侧，使肩胛骨更加靠近脊柱，静力牵拉 20～30 秒。

注意事项：牵拉侧手与肩同高；先回缩肩胛骨。

8. 菱形肌的牵拉

（1）被动牵拉：被牵拉者仰卧位，被牵拉侧肘关节屈曲，上臂放于胸前并尽可能地向对侧伸，身体不可旋转，尽量保证肩胛骨接触床面。操作者站在被牵拉一侧，双手放在被牵拉者背后，抓住被牵拉侧肩胛骨内侧缘，向外牵伸使肩胛骨远离脊柱，牵拉 20～30 秒。

注意事项：仰卧时身体不可旋转，并保证肩胛骨接触床面。

（2）自我牵拉：肩关节前屈 90°，屈肘 90°，掌心与身体相对。用另一只手握住肘关节外侧，并水平向对侧拉动上肢至菱形肌有牵拉感，牵伸至一定位置保持 20～30 秒。

注意事项：掌心与身体相对；非牵拉侧手握住牵拉侧肘关节外侧。

9. 肱二头肌的牵拉（图 2-28）

（1）被动牵拉：被牵拉者坐位或站立位，操作者位于被牵拉者身后，一只手固定肩部，另一只手抓握于被牵拉者的腕关节处，使被牵拉者掌心向下，手臂保持伸直状态，缓慢将手臂向后、向上拉伸至一定位置，并保持 20～30 秒，此动作也可用于三角肌前束的牵拉。

注意事项：牵拉者必须抓住被牵拉者的手臂腕关节；被牵拉者掌心向下；牵拉最后的位置。

（2）自我牵拉：站立位，被拉伸手臂侧平举，手抓住墙角或者任何够高的支撑物，转动上身到一定位置保持 20～30 秒；也可以双臂伸直向后置于固定支撑物上，向下用力到一定位置保持 20～30 秒。

注意事项：保持用力方向。

10. 肱三头肌的牵拉（图 2－29、图 2－30）

（1）被动牵拉：被牵拉者坐位，屈肩屈肘前臂置于头后，掌心与身体相对；操作者站立其身后，同侧手抓住拉伸手臂的肘关节处，对侧手抓住被拉伸手臂的肩关节处，两手抵抗用力到一定位置保持 20 秒或以上，即静力性拉伸。

注意事项：被牵拉者尽量保持上体直立，肩关节尽量打开；上臂与肘关节尽量位于头后，肘关节尽量屈曲；操作者必须抓住被牵拉者手臂的肘关节与肩关节；操作者两侧对抗用力。

（2）自我牵拉：被牵拉手臂屈肘置于头后，掌心与身体相对，对侧手抓住被牵拉肘关节处，向对侧水平用力到一定位置保持 20～30 秒。

注意事项：尽量保持上体直立，肩关节尽量打开；上臂与肘关节尽量位于头后，肘关节尽量屈曲；用力方向。

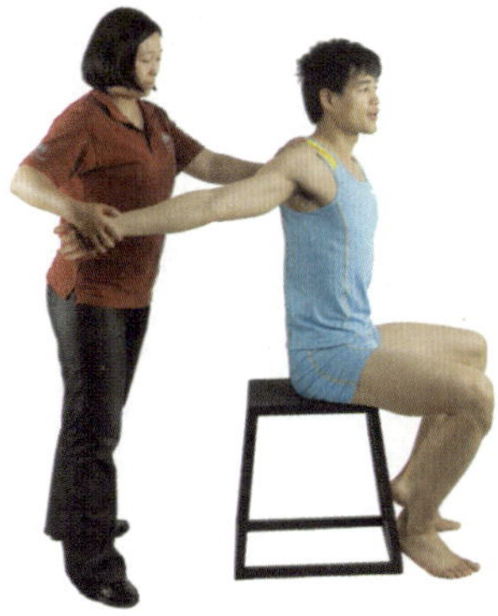

图 2－28　肱二头肌的被动牵拉

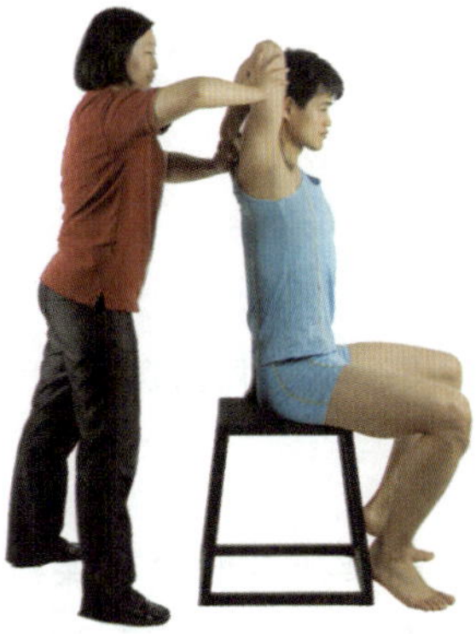

图 2－29　肱三头肌的被动牵拉

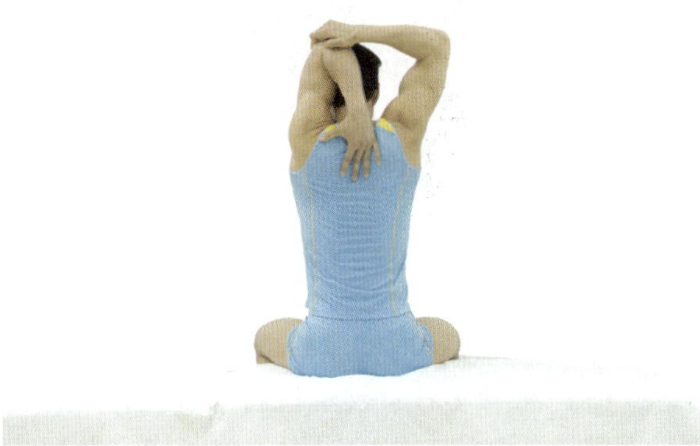

图 2－30　肱三头肌的自我牵拉

11. 旋前圆肌的牵拉

（1）被动牵拉：被牵拉者仰卧位或坐位，操作者一只手握住肱骨远端，另一只手握住前臂远端，将前臂旋后到最大范围，保持牵拉 20～30 秒。可在伸肘位或屈肘位分别主要牵拉旋前圆肌或旋前方肌。

注意事项：操作者用力位置及方向。

（2）自我牵拉：取舒服坐位，屈肘，前臂旋后掌心向上，对侧手环绕于被牵拉侧腕关节下方，被动旋后被牵拉侧前臂 20～30 秒。

注意事项：对侧手的位置及用力方向。

12. 旋后肌的牵拉

（1）被动牵拉：被牵拉者仰卧位或坐位，屈肘 90°，操作者一只手握住肱骨远端，另一只手握住前臂远端，将前臂旋前到最大范围，保持牵拉 20～30 秒。

注意事项：操作者的用力位置与方向。

（2）自我牵拉：取舒适坐位，屈肘，前臂旋前掌心向下，对侧手环绕于被牵拉侧腕关节下方，被动使被牵拉侧前臂旋前至终末位并保持 20～30 秒。

注意事项：对侧手的位置及用力方向。

13. 屈腕屈指肌的牵拉（图 2－31、图 2－32）

（1）被动牵拉：被牵拉者仰卧位，操作者一只手固定被牵拉者肘关节保持伸直位，另一只手保持被牵拉者伸腕伸指，前臂旋后进行牵拉，静力牵拉至终末位保持 20～30 秒。

注意事项：牵拉时被牵拉者肘关节伸直。

（2）自我牵拉：坐位，被牵拉侧肩关节前屈，外旋掌心向上，肘关节伸直，另一只手掌放于被牵拉侧手掌上并向下牵拉，达到最大幅度保持 20～30 秒。

注意事项：用力位置及方向，由远端向近端拉伸。

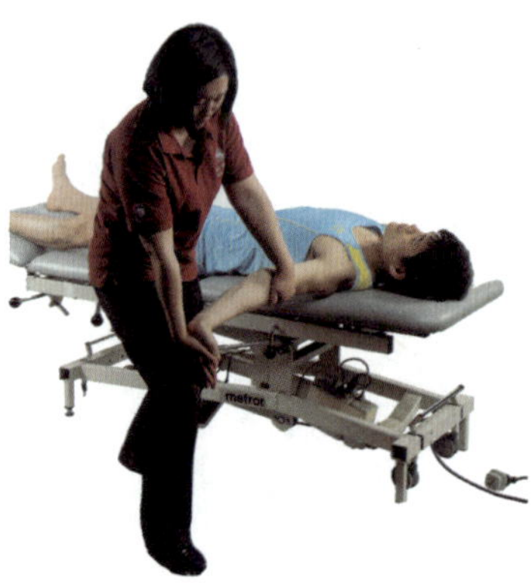

图 2－31　屈腕屈指肌的被动牵拉

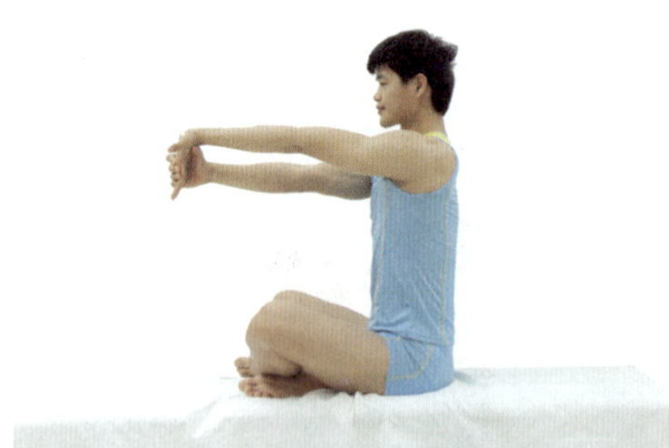

图 2－32　屈腕屈指肌的自我牵拉

14. 伸腕伸指肌的牵拉（图 2－33、图 2－34）

（1）被动牵拉：被牵拉者仰卧位，操作者一只手固定被牵拉者肘关节保持伸直，另一只手保持被牵拉者屈腕屈指，前臂旋前进行牵拉，静力牵拉至终末位保持 20～30 秒。

注意事项：牵拉时被牵拉者肘关节伸直。

（2）自我牵拉：坐位，被牵拉侧肩关节前屈，内旋掌心向下，肘关节伸直。另一只手放在被牵拉侧手背上并向下用力，首先充分屈腕，然后屈指，最大幅度牵拉伸腕伸指肌20～30秒。

注意事项：先充分屈指，再屈腕。

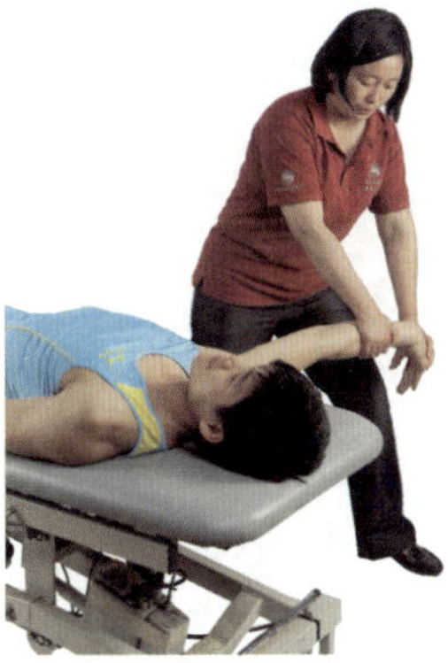

图2－33　伸腕伸指肌的被动牵拉

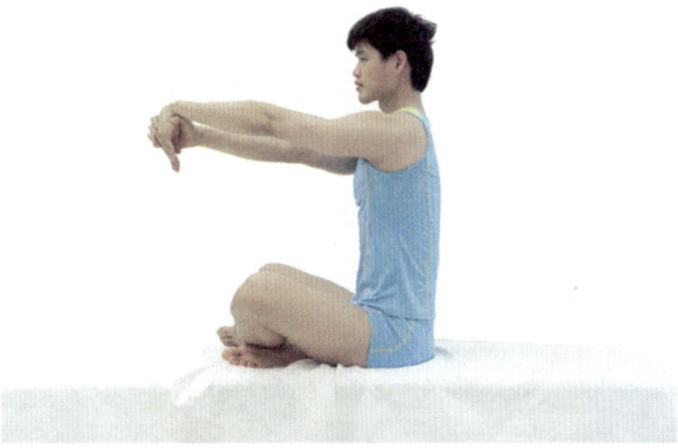

图2－34　伸腕伸指肌的自我牵拉

（二）下肢肌群的牵拉技术

每个部位每次牵拉的时间不少于20秒，每个部位2～3组，组间间隔30秒左右。

1. 臀大肌的牵拉（图2－35、图2－36）

（1）被动牵拉：被牵拉者仰卧位，操作者面向被牵拉者站在牵拉同侧，双手置于被牵拉者大腿后侧，用力促进被牵拉者下肢屈髋屈膝，保持被动牵拉15～20秒。

注意事项：髋关节不出现旋转；若在下肢贴近胸部的过程中出现髋关节挤压痛，可在屈膝时抱住大腿先向天花板牵伸，再进行屈髋；双手置于膝关节后方以避免增加膝关节压力。

（2）自我牵拉：仰卧位，牵拉者自己完成双手环抱大腿后侧，用力使大腿前方贴近腹部，臀大肌处有牵拉感觉而不出现疼痛，保持自我牵拉20秒。

注意事项：双手置于膝关节后方；无痛范围内牵拉。

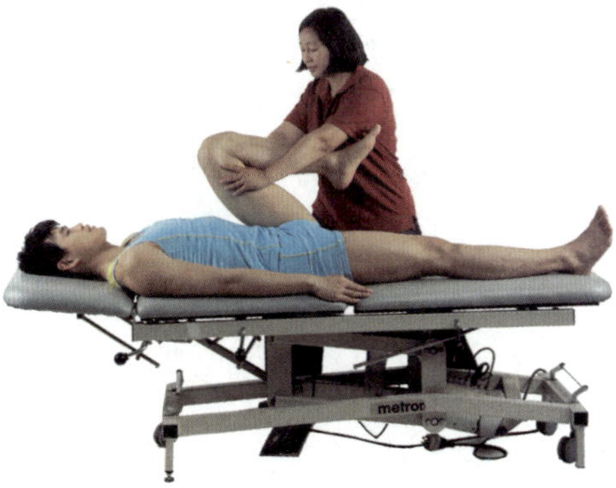

图2－35　臀大肌的被动牵拉

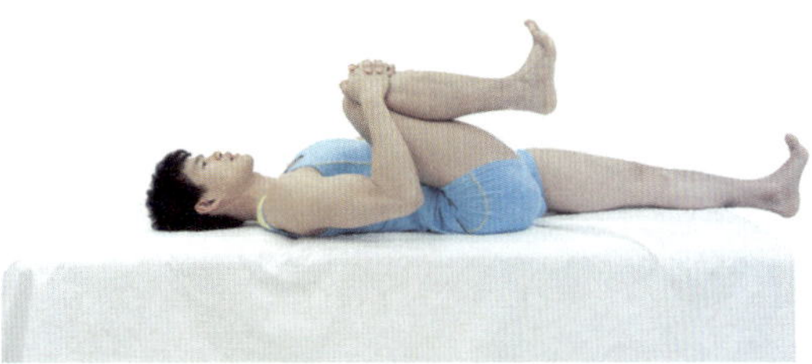

图2－36　臀大肌的自我牵拉

2. 梨状肌的牵拉（图2－37、图2－38）

（1）被动牵拉：被牵拉者仰卧位，被牵拉侧腿屈曲、外展、外旋，搭于对侧下肢。操作者站在被牵拉侧，一只手扶牵拉侧膝关节拉向操作者方向，另一只手扶对侧膝关节推向被牵拉者身体方向，两手同时用力，将整个小腿压向受试者胸部，促进髋外旋方向用力。

注意事项：保证被牵拉者的骶骨与床面接触；牵拉的起始位置可能需要多尝试几次；用力位置及方向。

（2）自我牵拉：可用相同姿势进行自我牵拉。或者采用站立位，把牵拉侧下肢搭于对侧下肢，上身前倾，然后弯曲支撑下肢，放低整个身体。

注意事项：上身尽量挺直再前倾。

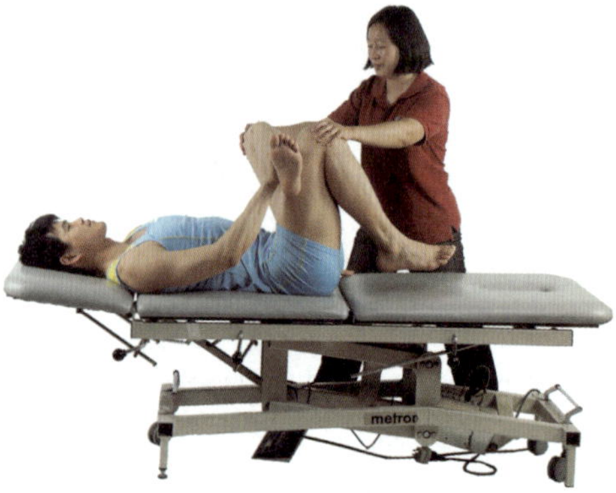

图2－37　梨状肌的被动牵拉

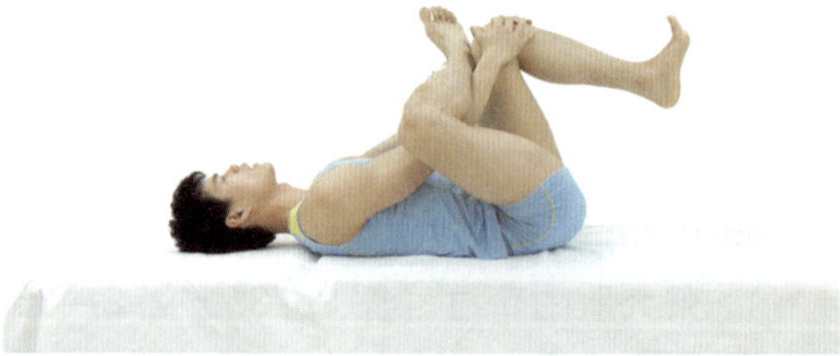

图2－38　梨状肌的自我牵拉

3. 阔筋膜张肌的牵拉（图2－39、图2－40）

（1）被动牵拉：被牵拉者仰卧位，被牵拉侧下肢屈髋屈膝交叉放在对侧膝关节外侧，操作者一只手固定骨盆，另一只手在膝关节外侧，向髋内收内旋方向用力，保持牵拉20～30秒。

注意事项：对侧下肢尽可能地内收超过中线；固定骨盆避免躯干旋转代偿。

（2）自我牵拉：坐位，对侧腿向前伸直，牵拉侧腿跨过并屈膝，牵拉侧足靠在对侧腿膝关节外侧。身体坐直，尽可能地向牵拉侧转体到最大位置，保持牵拉20～30秒。对侧上肢肘关节靠在牵拉侧膝关节外侧，另一只手置于身后以保持身体稳定。

自我牵拉还可采用站位。牵拉者侧身站在墙边，牵拉侧手靠墙，牵拉侧下肢在对侧下肢后方尽可能地向远伸出，足踩在地板上。向墙面和地板交点方向尽量倾斜髋关节，使牵拉侧感觉到牵伸。

注意事项：坐位牵拉时注意肢体摆放位置。

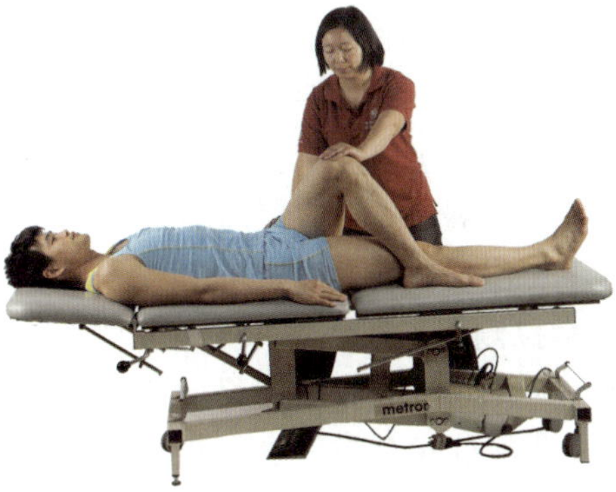

图 2－39 阔筋膜张肌的被动牵拉

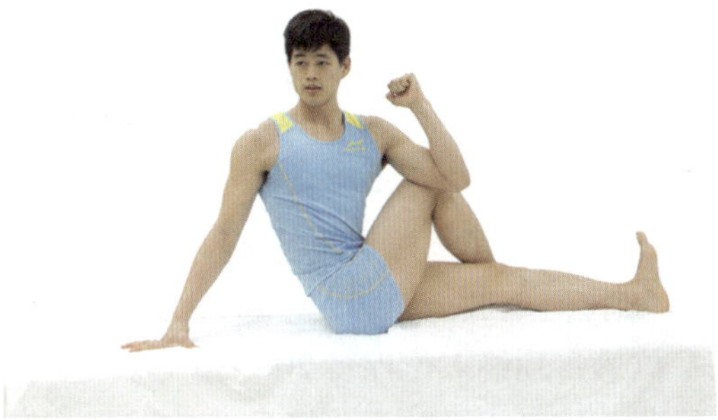

图 2－40 阔筋膜张肌的自我牵拉

4. 髂腰肌的牵拉（图 2－41、图 2－42）

（1）被动牵拉：被牵拉者仰卧于治疗床边，操作者面对被牵拉者站立，一只手扶住被牵拉者非牵拉侧下肢使其保持屈髋屈膝以固定骨盆，另一只手放于牵拉侧股骨远端，向地板方向用力促进髋关节伸展，保持 20～30 秒。

注意事项：牵拉时注意固定非牵拉侧骨盆。

（2）自我牵拉：可采用弓步或跪坐位，牵拉侧下肢髋关节保持伸展，左腿向左后伸直，注意跪坐位时髋关节要平贴床面，固定好骨盆，不要使其抬起或旋转。

自我牵拉方法还可以采用站立位，右腿弓步在前，左腿平贴于地面，保持躯干直立和腰背部平直，将右侧髋推向前时右膝屈曲，躯干可微微后仰，若无明显的感觉，可左膝跪地，做弓箭步，做同样动作。至终末位保持 5 秒左右，重复练习 5～10 次。

注意事项：跪坐位牵拉时髋关节要平贴床面；站立位牵拉时保持躯干直立和腰背部平直。

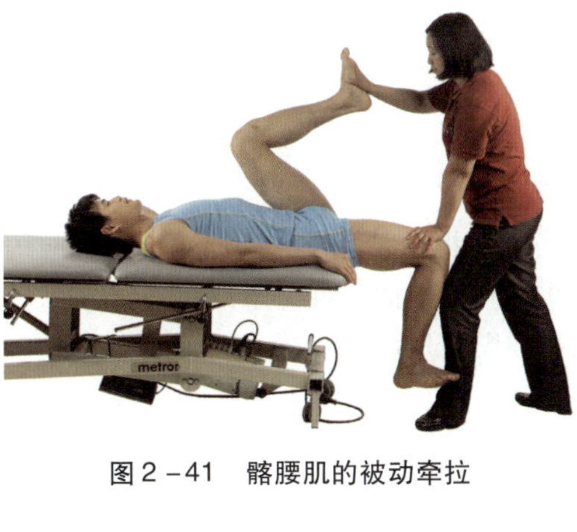

图 2－41 髂腰肌的被动牵拉

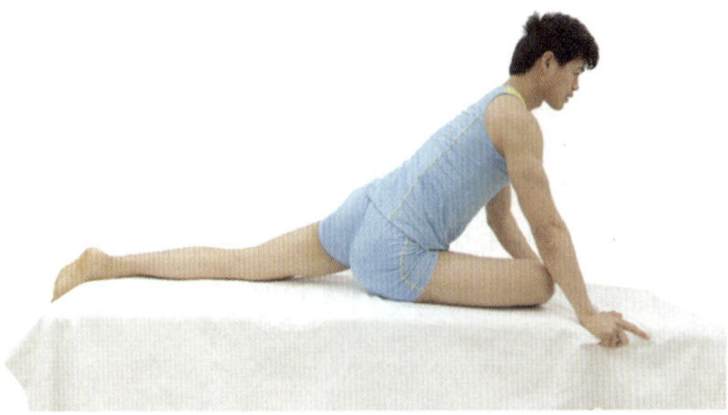

图 2－42 髂腰肌的自我牵拉

5. 髋内收肌的牵拉（图2-43、图2-44）

（1）被动牵拉：被牵拉者仰卧位，可分别进行屈膝位或伸膝位髋内收肌的牵拉。屈膝位牵拉时操作者跪坐在治疗床上，双膝固定被牵拉者足踝部，双手扶住膝关节，向髋关节外展方向用力，保持牵拉内收肌20~30秒；或者操作者站立于被牵拉者外展角内，利用躯干将被牵拉者牵拉侧下肢外展方向牵拉，保持膝关节伸展。

注意事项：伸膝位牵拉时保证髋关节中立位，不可出现旋转。

（2）自我牵拉：可采用站立位自我牵拉。向非牵拉侧跨步，注意膝关节屈曲不要超过90°，牵拉侧下肢伸直，足平放于地板，非牵拉侧下肢负重。重心逐渐移向非牵拉侧至出现牵拉感，到终末位保持20~30秒；也可采用坐位进行自我牵拉，上身挺直，两侧膝关节屈曲，足底相对贴合，把手或前臂靠在膝内侧，向下方用力使下肢尽可能地贴近地面，牵拉至终末位保持20~30秒。

注意事项：保持正常呼吸，不要憋气。

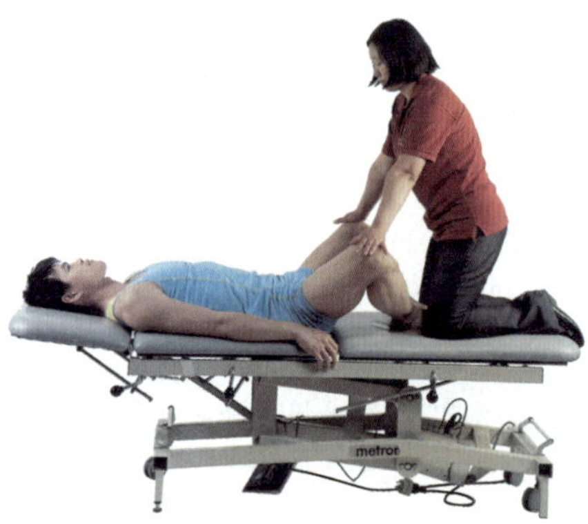

图2-43　髋内收肌的被动牵拉（屈膝位）

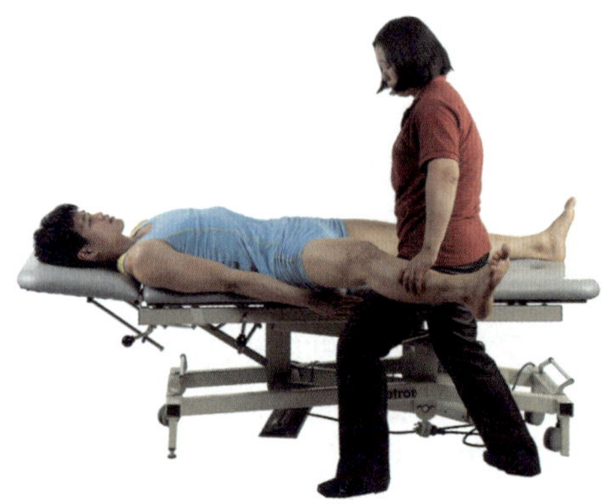

图2-44　髋内收肌的被动牵拉（伸膝位）

6. 股四头肌的牵拉（图2-45、图2-46）

（1）被动牵拉：被牵拉者俯卧位，操作者一只手固定骨盆，另一只手扶住被牵拉者足踝前方，使其屈膝，牵拉股四头肌，使足跟触及臀部。为了充分牵拉，还可以在伸髋位进行。

注意事项：固定骨盆避免躯干旋转代偿；在伸髋位增加牵拉效果。

（2）自我牵拉：采用侧卧位，牵拉侧位于上方，手抓住足踝部，向屈膝伸髋方向用力完成股四头肌自我牵拉，非牵拉侧屈髋屈膝并将小腿贴合地面，静力牵拉20~30秒。

注意事项：非牵拉侧下肢位于下方，且小腿必须贴合地面。

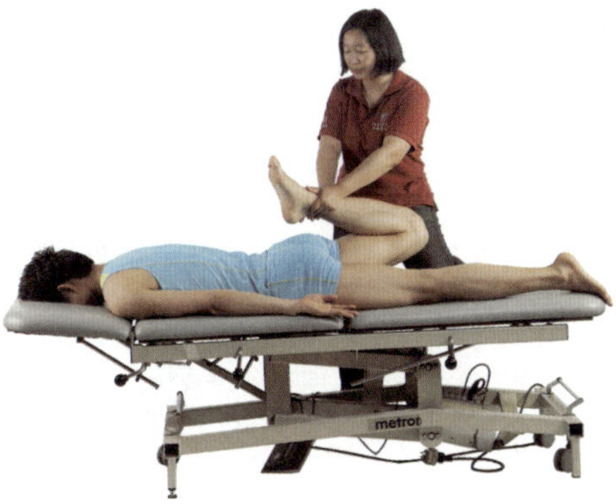

图2-45 股四头肌的被动牵拉

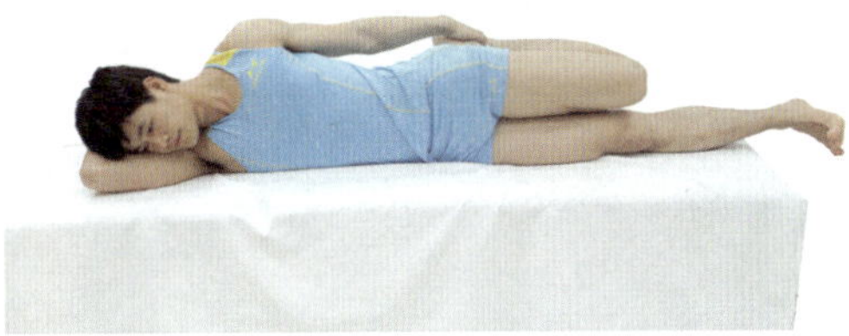

图2-46 股四头肌的自我牵拉

7. 腘绳肌的牵拉（图2-47、图2-48、图2-49）

（1）被动牵拉：经典的腘绳肌牵拉方法是直腿抬高，被牵拉者仰卧位，操作者面对被牵拉者站立，将牵拉侧下肢托于肩上，利用身体前倾，保持伸膝位逐渐增加屈髋角度，牵拉腘绳肌。另一个方法也是仰卧位，操作者一只手保持被牵拉者髋关节屈曲90°，另一只手逐渐向膝关节伸展方向用力，保持20~30秒。

注意事项：保证髋关节不能离开床面；注意被牵拉者的身体感受。

（2）自我牵拉：可采用坐位保持伸膝位，身体前倾，大腿后侧有牵拉感。

注意事项：保证上身挺直前倾。

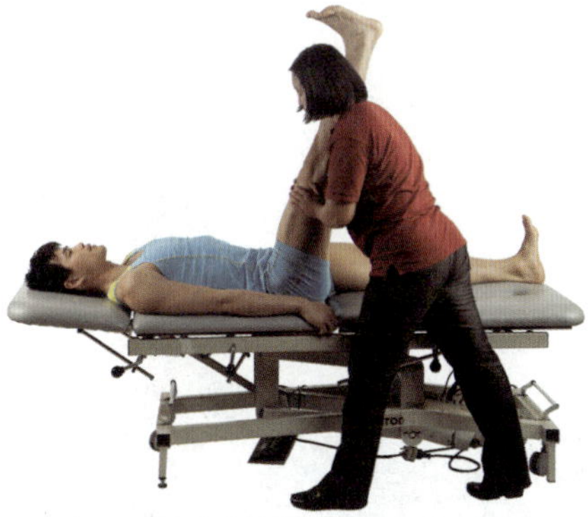

图2-47 腘绳肌的被动牵拉（伸膝位）

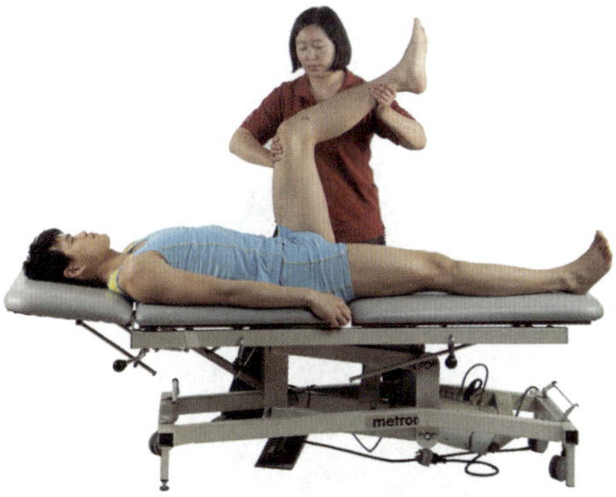

图2-48 腘绳肌的被动牵拉（屈膝位）

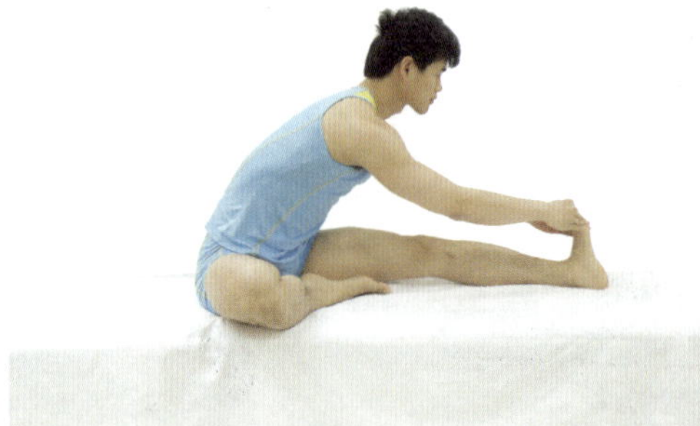

图2－49　腘绳肌的自我牵拉

8. 腓肠肌的牵拉（图2－50）

（1）被动牵拉：被牵拉者仰卧位，操作者一只手握住踝关节足跟部，另一只手固定在小腿前，通过重心移动促进被牵拉者踝关节背屈，保持20～30秒。

注意事项：在直膝位进行牵拉。

（2）自我牵拉：弓箭步，上身立直，全脚掌着地，后侧下肢伸直脚尖正直朝前。身体重心前移，减少小腿与地面的夹角来拉伸腓肠肌。持续时间10～30秒。腓肠肌内侧与外侧的方法同上，只是牵拉腓肠肌内侧时脚尖方向向外，牵拉腓肠肌外侧时脚尖方向向内。

9. 比目鱼肌的牵拉（图2－51）

（1）被动牵拉：被牵拉者俯卧，操作者一只手握被牵拉者足跟部，另一只手保持被牵拉者屈髋屈膝，向背屈位用力牵拉，保持20～30秒。

注意事项：尽量保证屈膝90°，因为此时腓肠肌处于力学劣势。

（2）自我牵拉：双手扶墙站立，非牵拉侧下肢伸直在后，牵拉侧下肢微屈在前，前脚掌贴墙的同时脚跟尽量靠近墙面，通过重心前移进行牵拉。

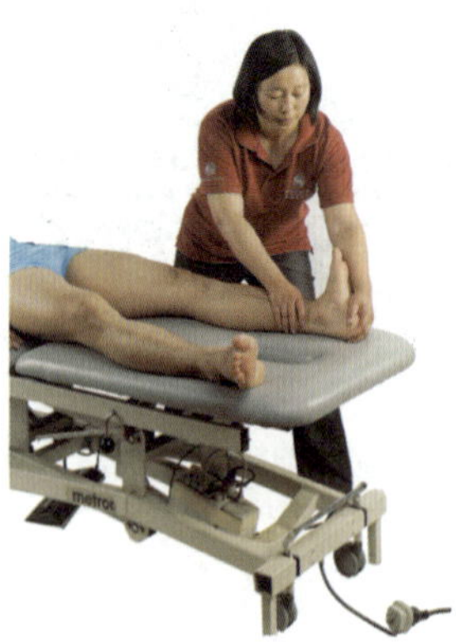

图2－50　腓肠肌的被动牵拉

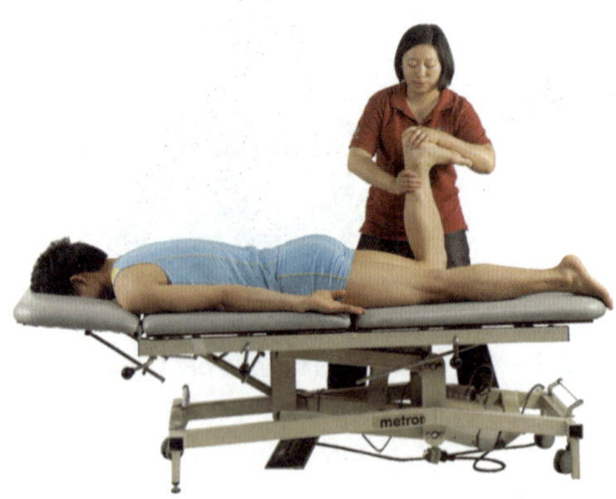

图2－51　比目鱼肌的被动牵拉

10. 腓骨长短肌的牵拉（图2-52）

（1）被动牵拉：被牵拉者仰卧位或坐位，操作者用力将被牵拉者足踝向内下方向进行牵拉。

（2）主动牵拉：取坐位，牵拉侧踝关节搭在对侧膝关节上，牵拉侧上肢扶在牵拉侧膝关节，对侧手抓住牵拉侧踝关节，使其内翻足内侧指向胸部。

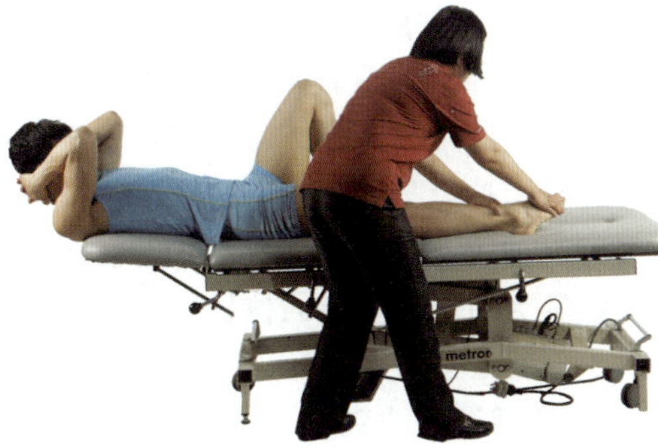

图2-52　腓骨肌的被动牵拉

（三）脊柱肌群的牵拉技术

1. 斜方肌的牵拉（图2-53、图2-54）

（1）被动牵拉：被牵拉者取坐位或仰卧位，头部在无痛范围内尽力右侧屈，然后尽可能收下颌，左肩下拉远离头部。操作者站于其身后，右手置于牵伸者的枕骨部，左手放在其左肩上，被牵拉者缓慢推动操作者的双手，使右肩和头部有相互靠近的趋势，牵拉保持20~30秒。

注意事项：整个过程牵拉者要均匀的呼吸，不可憋气；等长收缩时要均匀用力，不可用力过猛。

（2）自我牵拉：被牵拉者选择坐位或仰卧位，保持颈部拉长，头尽量转向右侧，收下颌，左肩尽力下垂，并保持固定，右手绕过头部使手指能够握住枕骨的基底部，右手用力使头部远离左肩。

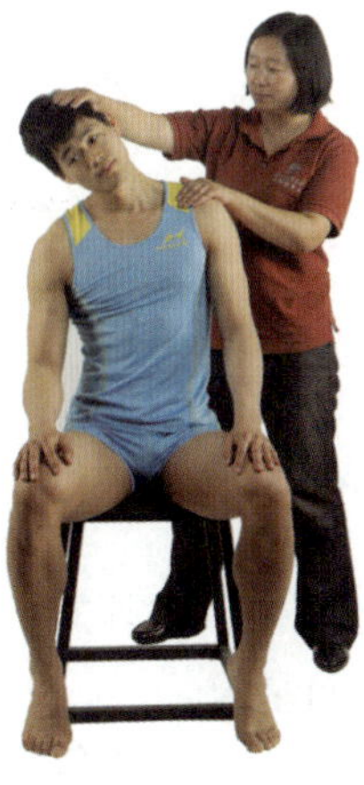

图2-53　斜方肌上束的被动牵拉

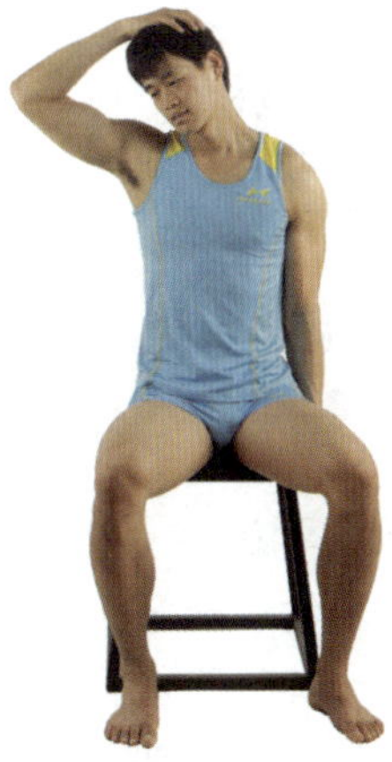

图2-54　斜方肌上束的自我牵拉

2. 胸锁乳突肌的牵拉（图 2－55）

（1）被动牵拉：被牵拉者仰卧位，操作者左手托着头部并靠在床上，右手放在右耳上，在无痛原则下，保持颈部拉长，头尽可能地左旋伸展，以牵拉右侧胸锁乳突肌。左右交替进行牵拉。

（2）自我牵拉：①牵拉者取坐位或仰卧位，保持颈部拉长，头尽可能地左旋，使左侧的胸锁乳突肌最大限度的拉长。②牵拉者取坐位，保持颈部拉长，头向右侧肩倾斜，右手绕过头部置于耳上牵拉，以牵拉右侧胸锁乳突肌。

3. 肩胛提肌的牵拉（图 2－56、图 2－57）

（1）被动牵拉：被牵拉者取坐位，保持背部拉长，使下颌靠近其胸骨，然后头右旋45°。操作者站在被牵拉者身后，一手放在其头后部，一手放在其肩胛骨上部，牵拉，保持 20～30 秒。

（2）自我牵拉：坐位，并使脊柱拉长。肩胛骨下降，牵拉者低头使下颌靠近胸部，然后右旋约 45°。右手放在头顶并轻轻下拉直到感觉左肩胛提肌有牵拉感。

注意事项：牵拉者调整头部位置以利于牵伸；确保脊柱拉长。

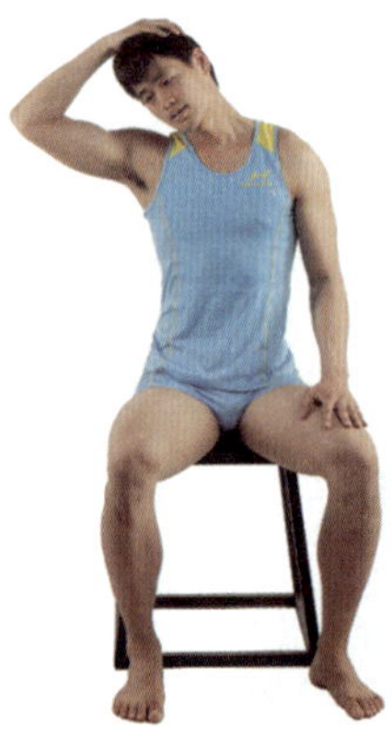

图 2－55　胸锁乳突肌的自我牵拉

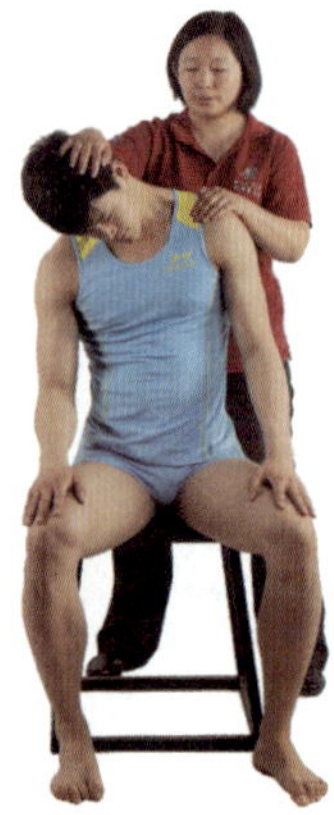

图 2－56　肩胛提肌的被动牵拉

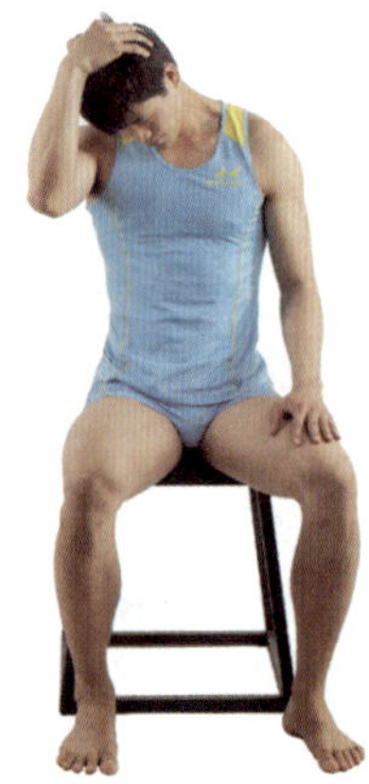

图 2－57　肩胛提肌的自我牵拉

4. 背阔肌的牵拉

（1）被动牵拉：被牵拉者取俯卧位，手臂伸出床面，过度伸展并外旋，操作者采取前后弓箭步姿势，双手紧握牵伸者的手臂或手腕，用身体的方向牵拉。

也可采用坐位：被牵拉者和操作者面对面坐，两腿适度分开一定的角度紧握对方的手或者手臂，操作者后仰，牵拉对方的背阔肌。

（2）自我牵拉：可采用引体向上的自我牵拉：双手分开与肩同宽，抓住单杠，利用自身重力向下牵伸。

也可采用坐位：牵拉者背部和颈部拉长，抬起右臂，屈肘放于头后，用左手握住右臂使右手尽力够左肩。

5. 腹直肌的牵拉（图 2－58）

（1）俯卧后撑：俯卧，双手掌心向下，呼气，用双臂撑起上体，头后仰，形成背弓，要求动作幅度在无痛范围内尽量大，保持 15 秒左右，重复练习。

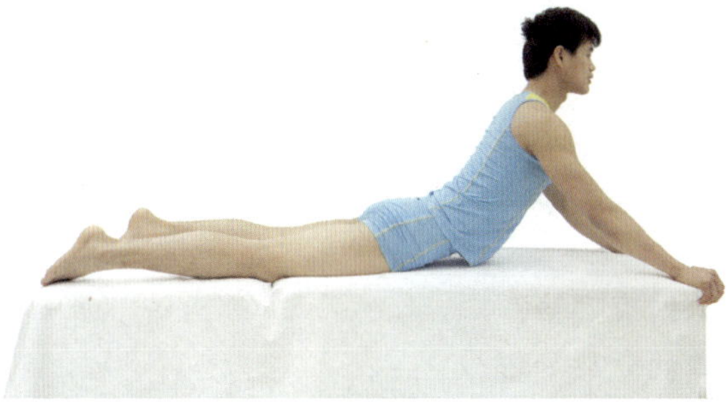

图 2－58　腹直肌的自我牵拉

（2）跪立背弓：在垫上跪立，双手扶在臀上部沿股后向下移动，形成背弓，臀部肌肉收缩送髋。呼气，加大背弓，头后仰，张口，逐渐把双手滑向脚跟，至终末位置，停留 15 秒左右，重复练习 5～10 次。

（3）俯卧背弓：俯卧在垫上，屈膝，脚跟向髋部移动。吸气，双手抓住双踝，臀部肌肉收缩，提起胸部和双膝离开垫子，可感受到腹部腹直肌有拉伸感，停留 15 秒左右，重复 5～10 次。

6. 腹内外斜肌

（1）坐姿躯干旋转（以牵伸右侧腹外斜肌和左侧腹内斜肌为例）

牵拉者坐于垫上，右腿伸直；屈曲左膝，左脚放于右膝盖外侧；左臂微屈，左手肘外侧贴于屈起的左膝外侧；右手撑地，手掌位于臀部附近，左手肘下压左膝，躯干尽力向右旋转；左手肘用足够的力量使左膝保持位置稳定。达到无痛范围的最大位置，保持 15 秒左右，重复 5～10 次。

（2）仰卧位转髋（操作者协助，以牵伸左侧腹外斜肌和右侧腹内斜肌为例）

仰卧于垫上，上体保持正直，屈髋屈膝，双腿同时转向右侧，至左侧大腿贴于垫上，操作者一只手固定左侧肩部，另一只手置于左侧髋部，轻轻施加压力，使髋左回旋的角度更大，在无痛范围内至最大位置，保持 30 秒左右。

（3）坐位自我牵伸（以牵伸右侧腹外斜肌和左侧腹内斜肌为例）

牵拉者舒适地坐在直背椅上，保持脊柱拉长，头部处于正中位，尽力右旋，然后把住椅背以保持这一姿势，停留 30 秒左右。

7. 腰方肌

（1）侧卧位牵伸（操作者协助）

被牵拉者取左侧卧位，背靠在床边缘，右腿过伸悬于床缘外。左腿尽力屈曲靠近胸部，保持髋部正直位。右臂置于头上，这将拉长右侧的腰方肌。操作者站在被牵拉者身后，手臂交叉，把左手放在右侧髂嵴处，右手张开放在胸腔侧面，双手轻轻施加压力，被牵拉者主动下压其右足以更靠近地面，在无痛范围内至终末位，保持30秒左右。

（2）侧屈牵伸腰方肌

被牵拉者伸取坐位，脊柱拉长。上身尽力向一侧屈曲拉长腰方肌；也可盘腿而坐，一只手抬起放在脑后，操作者一只手置于其盘起的大腿上部，固定住，另一只手置于抬起的上臂上施加压力，使侧屈更大的角度。

思考题

1. 关节活动受限的原因有哪些？
2. 关节活动范围训练的分类如何？
3. 四肢各关节主动活动的形式有哪些？
4. 举例分析不同关节被动活动时的运动终末感的差别？
5. 肌肉牵拉的基本原则和方法是什么？

参考文献

[1] 纪树荣,运动疗法技术学[M]. 北京:华夏出版社,2004.

第三章　关节松动术

本章提要

关节松动术是运动康复手法治疗的关键技术，是利用徒手施加外力，调整关节的生理运动和附属运动，从而针对关节活动受限或关节疼痛等问题进行处理的手法治疗技术。本章介绍了关节松动术的概念、分类、治疗作用、适应证和禁忌证、注意事项等，并分别阐述了上肢、下肢和脊柱各关节松动术的具体操作方法，要求学生通过理论学习和实践练习，掌握关节松动术的应用思路及操作方法。

第一节 概 述

一、关节的生理运动与附属运动

（一） 生理运动

关节的生理运动是指关节在生理范围内完成的运动。如屈曲、伸展、内收、外展、旋转等运动。可以主动完成，也可以被动完成。手法操作时由治疗者被动完成。

（二） 附属运动

关节在自身及其周围组织允许的范围内完成的运动，称为附属运动，是维持关节正常活动不可缺少的一种运动。不能主动单独完成，只能被动完成，或伴随着生理运动而完成。

（三） 两者关系

1. 任何一个关节都存在着附属运动。
2. 当关节因疼痛、僵硬而限制了活动时，其生理运动和附属运动均受到影响。
3. 在生理运动恢复后，如果关节仍有疼痛或僵硬，可能附属运动尚未完全恢复正常。
4. 在改善生理运动之前，先改善附属运动。附属运动的改善，可促进生理运动的改善。

二、关节松动术的定义

通过徒手的被动运动，利用较大的振幅、低速度的手法，改善关节运动障碍的治疗方法。在应用时可选择关节的生理运动或附属运动作为治疗手段。

三、关节松动术的分类

（一） 摆 动

骨的杠杆样运动叫摆动。关节的摆动包括屈曲、伸展、内收、外展、旋转，即通常所说的生理运动。摆动时要固定关节近端，关节远端做往返运动。摆动必须在关节活动范围达到正常的60%时才可应用。例如，肩关节前屈的摆动手法，至少要在肩前屈达到100°

时才能应用（180°×60%≈100°）。如果没有达到这一范围，应先用附属运动的手法来改善。

（二）滚　动

当一块骨在另一块骨表面发生滚动时，两块骨的表面形状必然不一致，接触点同时变化，所发生的运动为成角运动。不论关节表面凹凸程度如何，滚动的方向总是朝向成角骨运动的方向。关节功能正常时，滚动并不单独发生，一般都伴随着关节的滑动和旋转。

（三）滑　动

当一块骨在另一块骨上滑动时，如为单纯滑动，两骨表面形状必须一致，或是平面，或是曲面。如果是曲面，两骨表面的凹凸程度必须相等。滑动时，一侧骨表面的同一个点接触对侧骨表面的不同点。滑动方向取决于运动骨关节面的凹凸形状。

凹凸法则：运动骨关节面凸出，滑动方向与成角骨运动方向相反；运动骨关节面凹陷，滑动方向与成角骨的运动方向相同。

滚动与滑动的关系：关节表面形状越接近，运动时，一块骨在另一块骨表面的滑动就越多，形状越不一致，滚动就越多。临床应用时，由于滑动可以缓解疼痛，合并牵拉可以松解关节囊，使关节放松，改善关节活动范围，因此使用较多。而滚动手法可以挤压关节，容易引起损伤，单独使用较少。

（四）旋　转

移动骨在静止骨表面绕旋转轴转动。旋转时，移动骨表面的同一点作圆周运动。旋转常与滑动和滚动同时发生，很少单独作用。

不同关节，旋转轴的位置不同。例如，盂肱关节的旋转轴经肱骨头中心并垂直于关节盂。而生理运动的旋转是肱骨围绕自身长轴转动。髋关节的旋转是股骨头绕着经过股骨头中心，并垂直于髓臼的旋转轴转动。前臂联合关节的旋转与生理运动中的旋转相同，都是桡骨围绕尺骨转动。

（五）牵　引

当外力作用使构成关节两骨表面呈直角相互分开时，称分离或关节内牵引；当外力作用于骨长轴使关节远端移位时，称牵拉或长轴牵引。分离和牵拉的区别是：分离时外力要与关节面垂直，同时两骨关节面必须分开；牵拉时外力必须与骨的长轴平行，关节面可以不分开。例如，盂肱关节牵拉时，外力与肱骨长轴平行，关节面发生滑动；而盂肱关节分离时，外力与关节盂垂直，关节面相互分开。

（六）挤　压

使关节腔内骨与骨之间的间隙变小。肌肉收缩产生一定压力，可以提高关节的稳定性。但是，在向其他骨方向转动时，会对骨的角运动方向引起压迫。当压迫力异常增高时，会产生关节软骨的变性和损伤。因此，挤压技术较少应用。

四、关节松动术的治疗作用

关节松动可以促进关节液的流动，增加关节软骨和软骨盘无血管区的营养。主要是通过力学和神经作用而达到。

（一） 力学作用

恢复关节内结构的正常位置或无痛性位置，从而恢复无痛、全范围的关节运动。当关节因肿胀或疼痛不能进行全范围活动时，关节松动可以缓解疼痛，防止因活动减少引起的关节退行性改变。

（二） 神经作用

松动可以抑制脊髓和脑干致痛物质的释放，提高痛阈。治疗时的机械刺激传入脊髓，通过“闸门控制”理论起到镇痛作用，引起内啡肽释放而镇痛。

保持组织的延展性和韧性：动物实验及临床均发现，关节不活动可以引起组织纤维增生，关节内粘连，肌腱、韧带和关节囊挛缩。关节松动技术，特别是 III、IV 级手法，由于直接牵拉了关节周围的组织，因此，可以保持或增加其伸展性，改善关节的活动范围。

增加本体反馈：本体感受器位于关节、关节囊和肌腱内，传入神经将关节感受器接受到的冲动传入中枢神经，增加位置觉和运动觉。关节松动可以提供下列感觉信息：关节的静止位置和运动速度及其变化，关节运动的方向，肌肉张力及其变化。

五、适应证与禁忌证

（一） 适应证

适用于任何因力学因素（非神经性）引起的关节功能障碍，如关节疼痛、肌肉紧张及痉挛。可逆性关节活动降低，进行性关节活动受限，功能性关节制动。注意：对进行性关节活动受限和功能性关节制动，关节松动技术的主要作用是维持现有的活动范围，延缓病情发展，预防因不活动引起的其他不良影响。

（二） 禁忌证

关节活动已经过度；外伤或疾病引起的关节肿胀；关节的炎症；恶性疾病；未愈合的骨折，骨质疏松；脊髓压迫和马尾压迫症状的禁忌脊柱关节松动。

六、注意事项

（一）基本原则

选择舒适、放松、无痛的体位；暴露治疗的关节，并使其放松；简要说明治疗的方法及注意事项，取得配合；分别进行各关节不同方向的松动，每种手法持续30秒至1分钟。

（二）注意事项

1. 不论是附属运动还是生理运动，手法操作均应达到关节活动受限处。
2. 手法操作要平稳，有节奏。
3. 治疗师应利用身体力学达到优化用力，保持良好的姿势。
4. 操作过程中注意体会关节的附属运动，培养手感。

第二节　关节松动术的操作方法

一、上肢关节松动术

（一）肩关节

1. 盂肱关节

（1）向后滑动：患者仰卧位，上肢放于体侧，下方垫枕头以使肩关节位于中立位。治疗师站在治疗同侧肩旁，双手拇指固定在肱骨头正前方（近肱骨大结节处）为着力点，其余手指包绕在肩周，两手拇指并拢着力，双肘伸直，躯干重心前后稍移动以传递力至拇指，作用力指向地面，平行于肩关节盂平面，推动肱骨头向后滑动；也可用掌根作为着力点，注意着力点应避让开肱骨结节间沟。盂肱关节向后滑动能改善肩关节的前屈和内旋的关节活动。（图3－1）

（2）向前滑动：患者仰卧位，肩关节靠近床缘，上肢休息位。治疗师站在治疗同侧肩旁，双手拇指固定在肱骨头后方为着力点，其余手指包绕在肩周，治疗师保持肩外展、肘屈曲，利用肩内收肘下压发力，带动拇指向上移动。作用力指向天花板，平行于肩关节盂平面，推动肱骨头向前滑动。由于仰卧位时肩关节后方肌肉影响着力，因此操作前注意先拨开肌肉，尽量避让开肌腹，固定着力点再发力；也可选择俯卧位操作，注意在肩前部支撑固定保证肩关节中立位。盂肱关节向前滑动的关节松动术能改善肩关节的后伸和外旋的活动。（图3－2）

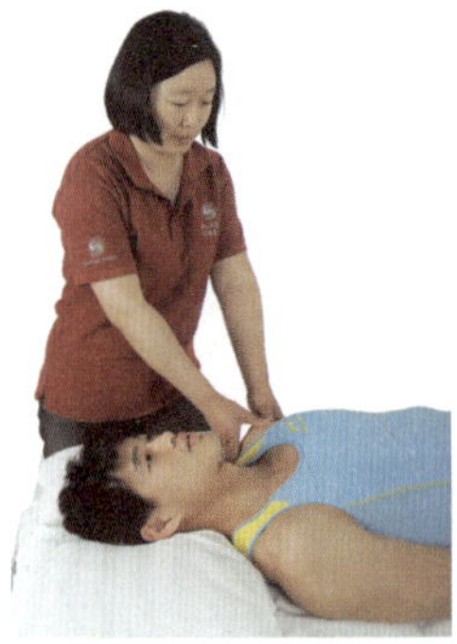

图3－1　盂肱关节向后滑动

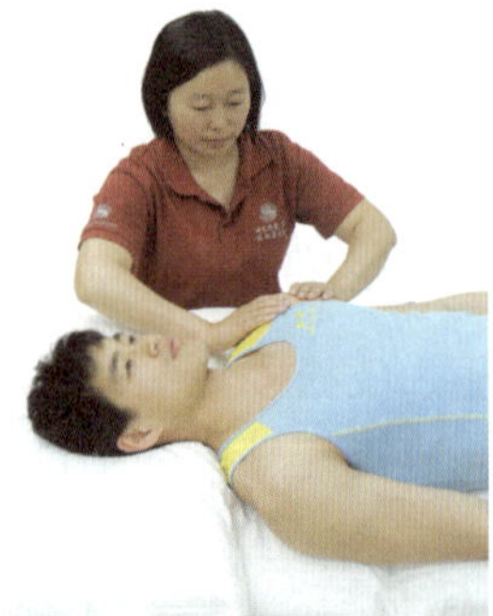

图3－2　盂肱关节向前滑动

（3）长轴牵引：患者仰卧，上肢休息位，肘关节屈曲。治疗师站在治疗同侧肩旁，远端手握住患者腕关节，近端手握住患者肘关节远端。作用力沿着肱骨长轴方向，平行于肩关节盂平面，推动肱骨头向远端滑动；也可以双手夹持上臂近端，沿肱骨长轴方向向远端滑动。盂肱关节长轴牵引能改善肩关节外展。（图3－3）

（4）分离：患者仰卧，上肢休息位。治疗师站在治疗同侧肩旁，近端手从腋下握住患者上臂近端内侧，远端手固定在患者肘关节外侧。作用力垂直于肩关节盂平面向外，推动肱骨头向外分离。分离的作用是增加盂肱关节间隙。（图3－4）

2. 肩胛胸壁关节

肩胛骨松动：患者侧卧位，屈膝屈髋保持躯干稳定，治疗侧在上，上肢放松置于身体前方。治疗师面对患者站立，一只手固定在肩胛冈上，另一只手从患者腋下绕过，以虎口固定住肩胛下角。两手一起用力松动肩胛骨，分别完成向头端、足端、内侧、外侧以及旋转、分离等各方向的全范围活动，体会活动范围和运动终末感。注意患者应充分放松，保持治疗侧肩关节屈曲。促进肩胛骨活动，有利于肩关节活动范围的改善。（图3－5）

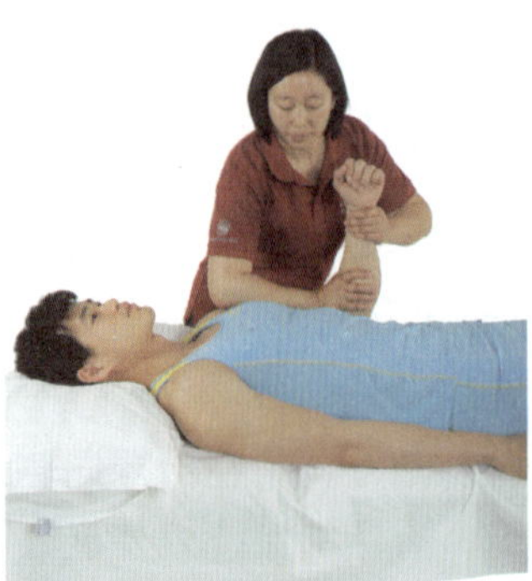

图3－3　盂肱关节长轴牵引

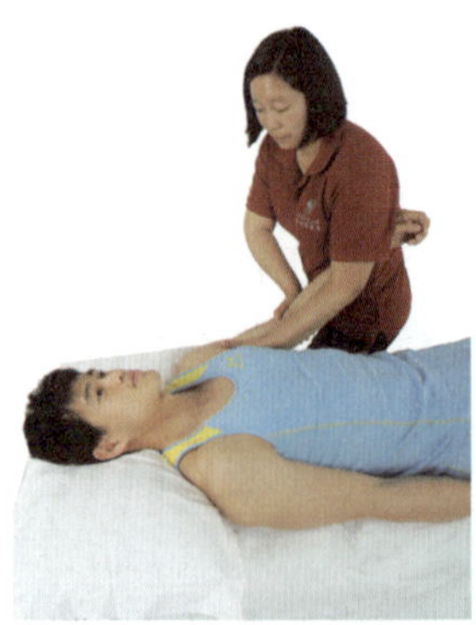

图3－4　盂肱关节分离

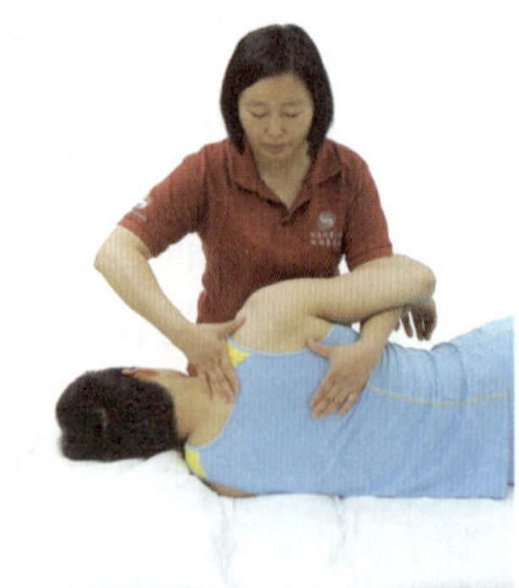

图3－5　肩胛骨松动

（二）肘关节

1. 肱尺关节

（1）向远端滑动：患者俯卧位，肩外展90°，肘关节屈曲自然下垂于床沿边，治疗师近端手置于患者肘前下方起支撑受力作用，远端手掌置于患者尺骨鹰嘴后方，手掌根部着力，向正下方推动尺骨向远端滑动。肱尺关节向远端滑动的关节松动术能改善肘关节屈曲的活动。（图3－6）

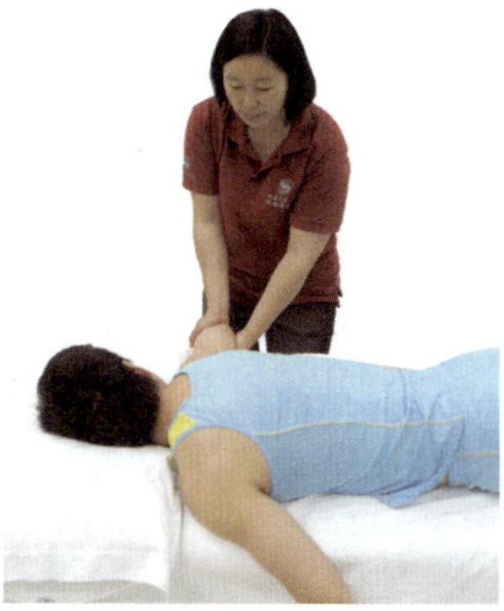

图3－6 肱尺关节向远端滑动

（2）尺骨牵引：患者仰卧位，治疗师面对患者站立，一只手以大鱼际压住肱骨外上髁以固定肱骨，另一只手抓握患者尺骨近端，两手用力方向相反，沿长轴方向拉动尺骨向远端活动。在肘关节屈曲终末位牵引可以改善肘关节屈曲，在肘关节伸展终末位牵引可以改善肘关节伸展。

2. 近端桡尺关节

（1）桡骨牵引：患者仰卧，上肢稍外展，治疗师面对患者站在其肩外展角之间，近端手握持肘关节内侧以固定肱骨和尺骨，远端手抓握患者桡骨远端，沿长轴方向拉动桡骨向远端活动。

（2）桡骨向后滑动：患者仰卧位，上肢置于体侧，肘关节伸直，治疗师面对患者站立，近端手置于患者肘内下方起支撑固定作用，远端手掌置于患者桡骨小头前方，手掌根部着力，向正下方推动桡骨向后方滑动。近端桡尺关节向后滑动的关节松动术能改善前臂旋前的活动。（图3－7）

（3）桡骨向前滑动：患者俯卧位，上肢置于体侧，肘关节伸直，治疗师面对患者站立，近端手置于患者肘内下方起支撑固定作用，远端手掌置于患者桡骨小头后方，手掌根部着力，向正下方推动桡骨向前方滑动。近端桡尺关节向前滑动的关节松动术能改善前臂旋后的活动。（图3－8）

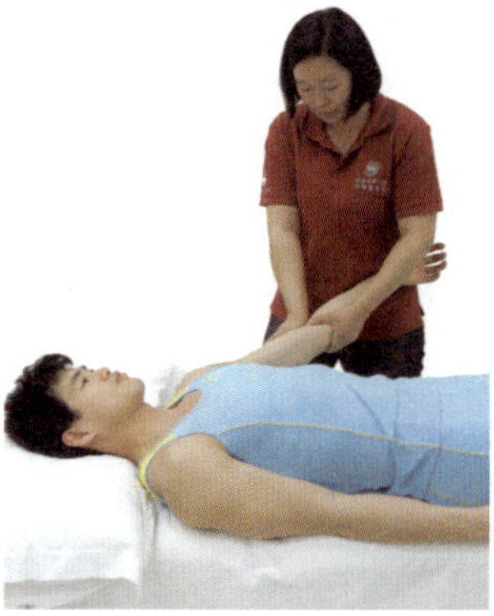

图3－7 近端桡尺关节桡骨向后滑动

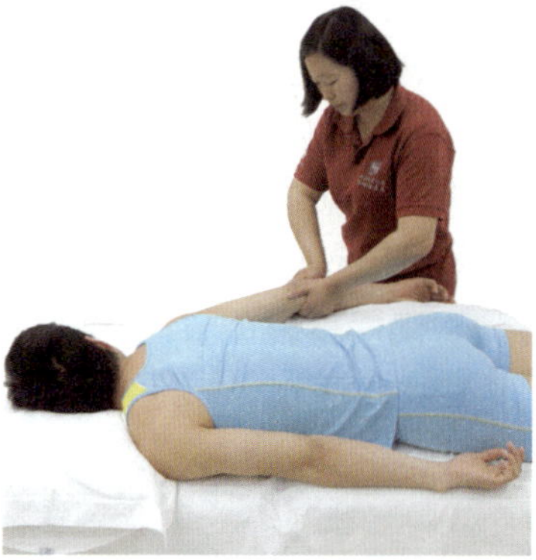

图3－8 近端桡尺关节桡骨向前滑动

（三）腕关节

1. 远端桡尺关节

（1）*尺骨向前滑动*：患者坐位，上肢置于体侧，肘关节屈曲，治疗师面对患者，一只手抓握固定患者桡骨和外侧腕骨，另一只手拇指和食指夹持患者尺骨茎突，用力向掌侧方向推动尺骨向前方滑动。远端桡尺关节向前滑动的关节松动术能改善前臂旋后的活动。（图 3－9）

（2）*尺骨向后滑动*：患者坐位，上肢休息位，操作者面对患者，一只手抓握固定患者桡骨和外侧腕骨，另一只手大鱼际接触尺骨远端，用力向背侧方向推动尺骨向后方滑动。远端桡尺关节向后滑动的关节松动术能改善前臂旋前的活动。（图 3－10）

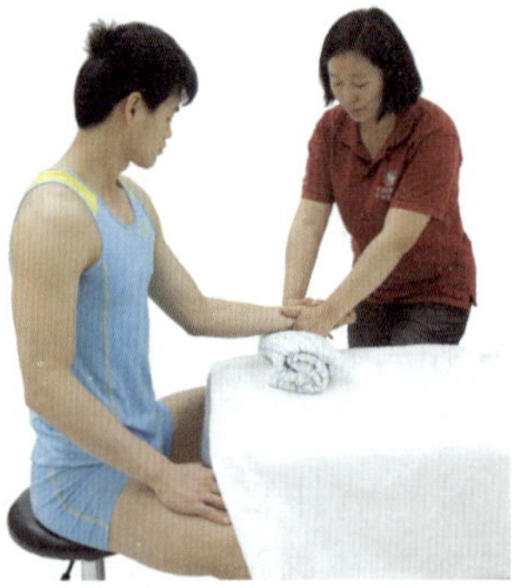

图 3－9　远端桡尺关节尺骨向前滑动

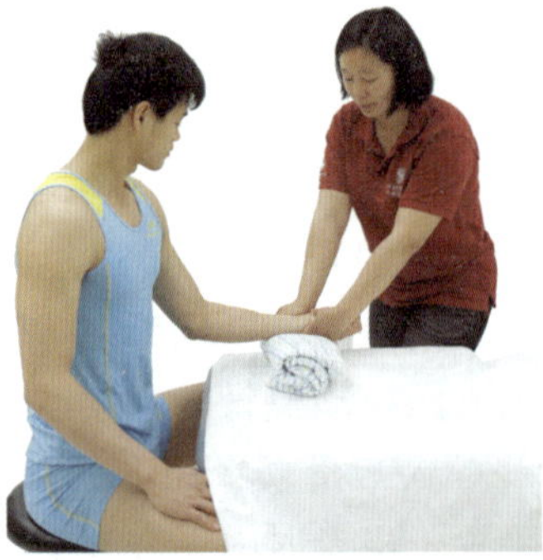

图 3－10　远端桡尺关节尺骨向后滑动

2. 桡腕关节

（1）*向桡侧滑动*：患者坐位或仰卧位，上肢放松置于台面上，前臂中立位，治疗师一只手握住桡骨远端固定，另一只手握住腕骨，着力点在近排腕骨尺侧，一只手固定桡骨，另一只手用力向上将腕骨向桡侧滑动。桡腕关节向桡侧滑动可改善尺偏的活动。（图 3－11）

（2）*向尺侧滑动*：体位同上，着力点在腕骨桡侧，用力向下使腕骨向尺侧滑动。桡腕关节向尺侧滑动可改善桡偏的活动度。（图 3－12）

（3）*向背侧滑动*：体位同上，前臂旋后位，着力点在腕骨掌侧，向手背方向滑动。桡腕关节向背侧滑动可改善屈腕的活动。（图 3－13）

（4）*向掌侧滑动*：体位同上，前臂旋前位，着力点在腕骨（手舟骨和月骨）背侧，向手掌方向滑动。桡腕关节向掌侧滑动可改善伸腕的活动。（图 3－14）

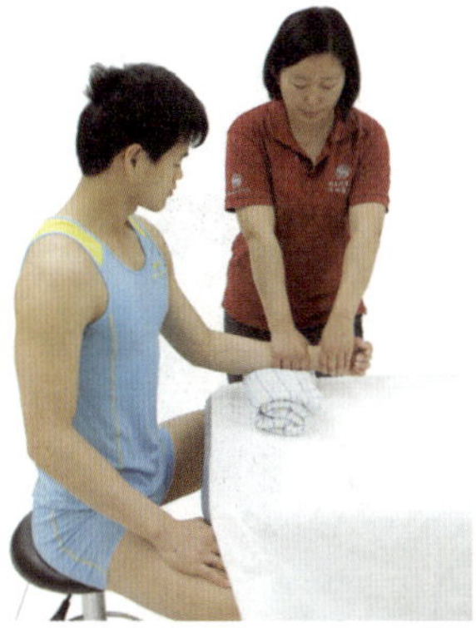

图 3－11　桡腕关节向桡侧滑动

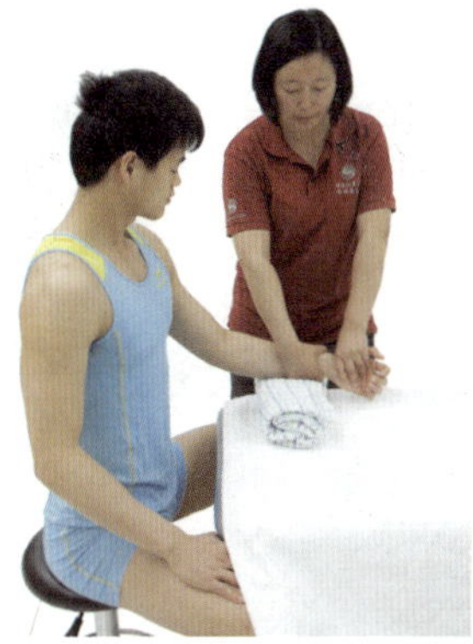

图 3－12　桡腕关节向尺侧滑动

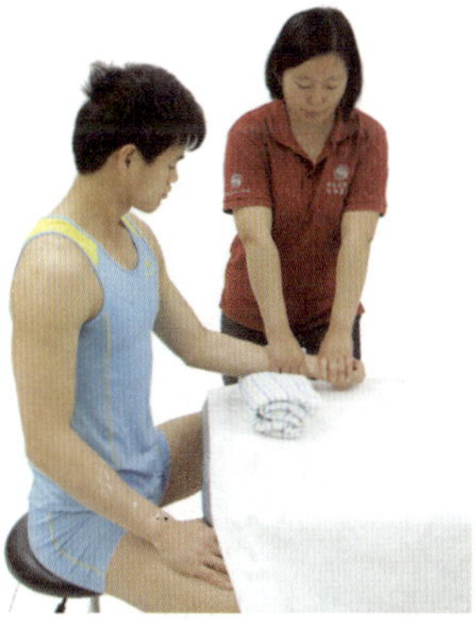

图 3－13　桡腕关节向背侧滑动

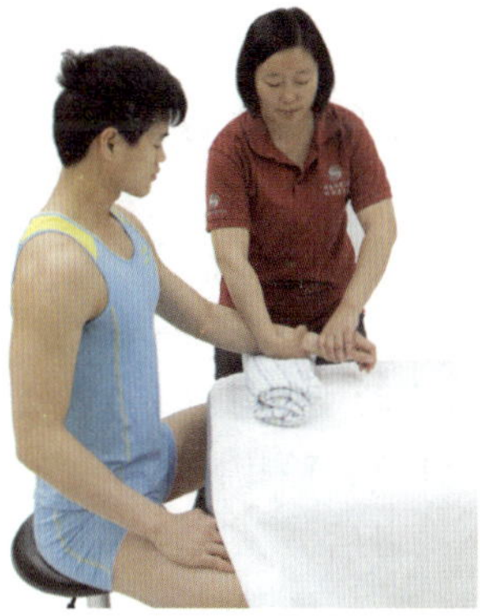

图 3－14　桡腕关节向掌侧滑动

（四）手部各关节

1. 腕骨间关节

患者坐位，上肢放松置于治疗台上，治疗师面对患者坐位，触诊腕骨，根据第三掌骨基底部定位头状骨，一只手拇指和食指握住头状骨起固定作用，另一只手拇指和食指夹持住临近骨，进行腕骨间小关节的松动，如钩骨、月骨、手舟骨、小多角骨、第三掌骨基底部。同样方法也可进行其他临近两骨之间的松动，如手舟骨与月骨、大、小多角骨，三角骨与钩骨、月骨等。腕骨间关节的附属活动对维持手功能有重要作用，也有利于腕关节的屈伸活动，如钩骨或头状骨向掌侧滑动的松动技术可改善屈腕受限。（图 3－15）

2. 掌指关节、近端和远端指间关节（图 3－16）

（1）向掌侧滑动：患者坐位，上肢置于治疗台上，治疗师以一只手拇指和食指夹持住关节近端起固定作用，另一只手拇指和食指夹持住关节远端用力向掌侧滑动，掌指关节、近端和远端指间关节向掌侧滑动可改善相应关节手指屈曲的活动范围。

（2）向背侧滑动：体位同上，用力方向相反，掌指关节、近端和远端指间关节向掌侧滑动可改善相应关节手指伸展的活动范围。

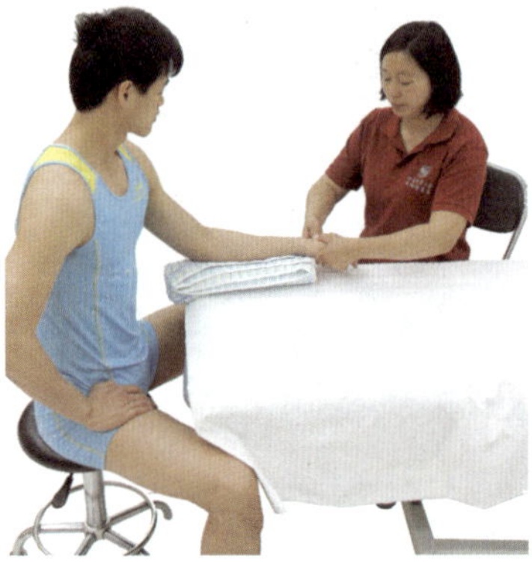

图 3－15　腕骨间关节松动

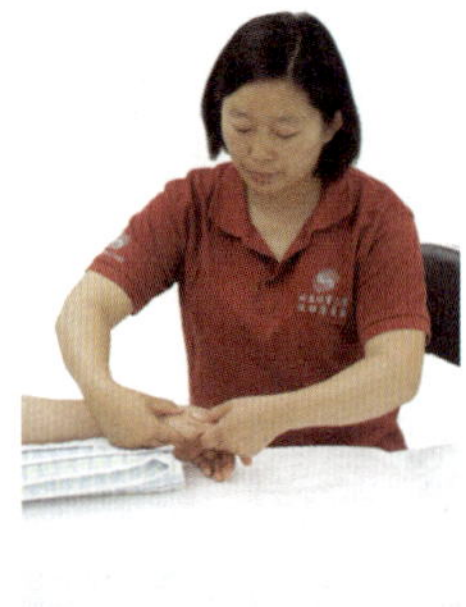

图 3－16　手指间关节松动

二、下肢关节松动术

（一）髋关节

1. 向前滑动

患者侧卧位，治疗侧在上，屈髋屈膝，两腿间放一个枕头使髋关节位于中立位放松。治疗师站在患者后方，以两手拇指抵住患者股骨大转子后方，躯干重心前后移动将力传递至拇指着力点，注意滑动方向垂直于股骨长轴方向，推动股骨大转子向前方滑动；也可以选择患者俯卧在治疗床边，单腿支撑在地面，以治疗带环绕固定在股骨远端及治疗师肩部，保持股骨中立位，治疗师远端手握住患者小腿远端，近端手以掌根着力于股骨后方，推动股骨向前滑动。股骨向前滑动的关节松动术可改善髋关节伸展和外旋的活动。(图 3－17)

2. 向后滑动

患者侧卧位，治疗侧在上，屈髋屈膝，两腿间放一个枕头使髋关节位于中立位放松。治疗师站在患者前方，以两手拇指抵住患者股骨大转子前方，躯干重心前后移动将力传递至拇指着力点，注意滑动方向垂直于股骨长轴方向，推动股骨大转子向后方滑动；也可以选择患者仰卧在治疗床边，双手扶抱对侧下肢保持屈髋屈膝以固定骨盆，以治疗带固定在治疗侧股骨远端及治疗师肩部保持股骨中立位，治疗师远端手扶握住腘窝，近端手以掌根着力于股骨前方，推动股骨向后滑动。股骨向后滑动的关节松动术可改善髋关节屈曲和内旋的活动。(图 3－18)

3. 长轴牵引

患者体位同上，操作者站于患者后方，双手握住患者膝关节上方，注意利用躯干体重，沿股骨长轴方向用力，推动股骨向远端滑动，即长轴牵引；也可以选择患者仰卧位，治疗师站在床尾，用治疗带环绕固定在治疗师躯干和患者足踝部之间，治疗师双手握住下

肢远端，借助自身体重完成股骨的长轴牵引。（图 3－19）

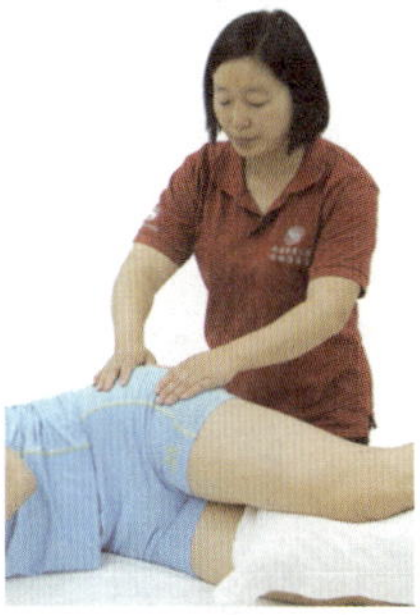

图 3－17　髋关节向前滑动

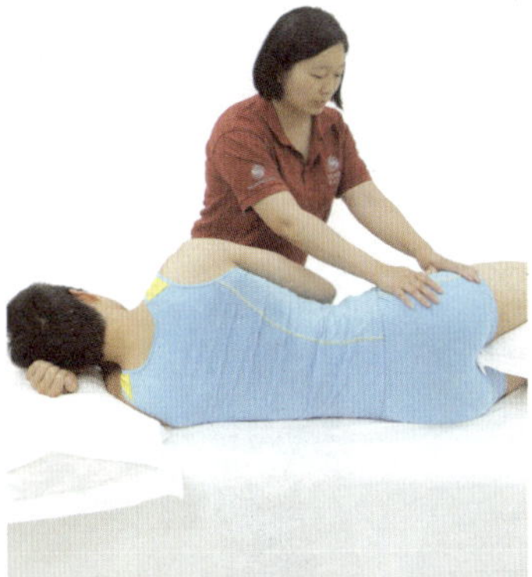

图 3－18　髋关节向后滑动

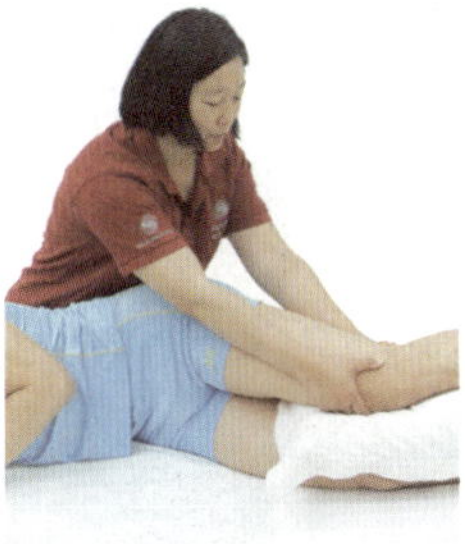

图 3－19　髋关节长轴牵引

（二）膝关节

1. 胫股关节松动术

（1）向前滑动：患者仰卧位，屈髋，屈膝 90°，足掌在治疗床上，治疗师面对患者，双手扶握在患者膝关节周围，大腿固定足踝部，双手拇指位于胫骨平台前，触及胫股关节缘，利用躯干后伸发力带动患者胫骨向前滑动，注意体会胫骨平台在外力作用下向前滑动。胫股关节向前滑动的关节松动术可以改善膝关节伸展活动。（图 3－20）

（2）向后滑动：体位同上，发力方向相反，治疗师的手大鱼际部在胫骨平台前下方为着力点，胫股关节向后滑动的关节松动术可以改善膝关节屈曲活动。（图 3－21）

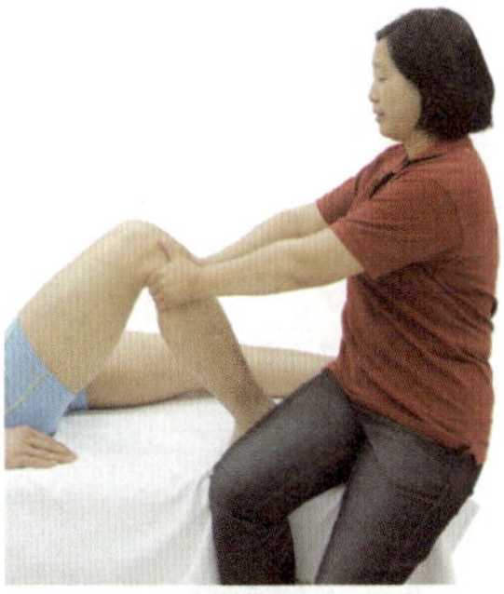

图 3－20　胫股关节向前滑动

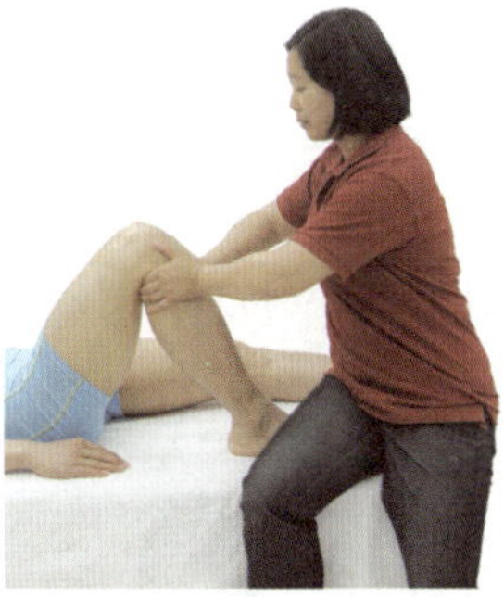

图 3－21　胫股关节向后滑动

（3）伸展/内收：患者仰卧位，髋关节外旋，膝关节伸直。治疗师一只手压住患者胫骨结节内侧，另一只手托住足跟外侧，两手相向用力，各 50% 力度，保持肘关节伸直，治疗师利用躯干侧屈带动，使患者胫股关节向伸展位内收方向松动。（图 3－22）

（4）伸展/外展：患者仰卧位，髋关节内旋，膝关节伸直。治疗师一只手压住患者胫骨结节外侧，另一只手托住足跟外侧，两手相向用力，各 50% 力度，保持肘关节伸直，治疗师利用躯干侧屈加旋转合力方向带动，使患者胫股关节向伸展位外展方向松动。（图 3－23）

2. 髌骨关节松动术

患者仰卧位，膝关节伸直放松，可在膝下垫一个小枕头保证充分放松。治疗师双手拇指和食指捏住髌骨边缘为着力点，其余手指轻放在膝关节周围，分别推动髌骨向远端、近端、内侧或外侧进行滑动；也可用掌根用力推动髌骨滑动，注意不要下压髌骨。髌骨向远端滑动改善屈膝动作，向近端滑动改善伸膝动作。(图 3－24)

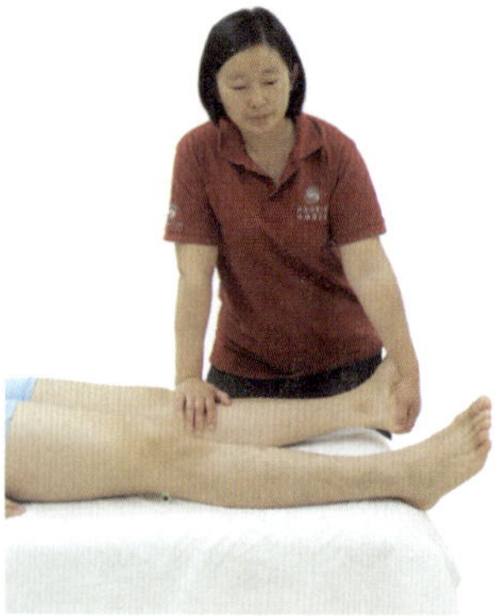

图 3－22　胫股关节伸展/内收

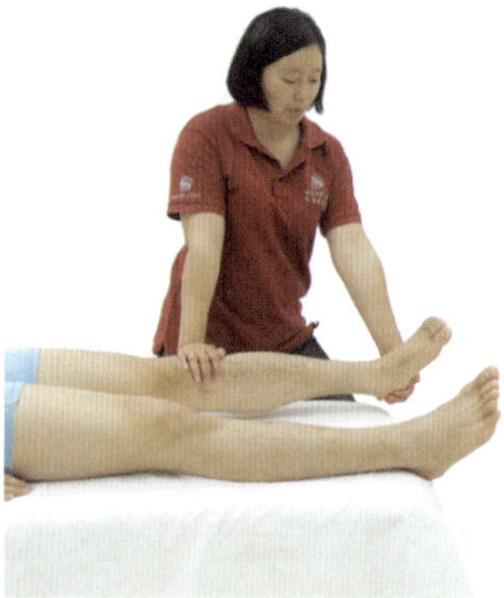

图 3－23　胫股关节伸展/外展

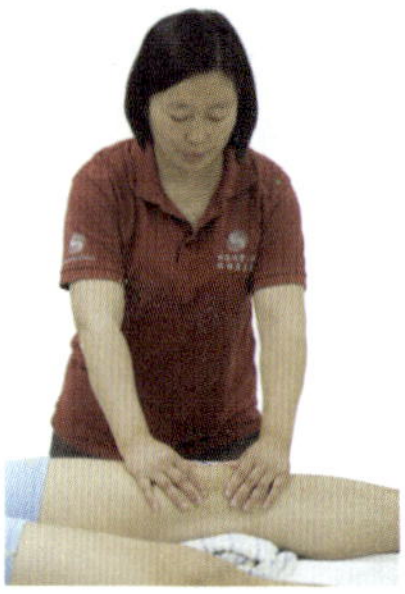

图 3－24　髌股关节松动

（三） 踝关节

1. 距上关节松动术

(1) 向前滑动：患者俯卧位，足置于床沿边，治疗师站于治疗同侧，一只手握住胫腓骨远端起支撑固定作用，另一只手在内踝水平线下握住足踝部，向地面方向垂直用力，推动距骨向前滑动，距骨向前滑动可改善踝关节跖屈。注意操作过程中保持患者足踝中立位。(图 3－25)

(2) 向后滑动：患者仰卧位，足置于床沿边，治疗师站于治疗同侧，一只手握住胫腓骨远端起支撑固定作用，另一只手在内踝水平线下握住足踝部，向地面方向垂直用力，推动距骨向后滑动，距骨向后滑动可改善踝关节背屈。注意操作过程中保持患者足踝中立位。(图 3－26)

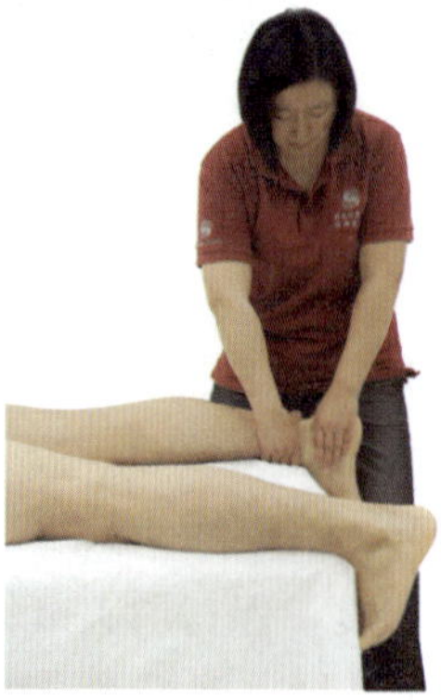

图 3－25　距上关节向前滑动

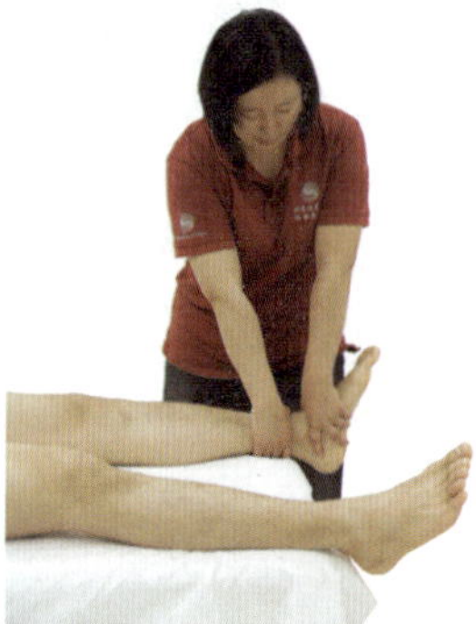

图 3－26　距上关节向后滑动

2. 距下关节松动术

（1）向前滑动：患者俯卧位，足置于床沿边，治疗师站于治疗同侧，一只手握住距骨前方起支撑固定作用，另一只手握住跟骨后方并向地面方向垂直用力，推动跟骨向前滑动。注意操作过程中保持患者足踝中立位。（图 3－27）

（2）向后滑动：患者仰卧位，足置于床沿边，治疗师站于治疗同侧，一只手握住距骨后方起支撑固定作用，另一只手在握住患者跟骨前侧方并向地面方向垂直用力，推动跟骨向后滑动。注意操作过程中保持患者足踝中立位。（图 3－28）

（3）向内侧滑动：患者侧卧位，治疗师一只手固定患者距骨，另一只手握住跟骨，向足踝内侧方向用力，推动跟骨向内侧滑动，跟骨向内侧滑动可改善足外翻活动。

（4）向外侧滑动：患者侧卧位，治疗师一只手固定患者距骨，另一只手握住跟骨，向足踝外侧方向用力，推动跟骨向外侧滑动，跟骨向外侧滑动可改善足内翻活动。（图 3－29）

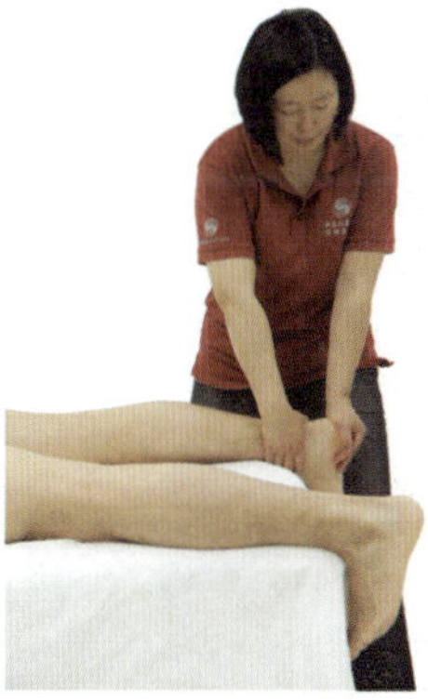

图 3－27　距下关节向前滑动

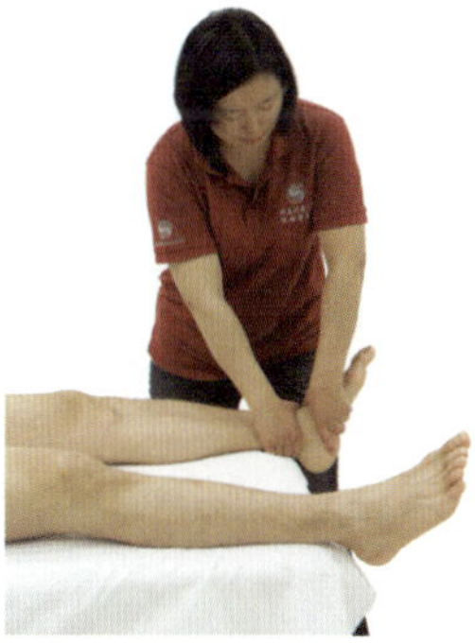

图 3－28　距下关节向后滑动

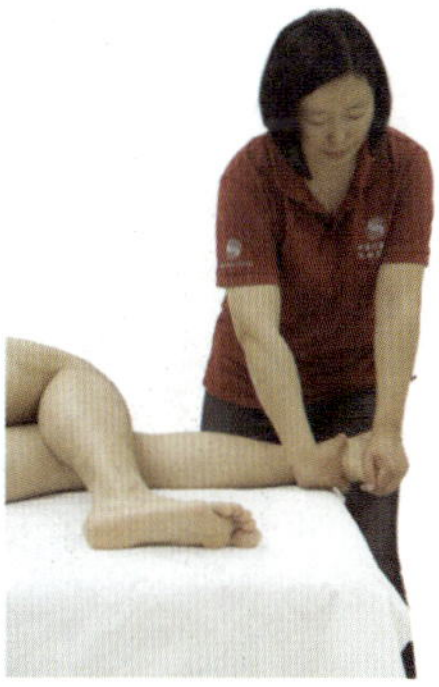

图 3－29　距下关节向外滑动

3. 踝关节松动

患者俯卧位，膝关节屈曲 90°，大腿固定保持在治疗床面上，治疗师站于治疗同侧，双手托握患者踝关节共同发力，促进踝关节向背屈或跖屈方向活动，可分级施行松动手法。（图 3－30）

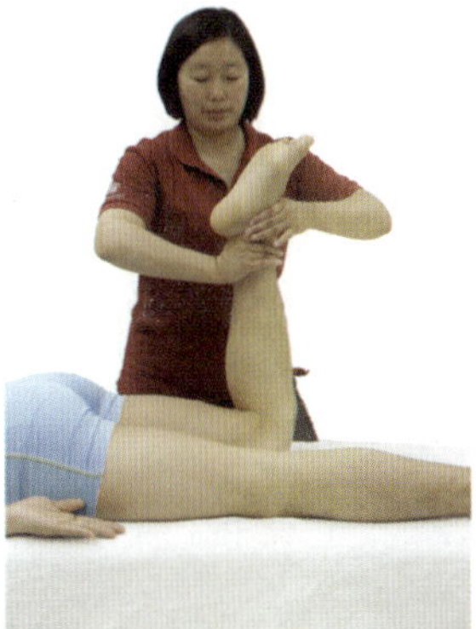

图 3－30　踝关节松动

三、脊柱关节松动术

（一） 颈椎关节松动术

1. 向前滑动

患者俯卧位，颈部微屈，双上肢放于体侧。治疗师站在患者头侧，双手拇指着力于颈椎棘突，其余手指放在颈椎两侧，上肢伸直，躯干用力推动单一椎体棘突向前滑动。（图 3－31）

2. 单侧向前滑动

体位同上，治疗师一只手拇指固定于治疗节段的颈椎棘突，另一只手拇指着力在棘突稍旁开横突位置，向正下方用力促进椎体单侧向前滑动。（图 3－32）

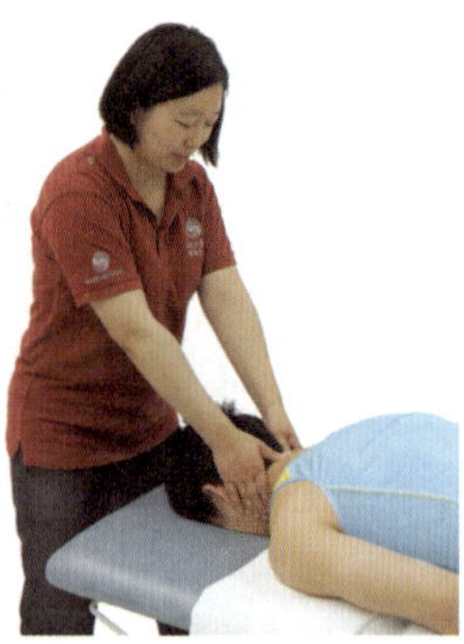

图 3－31　颈椎关节向前滑动

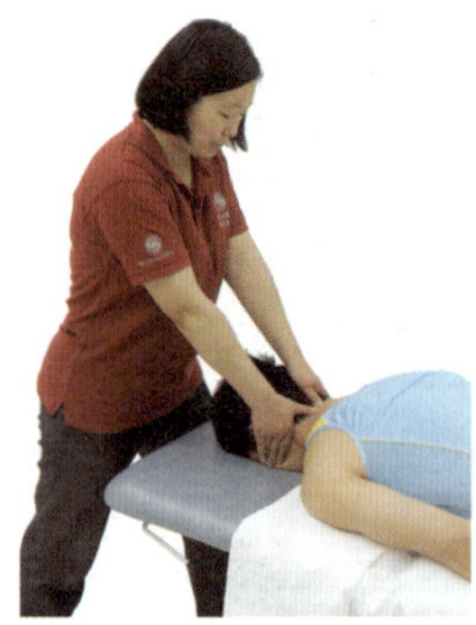

图 3－32　颈椎关节单侧向前滑动

（二） 胸腰椎关节松动术

1. 向前滑动

患者俯卧位，治疗师站在患者体侧，以一只手豌豆骨为着力点，两手交叉相握，固定在松动节段腰椎的棘突上，其余手指放松在两侧，注意体会单一椎体向前滑动的运动范围。（图 3－33）

2. 单侧向前滑动

体位同上，治疗师一只手拇指固定于治疗节段的椎体棘突，另一只手拇指着力于横突，用力向下促进椎体单侧向前滑动，着力点在横突。（图 3－34）

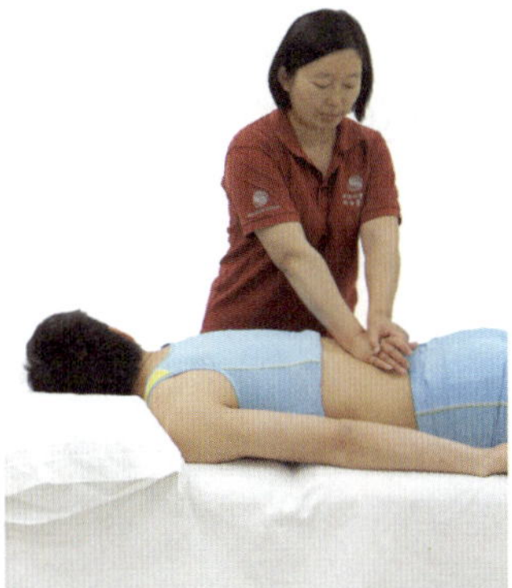

图 3－33　腰椎关节向前滑动

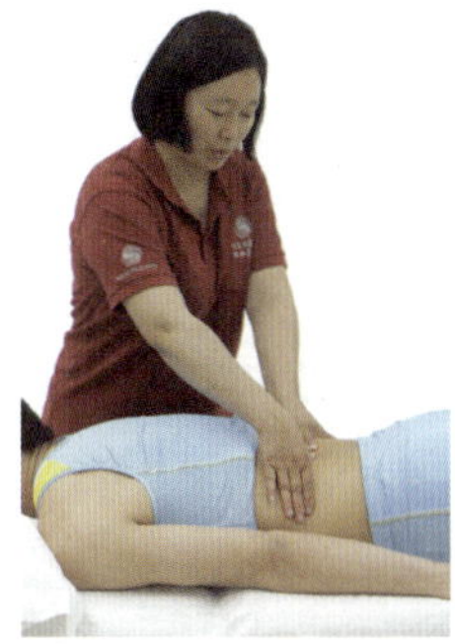

图 3－34　腰椎关节单侧向前滑动

3. 旋　转

患者侧卧位，根据需旋转的不同腰椎椎体确定不同的屈髋角度，以使被旋转关节间隙增加。治疗师一只手放在肩部固定躯干，另一只手置于髂嵴，以稳定频率推动下位椎体向前旋转。操作时参照患者置于体侧的上肢活动，与治疗师用力方向相反。通过调整身体姿势可实现分级操作，Ⅰ、Ⅱ级手法侧卧位，Ⅲ级手法躯干仰卧骨盆侧卧，Ⅳ级手法将治疗侧下肢髋关节屈曲、内收。（图 3－35 ~ 图 3－37）

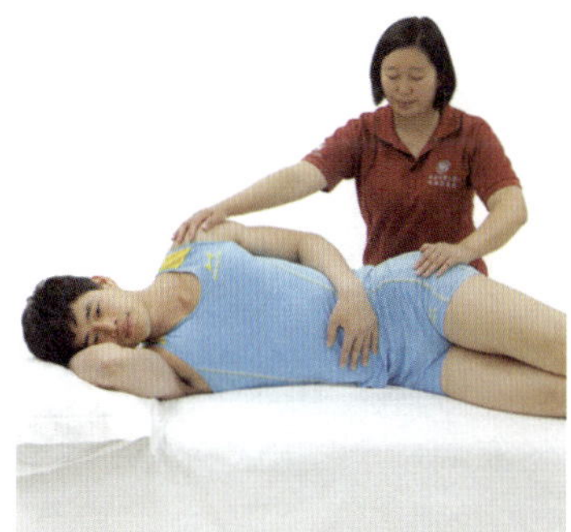

图 3－35　腰椎关节旋转Ⅰ、Ⅱ级松动

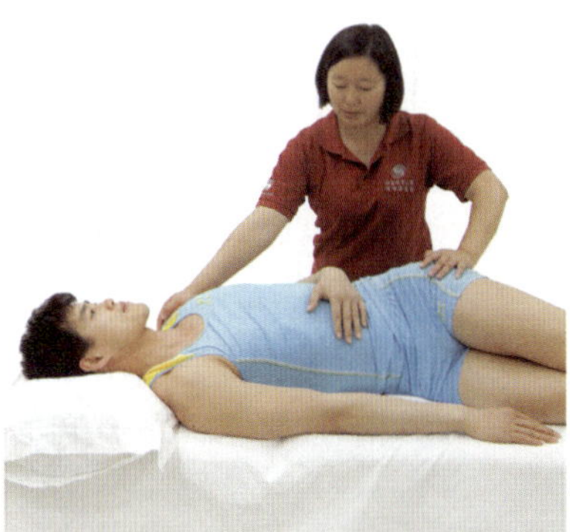

图 3－36　腰椎关节旋转Ⅲ级松动

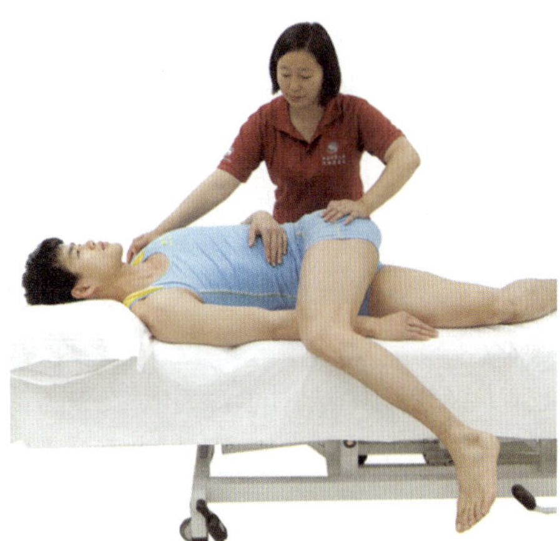

图 3－37　腰椎关节旋转Ⅳ级松动

第三节　关节松动术的应用

一、手法分级与操作程序

Maitland 根据关节的可动范围和操作时治疗师应用手法的幅度大小，将关节松动术分为 4 级。

（一）分级标准（图 3－38）

I 级：在关节活动的起始端，小范围、节律性地来回松动关节。

II 级：在关节活动允许范围内，大范围、节律性地来回松动关节，但不接触关节活动的起始和终末端。

III 级：在关节活动允许范围内，大范围、节律性地来回松动关节，接触到关节活动的终末端。

IV 级：在关节活动的终末端，小范围、节律性地来回松动关节，接触到关节活动的终末端。

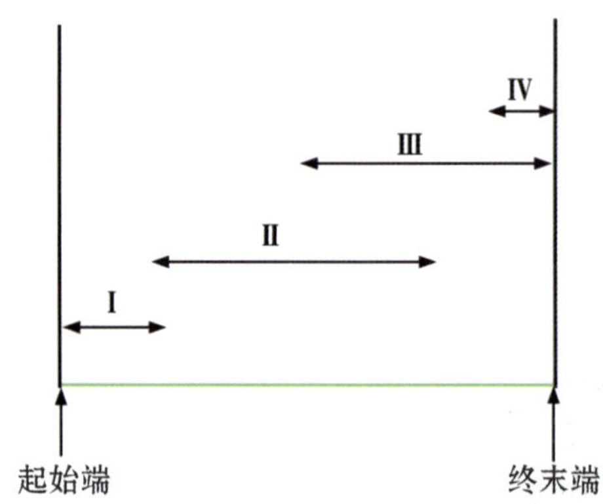

图 3－38　关节松动术分级

I、II 级松动手法用于治疗因疼痛引起的关节活动受限；III 级松动手法用于治疗关节疼痛并伴有活动受限；IV 级松动手法用于治疗关节周围组织粘连、挛缩而引起的关节活动受限。

手法分级可用于关节的附属运动和生理运动。当作用于附属运动治疗时，I～IV 级手法皆可选用。而用生理运动治疗时，关节活动范围要达到正常的 60% 才可以应用，因此，多用 III、IV 级，极少用 I 级手法。

手法分级范围随着关节可动范围的大小而变化。当关节活动范围减少时，分级范围相应减小；当治疗后关节活动范围改善时，分级范围也相应增大。

（二）操作程序

1. 病人体位

病人应处于一种舒适、放松、无疼痛的体位，通常为卧位或坐位，尽量暴露治疗的关节并使其放松，以达到最大范围的松动的目的。

2. 治疗者体位

靠近治疗的关节，通常治疗师的近端手固定关节近端，远端手松动关节远端；或两手共同进行松动。

3. 治疗前评估

找出存在的问题（疼痛、僵硬及其程度）。根据问题的主次，选择有针对性的手法。每一种手法反复操作 1 分钟，同一种手法每次治疗可以应用 2 ~ 3 次，然后再次评估。

4. 手法应用

（1）运动方向：平行或垂直于治疗平面。

治疗平面是指垂直于关节面中点旋转轴线的平面。关节分离垂直于治疗平面；关节滑动和长轴牵引平行于治疗平面。

（2）手法操作的程度

不同的松动速度产生的效应不同：小范围、快速度可抑制疼痛；大范围、慢速度可缓解紧缩。不论是附属运动还是生理运动，手法操作均应达到关节活动受限处。治疗疼痛时，手法应达到痛点但不超过痛点。治疗僵硬时，手法应超过僵硬点。操作中，手法要平稳，有节奏，持续 30 秒至 1 分钟。

5. 关节松动术的治疗反应

手法治疗可以引起疼痛，轻微的疼痛为正常的治疗反应。若治疗后 24 小时疼痛仍不减轻，甚至增加，说明治疗强度过大或持续时间过长，应降低治疗强度或缩短治疗时间。

关节松动技术不能改变疾病的病理过程，如类风湿性关节炎和损伤后的炎症反应。在这些情况下，关节松动的主要作用是缓解疼痛，维持现有关节的活动范围以及减少因力学因素引起的活动受限。

二、应用思路

（一）休息时疼痛的关节

特征：严重的、易激惹的疼痛。

治疗：目标是减少疼痛，无痛或少痛体位，附属运动在无痛、中立位进行；治疗过程中患者不应该感觉到任何不舒服；小幅度，缓慢的运动。

（二）少痛的僵硬关节

特征：僵硬为主，疼痛小。

治疗：目标是改善现有的活动度，在关节活动受限处松动，生理运动为主，在生理运动的受限处做附属运动；或应用 III－IV 级松动手法；还可以进行强烈而带有摆动的生理运动。

（三）疼痛而僵硬

特征：疼痛显著，伴僵硬。

治疗：在治疗关节活动度受限之前，先处理疼痛；随着疼痛的减轻，主动关节活动度可能会提高；如果疼痛的减轻不能改善僵硬，再选择其他关节活动度技术。治疗技术进展到处理可控制的不适，然后进行抗阻练习。

（四）僵硬而疼痛

特征：僵硬为主，伴疼痛。

治疗：生理运动和附属运动都可运用，处理僵硬的同时兼顾疼痛；处理僵硬为主，牵拉的量取决于疼痛反应。

思考题

1. 关节松动术的适用范围是什么？
2. 关节的运动形式有哪些？
3. 关节松动术的分级标准及应用原则是什么？
4. 如何鉴别患者关节活动受限与疼痛的关系，对关节松动技术的选择有何影响？
5. 关节松动术与其他治疗技术如何结合应用？

参考文献

[1]顾德明，缪进昌．运动解剖学图谱[M]．北京：人民体育出版社，2005.

[2]Freddy M. Kaltenborn. 关节徒手松动术[M]．何兆邦，译．台湾：合记图书出版社，2011.

[3]纪树荣．运动疗法技术学[M]．北京：华夏出版社，2004.

[4]Mulligan BR. *Manual Therapy* "*NAGS*" "*SNAGS*" "*MWMS*" *etc*[M]. Fourth Edition. NewZealand：Plane View Services Ltd，1999.

第四章　肌肉力量康复技术

本章提要

肌力康复训练，指的是在康复过程中，通过主动运动或被动运动的方式，采用不同的肌肉收缩形式恢复或增强患者肌肉力量的训练。力量训练使人体的相对力量增加，提高了肌肉的收缩速度和爆发力。肌力康复训练在康复医学中，具有防治各种肌萎缩、促进神经系统损害后肌力恢复以及矫治关节畸形、维持关节稳定等重要意义。力量训练也是预防运动损伤的基础。肌力康复训练从人体运动的力量来源可以将人体的运动分为被动运动和主动运动两种。常用的肌力康复训练方法分为辅助主动运动、主动运动、抗阻力主动运动和等长收缩运动等。本章列举了各种肌力康复训练中常用的开链运动、闭链运动以及脊柱专用的康复训练方法，还介绍了各部位分级力量训练的常用方法供参考。

第一节　概　述

一、肌肉收缩的生理基础

（一）肌纤维的结构

骨骼肌细胞又称肌纤维，是骨骼肌的基本结构和功能单位，肌纤维中含有大量肌原纤维和丰富的脉管系统，肌原纤维排列高度规则有序。成人肌纤维直径约 60μm，长度可达数毫米到数十厘米。每条肌纤维外面包有一层薄的结缔组织膜，称为肌内膜。许多肌纤维排列成束（即肌束），表面被肌束膜包绕。许多肌束聚集在一起构成一块肌肉，外面包以结缔组织膜，称为肌外膜。

每一块肌肉的中间部分一般膨大而称为肌腹，两端为没有收缩功能的肌腱。肌腱直接附着在骨骼上。骨骼肌收缩时通过肌腱牵动骨骼而产生运动。

（二）肌肉收缩的生理过程

1. 肌丝滑行学说

1954 年 Huxley 等人发现，肌肉收缩时 A 带的长度不变，而 I 带和 H 带变窄。在肌肉被拉长时，A 带的长度仍然不变，而 I 带和 H 带变宽。同时发现，无论肌小节缩短或被拉长时，粗肌丝和细肌丝的长度都不变，但两种肌丝的重叠程度发生了变化。根据以上发现，Huxley 等人提出了肌丝滑行学说。肌丝滑行学说认为：肌肉的缩短是由于肌小节中细肌丝在粗肌丝之间滑行造成的。即当肌肉收缩时，由 Z 线发出的细肌丝在某种力量的作用下向 A 带中央滑动，结果相邻的各 Z 线互相靠近，肌小节的长度变短，从而导致肌原纤维以至于整条肌纤维和整块肌肉的短缩。

2. 神经－骨骼肌接头处兴奋的传递过程

运动神经末梢与肌细胞特殊分化的终板膜构成神经肌接头。当动作电位传到运动神经末梢，接头前膜去极化，电压门控 Ca^{2+} 通道开放，Ca^{2+} 内流，末梢内 Ca^{2+} 浓度升高触发突触小泡的出胞机制，突触小泡与接头前膜融合，将小泡中的 Ach（乙酰胆碱）以量子式方式释放到间隙，ACh 与终板膜上的 N_2 型 ACh 受体结合并使之激活，终板膜主要对 Na^+ 通透性增高，Na^+ 内流，使终板膜去极化产生终板电位。终板电位是局部电位，可通过电紧张活动使邻近肌细胞膜去极化，到达阈电位而爆发动作电位，表现为肌细胞的兴奋。

3. 骨骼肌收缩的分子机制

胞质内 Ca^{2+} 浓度升高促使细肌丝上肌钙蛋白与 Ca^{2+} 结合，使原肌凝蛋白发生构型变化，暴露出细肌丝肌动蛋白与横桥结合活化位点，肌动蛋白与粗肌丝肌球蛋白的横桥头部结合，造成横桥头部构象的改变，通过横桥的摆动，拖动细肌丝向肌小节中间滑行，肌节缩短，肌肉收缩。横桥 ATP 酶分解 ATP，为肌肉收缩做功提供能量；胞质内 Ca^{2+} 浓度升高激活肌质网膜上的钙泵，钙泵将 Ca^{2+} 回收入肌质网，使胞质中钙浓度降低，肌肉舒张。

4. 兴奋－收缩耦联基本过程

将肌细胞膜上的电兴奋与胞内机械性收缩过程联系起来的中介机制，称为兴奋－收缩耦联。其过程是：肌细胞膜动作电位通过横管系统传向肌细胞深处，激活横管膜上的 L 型 Ca^{2+} 通道；L 型 Ca^{2+} 通道变构，激活连接肌浆网膜上的 Ca^{2+} 释放通道，释放 Ca^{2+} 入胞质；胞质内 Ca^{2+} 浓度升高促使细肌丝上肌钙蛋白与 Ca^{2+} 结合，使原肌凝蛋白发生构型变化，暴露出细肌丝肌动蛋白与横桥结合活化位点，肌动蛋白与粗肌丝肌球蛋白的横桥头部结合，引起肌肉收缩。

（三） 力量训练的意义

力量训练可以增加运动单位的动员，使更多的肌肉参与工作；还可以增加神经冲动的强度；增加肌肉收缩蛋白的含量，从而增加肌肉的横断面；提高肌群之间协同做功的能力；力量训练可以使肌肉的工作更协调，原动肌工作时，拮抗肌主动放松的能力增强。因而，力量训练使人体的相对力量增加，提高了肌肉的收缩速度和爆发力。

总之，肌力康复训练在康复医学中，具有如下重要意义：

1. 防治失用性肌萎缩。
2. 防治因肢体创伤、炎症疼痛所致反射性抑制脊髓前角细胞的肌萎缩。
3. 促进神经系统损害后的肌力恢复。
4. 帮助维持肌病时的肌肉舒缩功能。
5. 矫治关节畸形、加强脊柱等关节的稳定性、防止关节退行性病变。
6. 防治内脏下垂、改善呼吸及消化功能。

（四） 力量训练与运动损伤预防

力量素质是所有其他运动素质的基础，也是运动损伤预防的最重要的基础。从预防的角度讲，力量素质好的运动员身体的对抗能力强，抗击打能力、抗震动能力、抗摔伤能力都比较强；力量素质好有助于克服肌群之间的力量不平衡，运动员的身体控制能力强、关节稳定性好、缓冲震动的能力强；力量素质好会使完成动作更经济、更节能，运动过程中疲劳出现晚，可以大大减少损伤的发生。由此可见，力量训练不仅是体能训练的核心，也是预防各类运动损伤发生的基础。

二、影响肌力的因素

（一） 肌肉的横截面

肌肉的生理横断面越大，肌肉力量就越大。生理横断面的大小主要与肌纤维的粗细有关。肌纤维增粗的主要原因是肌凝蛋白含量增加，除蛋白质、能源物质、毛细血管的数量增多外，同时伴随肌肉中结缔组织的增多。肌肉结缔组织中的胶原纤维起着肌纤维附着框架的作用。最近的研究表明，肌肉中的结缔组织与肌肉的延展性、弹性有关，可间接影响肌肉的收缩速度。

（二） 不同类型肌纤维的比例

肌纤维按收缩特性可分为快肌（白肌）和慢肌（红肌）纤维两种。快肌纤维收缩速度快，且产生的张力也大，慢肌纤维则相反。快肌可以产生更大的力量，最主要完成速度和爆发力的工作，但是容易疲劳；慢肌的特点是可以长时间的工作不容易疲劳，但力量比较小。就一块肌肉而言，其中有快肌也有慢肌，比例因人而异。以维持身体姿势为主的骨骼肌中慢肌纤维所占百分比比较高，如比目鱼肌，慢肌纤维约占 89%；以动力性工作为主的骨骼肌中慢肌纤维所占百分比比较低，如肱三头肌，慢肌纤维只占 45%。肌肉最基本的功能是保持姿势和克服重力，因而需要更多的耐力，也就含有更多的慢肌成分，但是快、慢肌的比例因人而异，有较大的个体差异。这种比例是由基因决定的，可能在决定某项运动能力中起重要作用。运动员肌肉的快肌纤维含量多，力量也就大。研究表明，肌肉中快肌纤维含量大于 60% 的人，在同一速度情况下要比快肌纤维小于 50% 的人肌肉力量超出 15%。

虽然机体的肌纤维比例是遗传决定的，不能被改变，但是运动可以干预某一类肌纤维优先发展。优先发展快肌还是优先发展慢肌，是由项目的内在需要决定的，要研究运动项目内在的规律性，当然也包括肌肉供能的规律。训练最主要的是要有针对性，要符合项目的规律和特点。对项目的规律和特点不了解，就无法科学的安排训练。训练方法的选择、运动量和运动强度的选择和训练要实现的目标，取决于对项目规律的认识的程度。

（三） 神经支配能力的改善

中枢神经系统的功能状态也可影响肌肉力量。中枢神经系统的功能状态可以改变参与工作的运动单位数量，还可以改变支配骨骼肌的运动神经元冲动发放频率。运动训练可以增强肌肉收缩时动员运动单位的能力。在运动过程中，运动单位的兴奋阈值不同，参与工作先后顺序不同，慢肌运动单位体积小、兴奋阈值低，易兴奋，先参与工作；随着负荷的增加，运动神经元传出的信号强度增加，兴奋阈值较高、运动单位体积较大的快肌被逐步动员参与工作。当动员的运动单位数量不变时，由中枢神经系统发放的神经冲动频率越高，肌力越大。

神经对肌肉的支配能力是决定力量的重要因素。神经对肌肉的支配能力，即神经可以动员多少肌纤维同时参与工作或可以动员多少运动单位来参与工作。有训练的人和没有训练的人有巨大的差别。经过训练的人，大约可动员80%甚至90%以上的肌纤维来参加工作，没有经过训练的人无论怎样用力只有40%～50%，至多60%的肌纤维参加工作。训练可以增加运动单位的募集，因而增加了肌纤维的数量。此外，在神经系统的调解下可改善主动肌和拮抗肌、协作肌、支持肌之间的相互协调关系。因为协同肌和支持肌的力量相对提高，同时拮抗肌的放松能力得到改善，可以使主动肌更有效地完成工作，发挥更大的力量。其机制是支配某些肌群活动的运动中枢处于兴奋状态，同时支配另一肌群活动的运动中枢处于抑制状态，使各肌群达到良好的协调配合程度，以提高肌肉工作效率。改善大脑皮层神经过程的强度和灵活性可以明显提高肌肉收缩的力量。灵活性即兴奋与抑制相互转化的速度。当神经过程的灵活性提高时，肌肉收缩速度则会加快，速度性力量也就会增强。

（四）心肺机能

肌肉长时间的工作能力，除了和上述因素有关外，还与运动员的心肺功能有密切联系。心肺功能决定了运动时的供氧能力、代谢产物积累和氧化速度等。心肺机能和力量训练没有直接的联系，是一种间接的联系。在比较长时间运动的时候，心肺功能影响力量的表现。例如，气喘、呼吸不足，眼前发黑、腿软，这些都不是肌肉的问题，是循环的供应和氧气的供应不足，与力量的表达、肌肉的耐力有直接的联系。长时间的肌肉运动能力是需要支撑系统的，特别是心血管系统，即心肺机能的支撑。

（五）生物力学因素

生物力学因素及技术因素，表现为运动员的协调性、运动技术、关节的活动范围、肌群之间的平衡等，必然影响运动员力量的表现。肌肉的力量不仅是由它的生理特性决定的，还有生物力学因素。骨杠杆的机械效率对肌肉的收缩力量有直接的影响，骨杠杆的效率主要随肌肉的拉力角、阻力臂、动力臂的相对长度的变化而变化。例如，肘关节的杠杆系统，肱二头肌收缩、屈肘关节时，肱二头肌在杠杆臂（前臂）上的附着点的位置不同，产生力量的效果也不同。运动员在训练和比赛中实施各种力量，如若能充分利用骨杠杆的机械效率，调整肌肉对骨骼的牵引角度，改变杠杆的阻力臂与动力臂的相对长度，则能有效地提高肌肉力量。例如，举重，如何可以更省力，如何可以发挥更大的力量，力臂越短、距身体越近，表现出来的力量就越大；投掷项目包括链球、铅球、标枪等在力量足够的情况下，物体距离身体越远、力臂越长、转动半径越大、加速度越大，物体飞行的距离越远。生物力学不是直接因素，但是会影响力量的表现，它是影响力量发挥的一个因素。

（六）肌肉的代谢能力

肌糖原是存在于肌肉中的多糖，是肌肉收缩时的能源物质。近期的研究表明，肌糖原不仅与供能有关，也与肌肉力量发展有密切关系。力量训练后限制肌肉蛋白合成的主要因素，不是蛋白质而是糖原。因此，在力量训练时必须保证糖原的供给。

（七） 肌肉的初长度

肌肉的初长度是指肌肉在收缩前的长度。实验表明，肌肉的初长度与肌肉力量的大小有密切关系。在一定范围内肌肉的初长度越长，收缩时产生的张力越大。当肌小节长度为2.0～2.2μm时，肌纤蛋白与肌凝蛋白的重叠程度最大，发生横桥的数目最多，肌力最大。

（八） 年龄与性别

10岁～12岁以下男性肌肉力量仅比女性高一点，之后男性的肌力明显增加。其原因是雄性激素对肌肉的促进作用，以及男女从事的体力活动的不同。成年女子的平均力量为男子的2/3，但不同肌肉群力量的两性比例不同。男性绝对力量明显高于女性，而相对力量差异降低。

人类在20岁～30岁之间肌力最大，以后逐渐下降。男性在25岁、女性在20岁之前进行最大力量训练能收到较好的效果。即使是成年以后，如果进行超负荷训练，力量仍可增大，并超过刚成年的力量水平。

（九） 内分泌水平

力量与内分泌水平有关，如与雄雌激素水平、儿茶酚胺等激素水平的高低有关。雄激素水平高低是遗传决定的，有明显的个体差异。雄激素的作用是促进蛋白质合成，促进红细胞的生成，所以血红蛋白多，肌肉力量大。女运动员也一样，卵巢除了分泌雌激素、孕激素，也分泌适量的雄激素，而且个体之间也有明显的差异。运动员内分泌水平是遗传决定的，内分泌水平与运动员力量的发展有密切关联。

三、肌力康复训练

肌力康复训练，指的是在康复过程中，通过主动运动或被动运动的方式，采用不同的肌肉收缩形式恢复或增强患者肌肉力量的训练。

（一） 运动的主要方式

从人体运动的力量来源可以将人体的运动分为被动运动和主动运动两种。

主动运动是人体通过主动收缩肌肉来完成的运动。根据其主动用力的程度，可分为辅助主动运动、主动运动与抗阻运动等。

被动运动则是人体运动完全通过外力作用来进行的。外力包括治疗师的手法治疗、器械作用下的运动以及人体自身带动（重力和健侧肢体带动患侧肢体运动）等。被动运动通常是肢体瘫痪、肌力在2级以下不能进行主动运动的患者所采取的运动方式，用来维持关节活动度、防止肌肉粘连和关节挛缩、保持肌肉张力和弹性，为主动运动做准备。

（二）肌肉收缩的形式

根据肌肉收缩时肌长度和肌张力的变化，可将肌肉收缩分为三种形式。

1. 等长收缩（Isometric Contraction）

等长收缩是指虽有肌肉收缩，肌张力明显增加，但肌肉长度基本无变化，不产生关节运动，是仅在静止状态下产生的肌肉收缩。等长收缩是由于使肌肉拉长的外力与肌肉本身所产生的最大张力相等所致。

2. 等张收缩（Isotonic Contraction）

等张收缩是指在肌肉收缩过程中，肌张力基本不变，但肌肉长度发生变化，从而引起关节的运动。根据肌肉起止部位的活动方向，可分为向心性收缩（Concentric Contraction）和离心性收缩（Eccentric Contraction）两类。向心性收缩是指肌肉收缩时，肌肉起止点彼此靠近，肌肉长度缩短，又称为短缩性肌收缩、克制性收缩；离心性收缩是指肌肉收缩时，肌肉起止点两端彼此远离，使肌肉长度增加。向心性收缩常作用于关节，使关节产生运动，而离心性收缩常由对抗关节运动的拮抗肌产生收缩，其作用与关节运动方向相反，用于稳定关节、控制肢体动作或肢体坠落的速度等。

3. 等速收缩（Isokinetic Contraction），又称等动收缩

等速收缩指在全关节运动范围内，肌肉收缩的速度保持恒定不变的运动方式。等速收缩需要借助专用设备来控制肌肉收缩速度。等速练习中肌肉的长度在收缩过程中改变而肌肉收缩的速度不变。理论上，在运动过程中，等速训练仪器提供的阻力是最大阻力。在整个关节活动范围内（在关节活动的各个角度）肌肉都产生最大的张力，因此，可取得更好的训练效果。

肌力康复训练中，应根据不同的康复治疗目的和患者的肌力情况，选用不同的肌肉收缩形式来进行练习。等长收缩常用于骨关节损伤、骨关节病的早期康复治疗，如石膏固定期、关节炎症疼痛期，用以维持或恢复肌力。等张收缩适用范围较广，可在全关节活动范围内进行。等速运动肌力训练则是高效锻炼肌力的方法，要求 3 级以上的肌力条件适宜进行。

（三）常用锻炼形式分类

1. 开链运动（Open Kinetic Chain，OKC）

开链运动是指肢体近端固定而远端关节活动的运动，如步行时的摆动相。开链运动的特点是可单关节完成运动。如哑铃弯举进行肱二头肌训练时，肘部固定，手握哑铃做肘关节屈伸运动。

体育运动训练中，开链运动能够孤立地训练身体的某一块肌肉，所以在运动中常选用开链运动方式针对某块肌肉进行力量训练；开链运动时远端的运动范围大于近端，速度也快于近端，所以训练中常选用开链运动进行肌肉爆发力的训练。

肌力康复训练中，由于开链运动产生的剪切力要大于闭链运动，不应选择开链运动恢复功能，以免加重伤部负担。而在康复后期，当关节的功能性和本体感受通过闭链运动得到一定的加强后，则可采用开链运动，针对关节附近的肌群进行性训练。

2. 闭链运动（Closed Kinetic Chain，CKC）

闭链运动是指肢体远端（手掌或脚掌）固定而近端活动的运动，如步行时的支撑相。闭链运动的特点是需多关节协同运动。如使用杠铃进行负重蹲起训练时，足部固定，髋、膝和踝关节协同完成运动。

体育运动训练中，闭链运动参与的肌肉和关节较多，需多关节协同活动完成，更接近真实运动动作，是专业运动员首选的运动训练方式。

肌力康复训练中，闭链运动是不增加关节剪切力的多关节协同运动，可刺激关节本体感受器，产生肢体的运动和保护性反射弧（Protective Reflex Arc）活动，能充分训练关节整体的协调性和促进关节本体感受器功能恢复，从而促进关节稳定和功能康复，所以康复早期应选择闭链运动恢复功能。

四、常用肌力康复训练的分类及适应证与禁忌证

（一）辅助主动运动

辅助主动运动是指在外力的辅助下通过患者主动收缩肌肉来完成的运动或动作。其作为辅助力量的外力常见的有：治疗师、患者健肢、器械、引力或水的浮力等。其中以主动用力为主，辅助量以完成运动所必需的最小量为度。适用于肌力较弱尚不能独自主动完成运动的肌肉。

1. 徒手辅助主动运动

当患者肌力为 1 级或 2 级时，治疗师帮助病人主动运动。主要利用治疗师的手法，无需任何器械帮助。随着患者肌力的改善，治疗师随时可以做辅助量的精细调节，从而不受任何条件的限制，训练效果较好。其缺点是治疗师与患者呈一对一训练，较费时费力。

2. 悬吊辅助主动运动

悬吊方法是利用绳索、挂钩、滑轮等简单装置，将运动的肢体悬吊起来，在水平面上进行训练。可以利用变化的患者体位和不同位置的滑轮、挂钩设计出丰富多彩的训练方法。

3. 滑面上辅助主动运动

这种训练是在光滑板面上利用撒滑石粉或固定小滑车等方法减少肢体与滑板之间的磨擦力，调节辅助量的训练方法。另外，也可通过垫毛巾或加大滑板的倾斜度等方法加大摩擦力在板上做滑动运动。此训练在克服一定阻力下进行，比徒手和悬吊的辅助方法难度有提高。

4. 滑车重锤的辅助运动

这种训练是在垂直面上进行的训练方法。本法利用滑车、重锤减轻肢体的自身重量，适用于拮抗肌可拉起重锤的患者。可用于髋、肩、膝关节等大关节，但不能用于手指、腕、肘和踝等部位。

5. 浮力辅助主动运动

这种训练是利用水对肢体的浮力，或加上漂浮物减轻肢体重力的影响，进行辅助主动运动。

（二） 主动运动

主动运动是指患者主动以肌肉收缩形式完成的运动。运动时既不需要助力，亦不用克服外加阻力。适用于肌力达 3 级以上的患者。注意训练中患者应取正确的体位和姿势，将肢体置于抗重力位，防止代偿运动。

（三） 抗阻力主动运动

抗阻力主动运动是指在肌肉收缩过程中，需克服外来阻力才能完成的运动。

1. 常见方法

本法适用于肌力已达到 4 ~ 5 级，能克服重力和外来阻力完成关节活动范围的患者。抗阻力主动运动的常见方法有：徒手抗阻力主动运动、重物抗阻力主动运动、重锤与滑车抗阻力主动运动、弹簧抗阻力主动运动、摩擦阻力抗阻力主动运动、水中抗阻力主动运动等。

其中徒手抗阻力主动运动的固定位置与辅助主动运动形式相同，固定关节近端。阻力的方向与运动肢体成直角，阻力的部位与姿势应适当变换。注意训练时，对骨折患者要注意加阻力的部位和固定的部位，阻力也不要过大，以免再次发生骨折。

水中抗阻力主动运动利用浮力可协助运动，对抗浮力的运动就是抗阻运动，可在四肢末端拴上浮子，再向下方运动克服浮力的阻力。

2. 抗阻运动的注意事项

（1） 避免持续的握力训练，防止血压过度增加；

（2） 增强负荷训练时避免长时间憋气；

（3） 在治疗师监督下进行负荷较重、危险性较大的训练；

（4） 负荷量要缓慢逐渐增加。

3. 抗阻运动的禁忌证

（1） 肌肉或关节出现发炎或肿胀的现象；

（2） 患者训练时或训练 24 小时后仍感到关节肌肉疼痛；

（3） 关节不稳定；

（4） 有Ⅱ级以上高血压或其他心血管合并症。

（四） 等长收缩运动

等长收缩运动是指肌肉收缩时，无肌肉缩短或关节运动。适用于肌力 2 ~ 5 级的患者，尤其适用于石膏固定的肢体。这是一种静力性练习，也是增强肌力的一种有效方法。

1. 等长收缩运动的优点

训练方法简单可靠，患者容易掌握；在家中容易进行，不需要购买任何器械；常用于手术后石膏固定的患者。

2. 等长收缩运动的缺点

对心血管造成的负担很大；只能在关节活动范围内某一角度进行肌力增强训练。

3. 等长肌力训练方法

患者全力或接近全力收缩肌肉并维持 3 ~ 10 秒，一般为保持 6 秒，每个动作训练 3 次，中间休息 2 ~3 分钟，每日训练一次。

注意：可采用徒手等长运动，即受训肢体不承担负荷，可与自身体重或肢体重量相对抗；也可利用器具，如墙壁、地板、肋木和床等各种固定不动的器械和物品进行对抗。

五、肌力训练注意事项

（一）选择适当的训练方法

1. 明确肌力的训练目的。

2. 关节活动是否受限，有无关节不允许活动的问题，如肌腱手术后、缝合术后、骨折后、石膏固定中等。

3. 充分考虑有无疼痛，姿势与体位是否受限等。

4. 肌力恢复的现有程度。

5. 肌肉收缩运动形式的区别。

（二）选择合适的地点

肌力增强的训练在任何地点都可进行，病室、走廊都可持拐杖步行或在轮椅上进行训练。

（三）对患者进行讲解和鼓励

向患者说明训练此肌肉的目的和方法，以期得到患者的积极配合，加强治疗效果，减少训练中的偏差。

（四）注意阻力的施加与大小的调节

1. 部位：阻力通常加在需要增强肌力的肌肉附着部位远端。

2. 方向：阻力的方向与关节发生运动的方向相反。

3. 强度：强度平稳，非跳动性，能顺利完成全关节的活动范围。

4. 下列情况下，可降低阻力或改变施加阻力的部位：

（1）患者不能完成全范围的关节活动；

（2）加阻力的部位疼痛；

（3）肌肉出现震颤；

（4）出现替代或代偿性运动。

（五）姿势、体位：选取防止代偿性运动的体位

（六）固定主要作用肌的起点：如手、沙袋、带子

（七）掌握正确的运动量：第二天不应感到疲劳和疼痛为宜

（八）在肌力的强化训练中应防止出现任何代偿运动

（九）做好正确详细的训练记录

（十）注意心血管反应

等长抗阻运动，特别是对抗较大阻力时，具有明显升血压反应，加之等长运动伴有憋气，对心血管将造成额外负荷。因此，有高血压、冠心病或其他心血管疾病者应禁忌在等长抗阻运动时，过分用力或憋气。

第二节　肌力康复训练的操作方法

肌力康复训练的方法有很多，本节主要阐述在肌力康复训练中经常用到的力量训练方法，其中包括开链运动、闭链运动以及针对脊柱的康复训练方法等。

一、开链运动

开链运动是指肢体远端不固定且不承受身体重量所进行的运动，原动肌和协同肌兴奋，但拮抗肌不同时收缩。

（一）肩关节侧卧外旋

锻炼肌群：冈下肌，小圆肌。

动作要求：侧卧，腋窝下放一个卷起的毛巾或枕头，肘关节屈90°置于腹侧。

练习动作：慢慢地外旋肩关节，直到前臂与地面垂直位。慢慢地回到起始位，重复数次。（图4－1）

注意事项：锻炼时负荷重量较小，可重复多次，以避免大肌群参与或代偿。

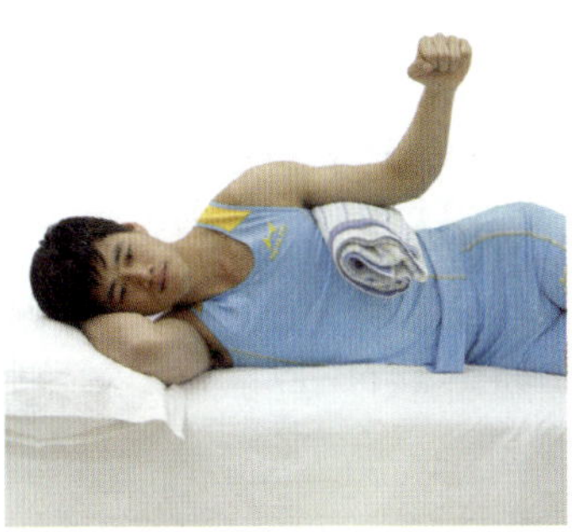

图4－1　开链运动（侧卧外旋）

（二）肩关节俯卧位水平外展

锻炼肌肉：三角肌后束，菱形肌。

动作要求：练习者俯卧于训练床上，手臂下垂（肩关节屈曲 90°），手臂外旋。

练习动作：保持肘关节伸直和拇指向外，抬起手臂向外展，直到比平行地面稍高的位置，然后缓慢地回到起始位置。（图 4－2）

注意事项：该动作也可以在瑞士球上完成，以增加核心稳定性。

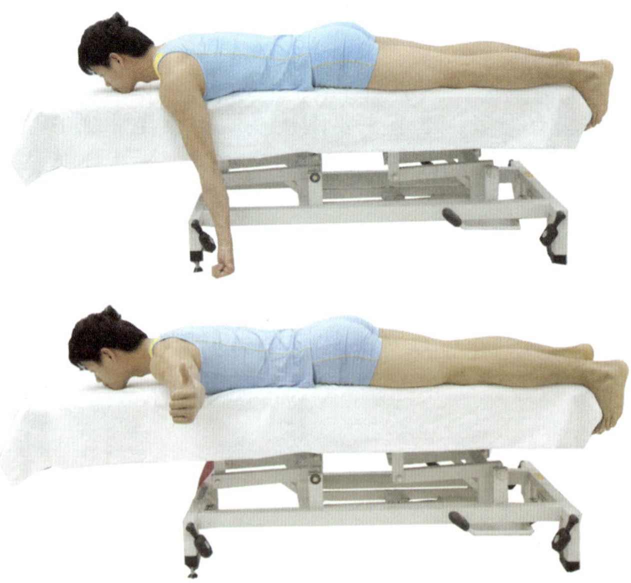

图 4－2　开链运动（肩关节俯卧位水平外展）

（三）侧卧臀中肌练习

锻炼肌肉：臀中肌。

动作要求：练习者侧卧，用泡沫轴放于膝盖之间，屈膝大约 45°，躯干保持伸直，腰不要弯曲。然后缓慢外展至最大范围，然后缓慢把腿放下，回到起始位置。也可撤去泡沫轴，完成同样的练习。（图 4－3）

注意事项：练习者的骨盆在练习过程中应保持稳定，膝盖应保持屈曲的位置。

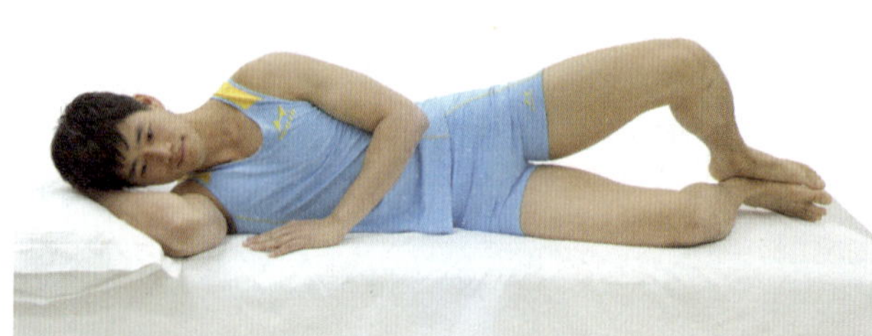

图 4－3　开链运动（侧卧臀中肌练习）

（四） 膝关节伸展练习

锻炼肌肉：股四头肌。

动作要求：坐位，膝弯曲，然后直腿做伸膝动作，直至最大范围，然后缓慢放回。可双腿或单腿进行，阻力可逐渐增加。（图4－4）

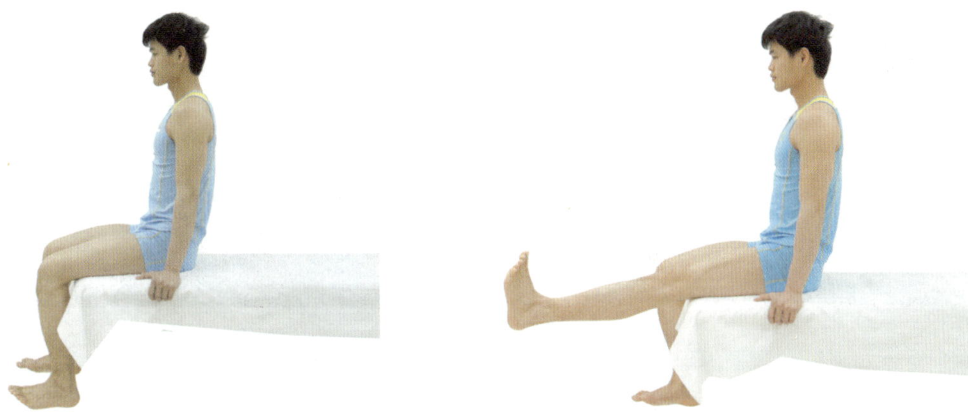

图4－4 开链运动（膝关节伸展练习）

注意事项：髌骨出现疼痛则不宜进行该项练习。关节屈曲的角度应在90°～45°之间，完成动作时力量应通过髌骨正中，以保证训练质量，限制或减少疼痛。

（五） 踝关节弹力带跖屈练习

锻炼肌肉：腓肠肌，比目鱼肌。

动作要求：坐于垫上，弹力带系于前脚掌，膝关节伸直，踝关节对抗弹力带阻力跖屈。（图4－5）

注意事项：阻力和活动范围应逐渐增加。

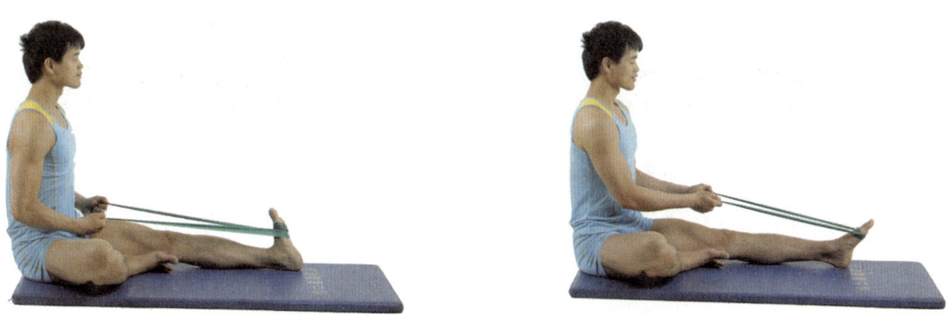

图4－5 开链运动（踝关节弹力带跖屈练习）

（六） 踝关节弹力带背屈练习

锻炼肌肉：胫骨前肌，腓肠伸肌，趾长伸肌。

动作要求：坐于垫上，弹力带系于脚前掌，膝关节伸直，踝关节对抗弹力带阻力背屈。（图4－6）

注意事项：练习难度应逐渐增加。

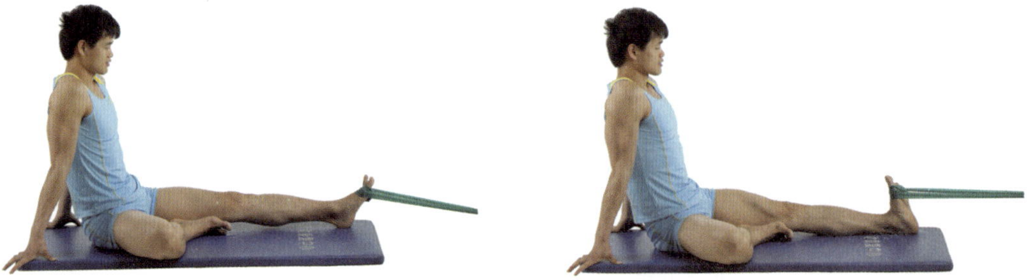

图4－6 开链运动（踝关节弹力带背屈练习）

（七） 胫骨后肌群练习

锻炼肌肉：踝关节胫骨后肌群，内旋肌群，腓肠肌，比目鱼肌。

动作要求：坐位，弹力带绕过前脚，把练习腿放在上面，用力做足跖屈和内翻动作。（图4－7）

注意事项：练习者做跖屈和足内翻运动时不要伴随臀部的外展。

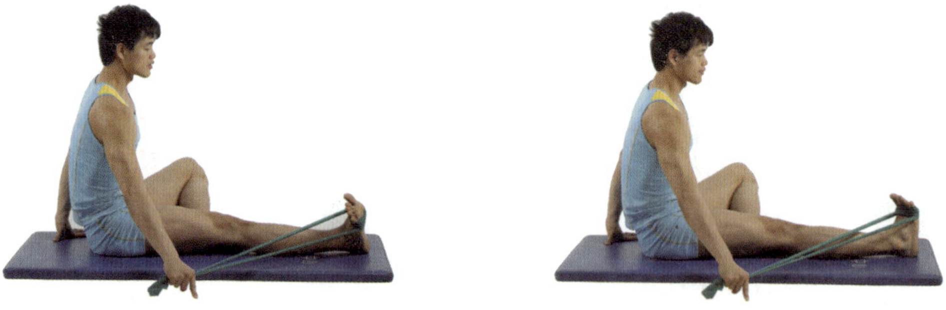

图4－7 开链运动（胫骨后肌群练习）

二、闭链运动

闭链运动是指肢体远端固定并承受身体重量所进行的运动，原动肌、协同肌和拮抗肌同时兴奋。

（一） 股四头肌静蹲

锻炼肌肉：股四头肌，臀大肌。

动作要求：双脚开立，与肩同宽。缓慢屈髋屈膝下蹲，臀部向后坐至大腿与地面平行。(图 4 –8)

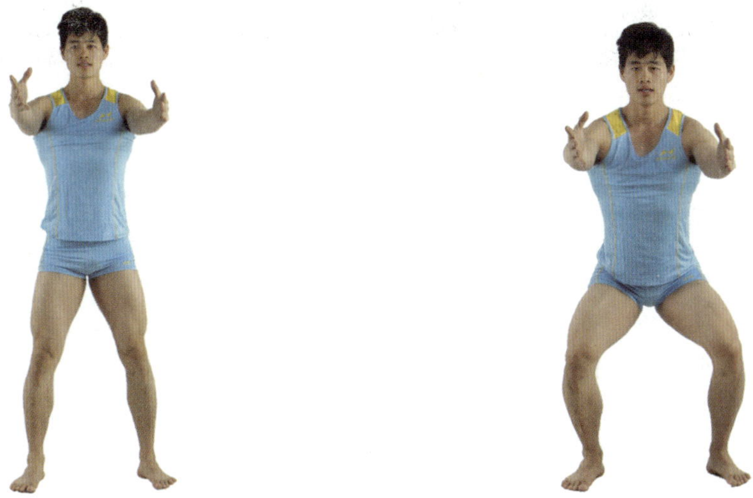

图 4 –8　闭链运动（股四头肌静蹲）

注意事项：双腿下蹲时，躯干尽量保持直立，腰部收紧。膝关节屈曲至大腿平行时，保持一段时间。静蹲时，膝关节不要超过脚尖太多。

（二） 单腿台阶上下蹲

锻炼肌肉：下肢肌群。

动作要求：练习者躯干尽量挺直，保持稳定不要偏移。

起始动作：单腿站立于台阶上。

练习动作：支撑腿下蹲，健腿抬起，手臂外展保持平衡或前平举。(图 4 –9)

注意事项：下蹲腿髋、膝、踝保持在一条直线上，避免膝关节内扣，膝关节不要超过脚尖，躯干保持直立。

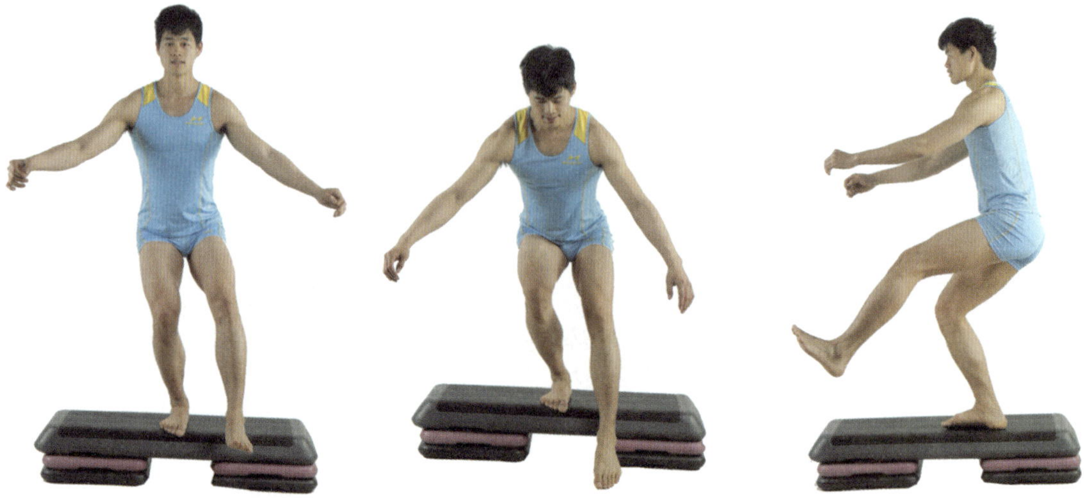

图 4－9　闭链运动（单腿台阶上下蹲）

（三）膝支撑腘绳肌离心练习

锻炼肌肉：腘绳肌，腰背肌。

动作要求：练习者跪坐于垫上，同伴压住其小腿。双手抱胸，动作从垂直位开始，缓慢移动躯干至俯卧位。（图 4－10）

注意事项：该练习对锻炼者腘绳肌力量的要求极高，开始练习时应给予适当助力，降低难度，并注意保护，避免拉伤和摔伤。

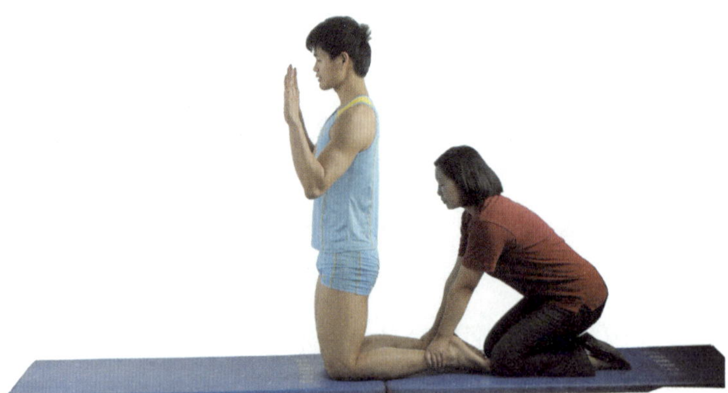

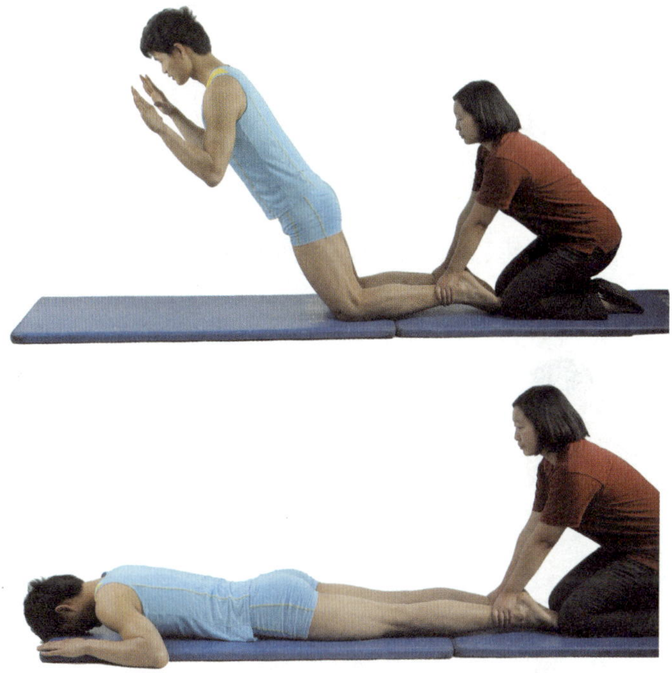

图 4－10　闭链运动（膝支撑腘绳肌离心练习）

（四）单腿平衡囊蹲

锻炼肌肉：下肢肌群。

动作要求：单腿立于平衡囊上，支撑腿稍弯曲，保持平衡。（图 4－11）

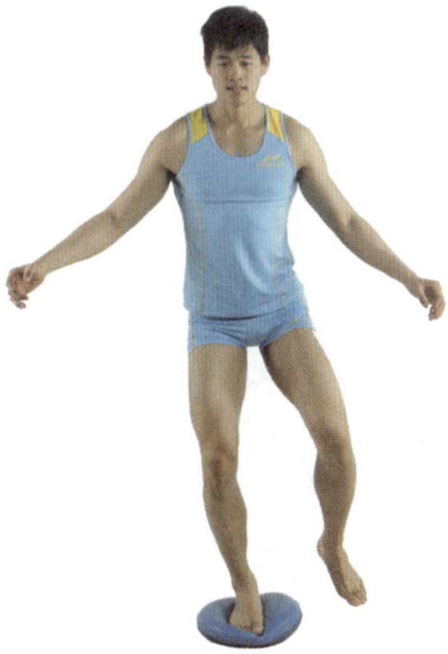

图 4－11　闭链运动（单腿平衡囊蹲）

注意事项：支撑腿的膝关节、脚尖向前，避免膝盖内扣，骨盆不要倾斜。

（五）提　踵

锻炼肌肉：腓肠肌，比目鱼肌。

动作要求：双脚开立，与肩同宽，重心平均分布。踮脚尖站立并尽量向上，再缓慢放低，重复上述动作。（图 4－12）

注意事项：为推进练习进程，练习者逐渐将重心转移到一条腿上，以便其完成单腿提踵练习。

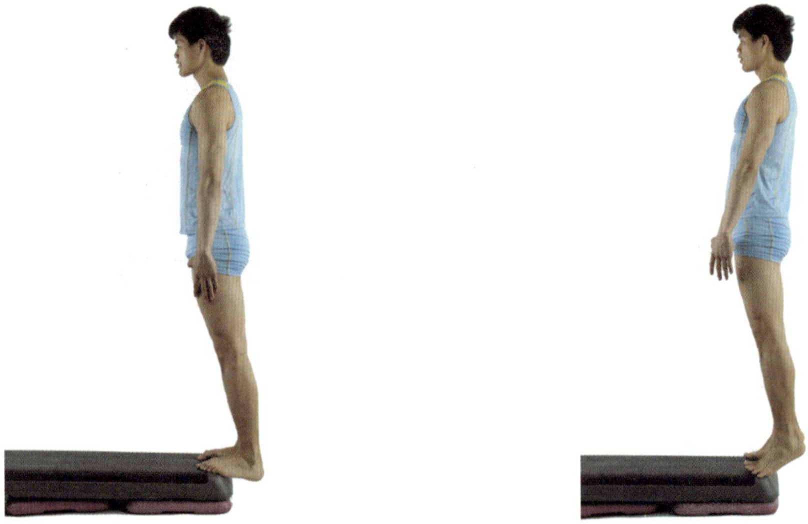

图 4－12　闭链运动（提踵）

三、脊柱康复训练

（一）四点支撑腰部运动

锻炼肌肉：腹直肌，腹横肌，竖脊肌，腰方肌。

动作要求：四点支撑，手掌与膝关节受力均匀，腰椎自然伸展，腰腹部向下运动，然后向上顶起。（图 4－13）

注意事项：确保练习者保持矢状面运动，避免转动脊椎。

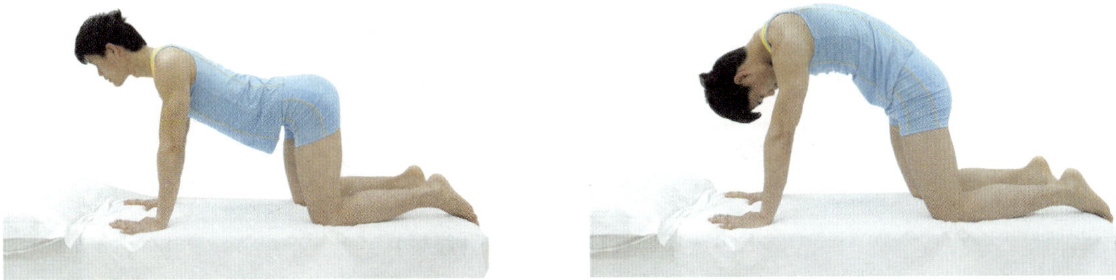

图 4－13　脊柱康复训练（四点支撑腰部运动）

（二）四肢对侧交叉躯干稳定性练习

锻炼肌肉：肩部屈肌，斜方肌中束，菱形肌，腹外斜肌，髋伸肌，腘绳肌。

动作要求：双手和双膝四点支撑，腰椎处于屈伸运动的适中范围。同时将对侧手和脚分别伸向前方和后方，保持躯干稳定，缓慢收回到起始位置。（图 4－14）

注意事项：练习者躯干和骨盆尽量保持中立位，避免其旋转。

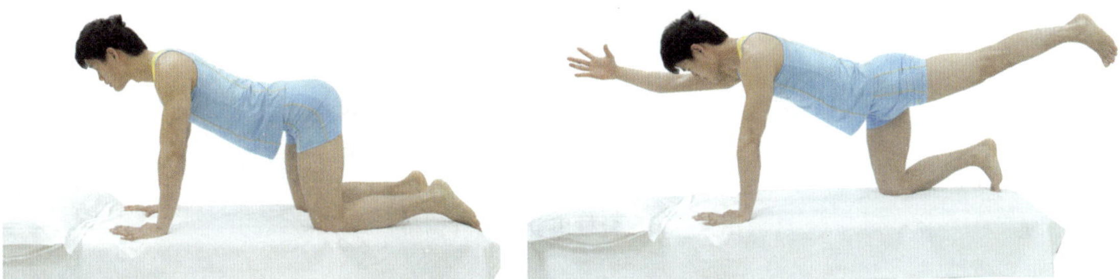

图 4－14　脊柱康复训练（四肢对侧交叉躯干稳定性练习）

（三）腹　桥

锻炼肌肉：肩胛肌群，臀大肌，股四头肌，竖脊肌，腹直肌，腹横肌，多裂肌。

动作要求：俯卧，前臂和脚尖支撑身体，身体离开地面，保持姿势直到力竭。（图4－15）

注意事项：腰腹部同步紧张，与床面平行，肘关节与躯干成 90°。

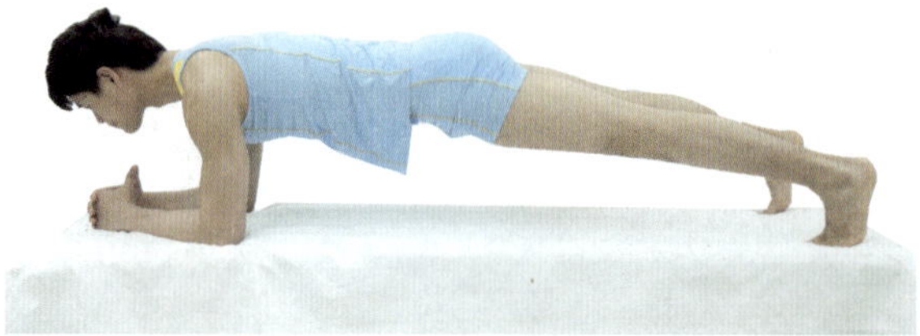

图 4－15　脊柱康复训练（腹桥）

（四）侧　桥

锻炼肌肉：肩关节周围肌群，竖脊肌，阔筋膜张肌，臀中肌。

动作要求：开始时用前臂和脚做侧面支撑，让身体离开地面，保持此姿势直到力竭。（图 4－16）

注意事项：躯干保持笔直，动作质量下降即结束。

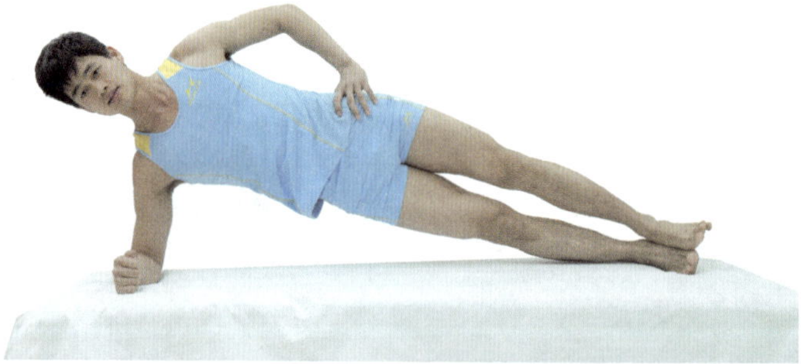

图 4－16　脊柱康复训练（侧桥）

（五）动态躯干伸展Ⅰ

锻炼肌肉：肩胛收缩肌，肩胛骨和脊柱伸肌。

动作要求：起始为俯卧姿势，手臂在两侧。做躯干后伸动作，同时双侧肩胛回缩。（图 4－17）

注意事项：以肩胛收缩带动脊柱伸肌收缩。

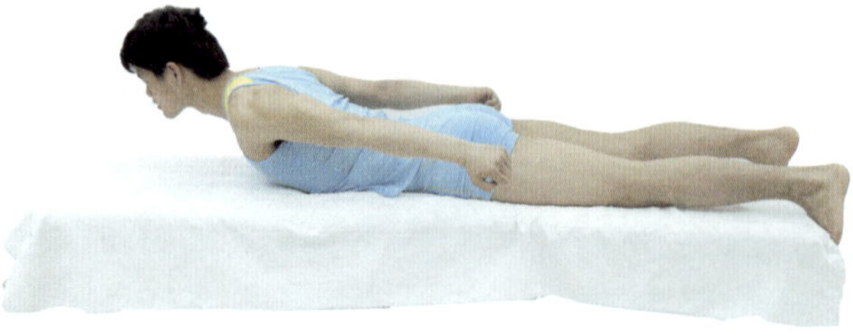

图 4－17　脊柱康复训练（动态躯干伸展Ⅰ）

（六）动态躯干伸展Ⅱ

锻炼肌肉：竖脊肌，三角肌，菱形肌。

动作要求：练习者呈俯卧位，双侧上肢伸直，拇指向上，做脊柱向后伸展练习，同时肩胛骨做回缩运动。（图4－18）

注意事项：双手前伸增加腰椎伸肌的负荷。

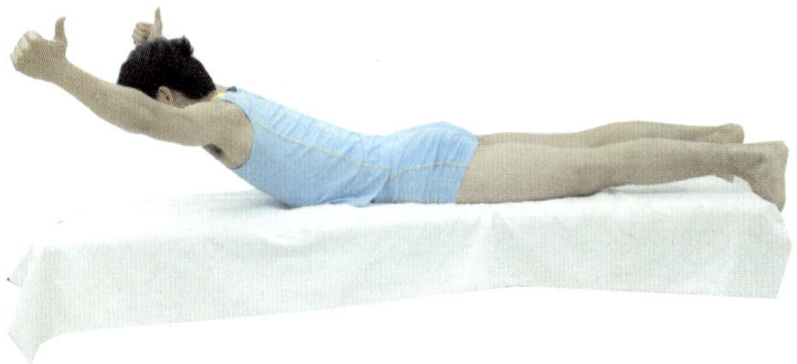

图4－18 脊柱康复训练（动态躯干伸展Ⅱ）

（七）动态躯干伸展Ⅲ

锻炼肌肉：竖脊肌，臀大肌，腘绳肌。

动作要求：练习者取俯卧位，双手置于耳侧，同时将躯干与下肢抬离床面。（图4－19）

注意事项：避免过度伸展和腰椎旋转。

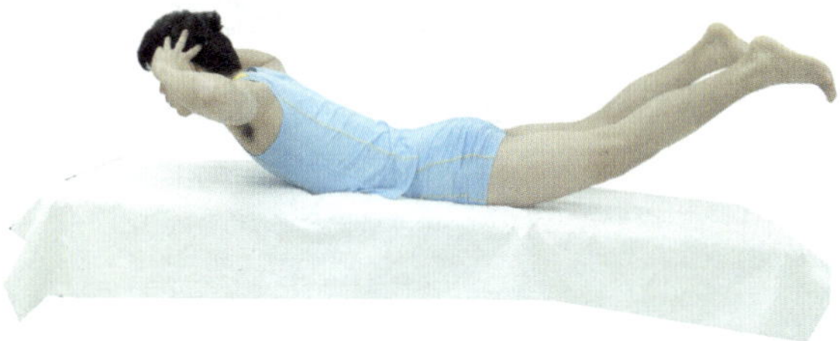

图4－19 脊柱康复训练（动态躯干伸展Ⅲ）

（八）仰卧双足支撑顶髋

锻炼肌肉：竖脊肌，臀大肌，腘绳肌。

动作要求：练习者呈仰卧位，双足放于瑞士球上，然后顶髋使躯干、下肢呈一条直线，保持一段时间。（图4－20）

注意事项：臀大肌收紧，避免腰椎旋转。

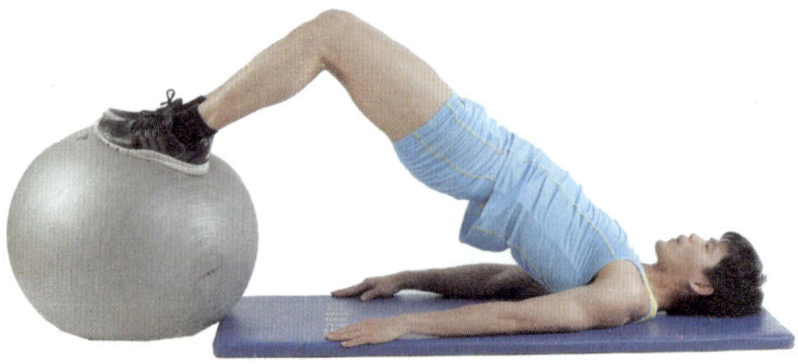

图 4－20　脊柱康复训练（仰卧双足支撑顶髋）

（九）仰卧单足支撑顶髋

锻炼肌肉：竖脊肌，臀大肌，腹外斜肌，腘绳肌。

动作要求：练习者呈仰卧位，单足放于瑞士球上，然后顶髋将身体撑起，另一条腿自然伸直，向头部抬起 30°左右。（图 4－21）

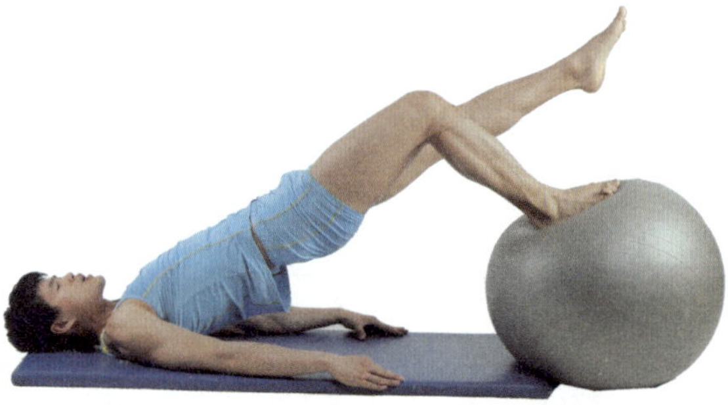

图 4－21　脊柱康复训练（仰卧单足支撑顶髋）

（十）仰卧卷曲

锻炼肌肉：腹直肌上部，腹内斜肌，腹外斜肌。

动作要求：练习者呈仰卧位，双手抱于胸前，膝关节屈曲成 90°，双足着地，躯干向上卷起。（图 4－22）

注意事项：确保腹肌收缩。

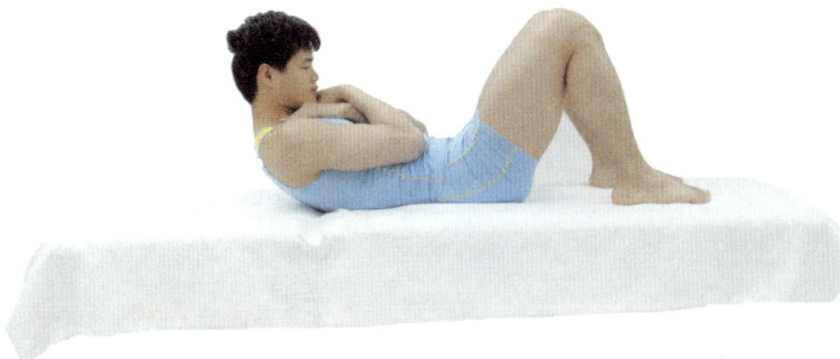

图 4－22　脊柱康复训练（仰卧卷曲）

（十一）单腿仰卧卷腹

锻炼肌肉：腹直肌，髂腰肌，腹内斜肌，腹外斜肌。

动作要求：练习者呈仰卧位，双上肢伸直，举过头顶，双下肢屈膝成 90°，双足着地，然后卷腹，同时右腿伸直，向上抬起，用双手触摸右脚。（图 4－23）

注意事项：如果在举腿过程中感到放射样疼痛，应停止活动。

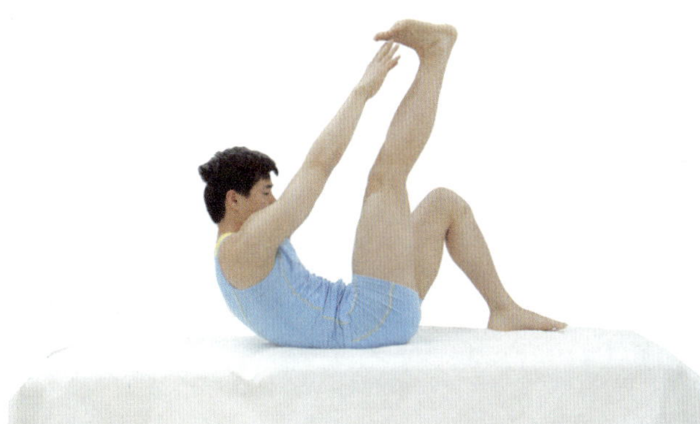

图 4－23　脊柱康复训练（单腿仰卧卷腹）

（十二）仰卧举腿对角线下落

锻炼肌肉：臀中肌，阔筋膜张肌，髂腰肌，腹直肌下部。

动作要求：练习者呈仰卧位，双腿伸直抬起，双手放于体侧，双腿在空中做画弧。（图 4－24）

注意事项：躯干紧贴床面，双腿画弧过程中不能接触床面。

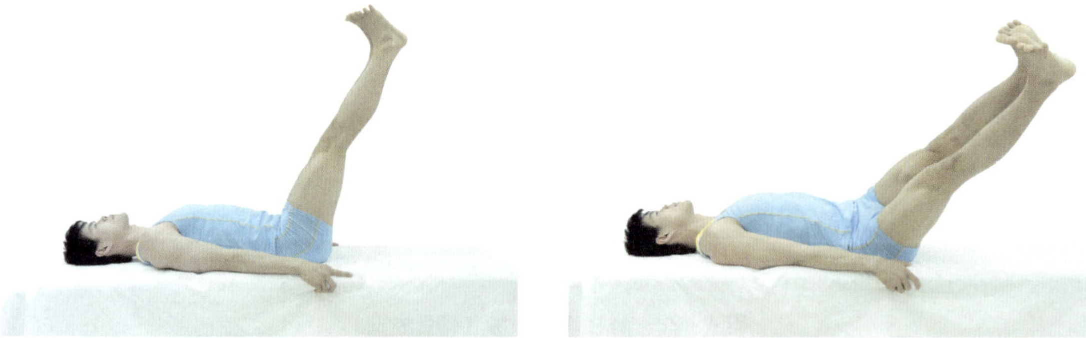

图 4-24　脊柱康复训练（仰卧举腿对角线下落）

（十三）平衡垫深蹲

锻炼肌肉：股四头肌，竖脊肌，臀大肌。

动作要求：练习者站于平衡垫上，屈膝下蹲，双上肢前平举，屈膝、屈髋应同步。（图 4-25）

注意事项：膝关节尽量不要超过脚尖，髋、膝、踝在一条直线上，避免膝盖内扣，躯干尽量保持伸直位。

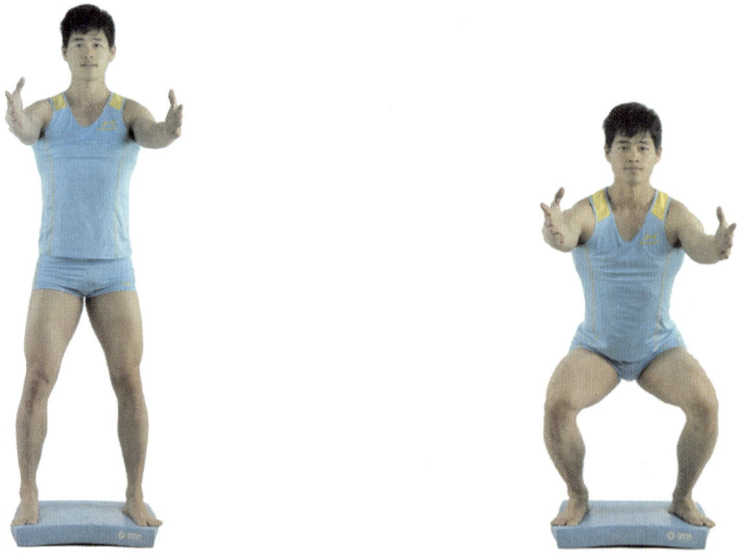

图 4-25　脊柱康复训练（平衡垫深蹲）

第三节　肌力训练的临床应用

一、等张训练（动力性训练）

（一）基本抗阻方法

1. 举哑铃、沙袋等；2. 通过滑轮及绳索提起重物；3. 拉长弹簧、橡皮条等弹性物；4. 专门的训练器械，通过摩擦或磁电效应等原理提供可调节的阻力；5. 自身体重作为负荷，进行俯卧撑、下蹲起立、仰卧起坐等练习。

（二）渐进抗阻练习法

先测出待训练肌群连续 10 次等张收缩所能承受的最大负荷量，简称为 10RM（10 Repetition Maxi - mum，10RM）。取 10RM 为制定运动强度的参考量，每天的训练分 3 组进行，即第一组运动强度取最大负荷的 50%，重复 10 次；第二组运动强度取最大负荷的 75%，重复 10 次；第三组运动强度取最大负荷的 100%，重复 10 次。每组间可休息 1 分钟。1 周后复试 10RM 量，如肌力有所进步，可按照新的 10RM 量进行下一周的训练。

二、等长练习（静止性练习）

（一）基本方法

使肌肉对抗阻力进行无关节运动仅维持其固定姿势收缩的训练，这种训练不能使肌肉缩短，但可使其内部张力增加。

（二）“Tens”法则

训练中每次等长收缩持续 10 秒，休息 10 秒，重复 10 次为一组训练，每次做 10 组训练。

（三）多点等长训练

在整个关节活动范围内，每隔 20～30 分钟做一组等长练习。

（四）短促最大练习

抗阻力等张收缩后维持最大等长收缩 5～10 秒，然后放松，重复 5 次，每次增加负荷

0.5 千克。

三、等速练习

等速练习是一种保持恒定运动速度的肌力抗阻训练方法。

由专用仪器如等速运动仪预先设定和控制运动速度，使肌肉自始至终在适宜的速度下进行训练。利用等速运动设备进行抗阻训练是大肌群肌力训练的最佳方式。等速训练除了可以提高肌力、治疗和预防肌肉萎缩及保持关节的稳定性外，还具有改善和扩大关节活动度的治疗作用。

四、各部位常用力量训练动作

（一）上肢及肩背部肌群

1. 初级水平

上肢前平举（哑铃，三角肌前束、胸大肌）：站立位，上臂下垂，两手握哑铃，掌心向后，两臂前平举至水平位，缓慢放至体侧（肌肉不能放松），即刻开始下一次练习。该方法主要锻炼三角肌前束。锻炼的过程中，注意与呼吸配合，即发力时呼气，返回时吸气。哑铃可以用弹力带代替。（图 4－26）

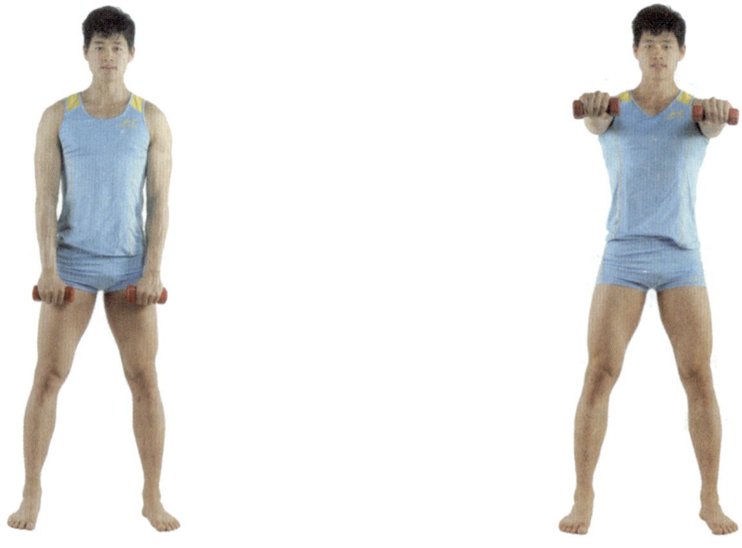

图 4－26　上肢前平举（哑铃，三角肌前束、胸大肌）

上肢侧平举（哑铃，三角肌中束）：站立位，上臂下垂，两手握哑铃，掌心向内。两臂侧平举至水平位，缓慢放至体侧（肌肉不能放松），即刻开始下一次练习。该方法主要

锻炼三角肌中束。锻炼的过程中，注意与呼吸配合，即发力时呼气，返回时吸气。哑铃可以用弹力带代替。(图 4－27)

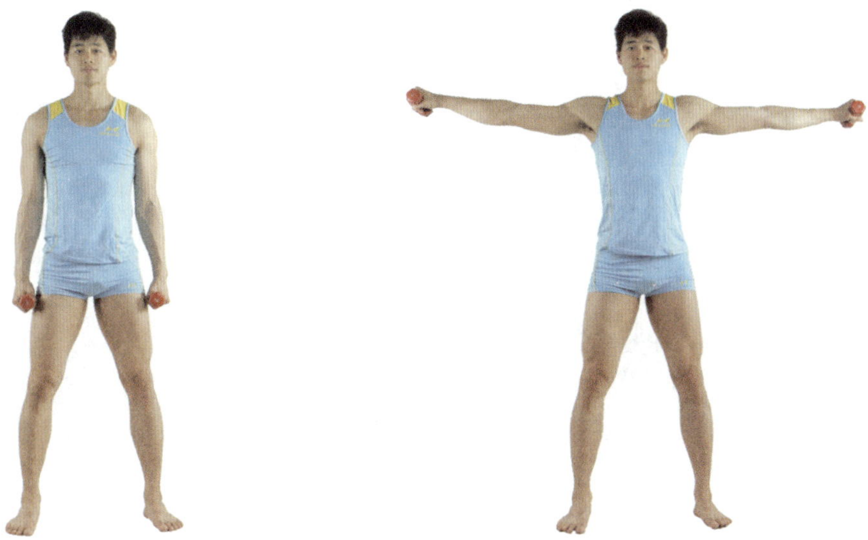

图 4－27 上肢侧平举（哑铃，三角肌中束）

推墙俯卧撑（胸大肌，肱三头肌等）：站立位，距墙壁一定距离，双手撑墙做俯卧撑。锻炼的过程中，一定要站稳，注意与呼吸配合。(图 4－28)

图 4－28 推墙俯卧撑（胸大肌，肱三头肌等）

2. 中级水平

哑铃前平举（平衡球、哑铃，三角肌、冈上肌、斜方肌、前锯肌）：躯干挺直坐在平衡球上，两脚自然分开与肩同宽，双手持哑铃做前平举，缓慢放下还原。锻炼的过程中，注意与呼吸配合。（图 4－29）

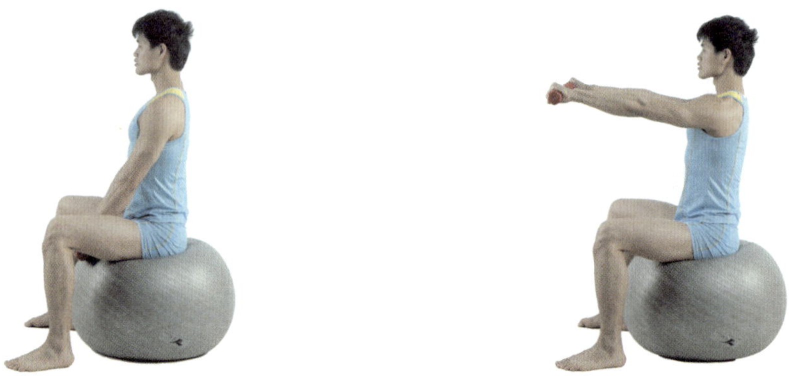

图 4－29　哑铃前平举（平衡球、哑铃，三角肌、冈上肌、斜方肌、前锯肌）

双侧哑铃上举（平衡球、哑铃，三角肌、冈上肌、斜方肌）：坐在平衡球上，双手持哑铃做侧上举，缓慢放下，还原。注意，坐在平衡球上时上体尽量保持直立，可以双手同时侧上举。也可以交替侧上举，锻炼的过程中，注意与呼吸配合。（图 4－30）

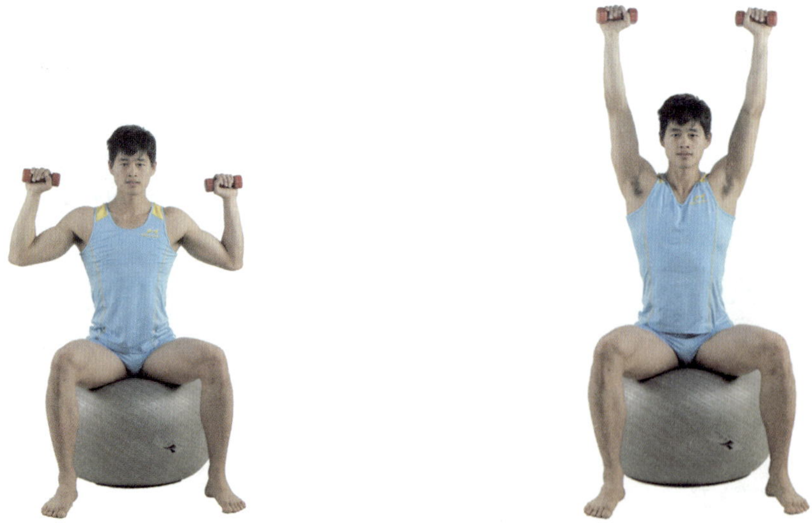

图 4－30　双侧哑铃上举（平衡球、哑铃，三角肌、冈上肌、斜方肌）

宽臂俯卧撑（胸大肌、肱三头肌）：双手支撑，两手间距离比肩宽，做俯卧撑。（图4－31）

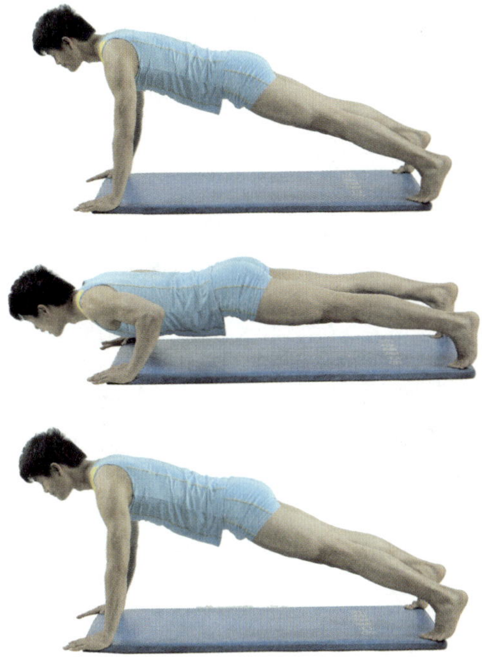

图4－31 宽臂俯卧撑（胸大肌、肱三头肌）

哑铃颈后上举（哑铃，肱三头肌）：站立位，上身保持直立，双手握哑铃放于颈后，然后伸直肘关节，静止保持一会儿后缓慢还原。（图4－32）

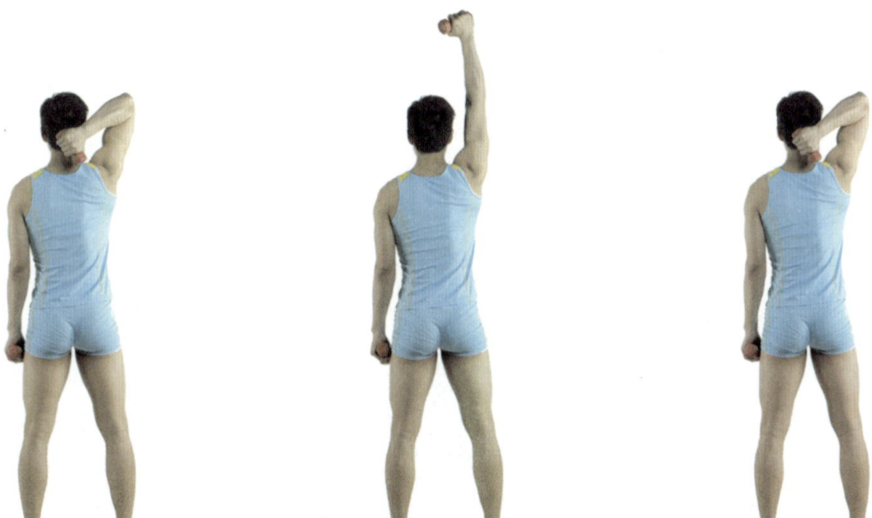

图4－32 哑铃颈后上举（哑铃，肱三头肌）

侧卧单臂斜向上牵拉（弹力带、三角肌后束、肱三头肌、背阔肌）：右手支撑侧坐在垫子上，两手分别握住弹力带两端，右手支撑身体成侧桥，上体保持正直，缓慢地斜向上外展左臂牵拉弹力带，直到手臂完全展开，静止后缓慢还原到初始姿势。锻炼的过程中，注意与呼吸配合。（图 4－33）

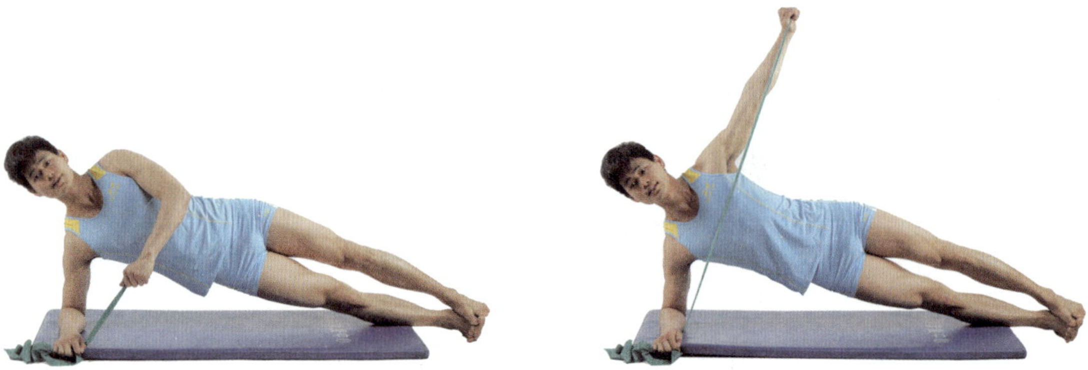

图 4－33　侧卧单臂斜向上牵拉（弹力带，三角肌后束、肱三头肌、背阔肌）

球上俯卧撑（平衡球，胸大肌、肱三头肌）：上体俯卧在平衡球上，双臂支撑于地面，向前爬行，小腿和双脚支撑在平衡球上，保持身体成一条直线。屈肘俯卧，使脸尽量贴近地面，伸肘，还原。（图 4－34）

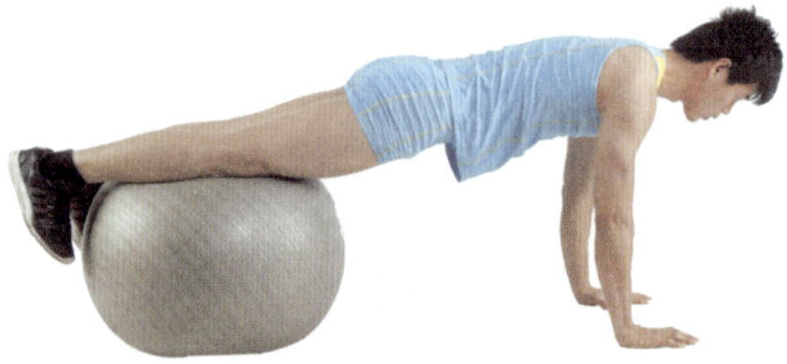

图 4－34　球上俯卧撑（平衡球，胸大肌、肱三头肌）

（二） 臀部及下肢肌群

1. 初级水平

（1） 静力性练习

静蹲（股四头肌、臀肌、腰背肌）：双脚分立与肩同宽，脚尖与膝关节向正前方，上身正直靠于墙面，重心在足跟，膝关节尽量不要超过脚尖，屈膝角度不要大于 90°，保持此姿势至力竭，休息 10 秒钟后再次练习。注意，屈膝的角度可以分别为 30°、60°以及 90°，锻炼的过程中，注意与呼吸配合，尽量做到平稳呼吸。（图 4－35）

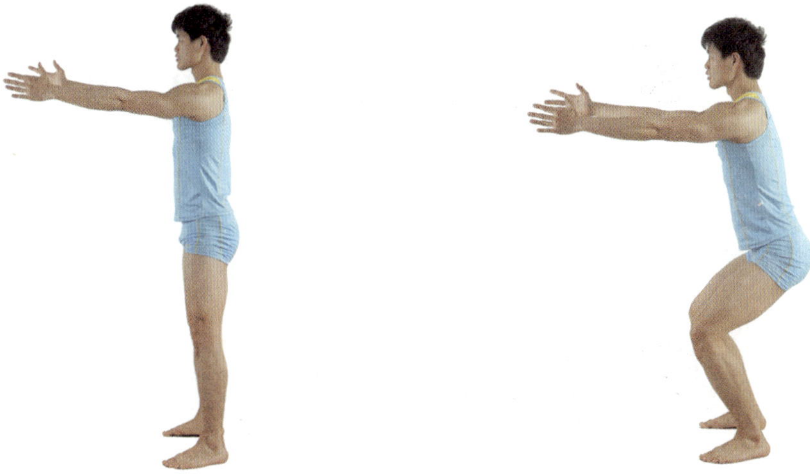

图 4－35 静蹲（股四头肌、臀肌、腰背肌）

臀桥（下背肌、臀肌等）：仰卧位，屈髋屈膝，双手置于体侧或胸前，臀部收紧，用力将骨盆抬离地面，使骨盆、膝关节以及胸部处于同一水平面，保持此姿势至力竭，还原。可以通过调节足跟与臀部之间的距离来调节负荷强度的大小。锻炼的过程中，注意与呼吸配合，尽量做到平稳呼吸。（图 4－36）

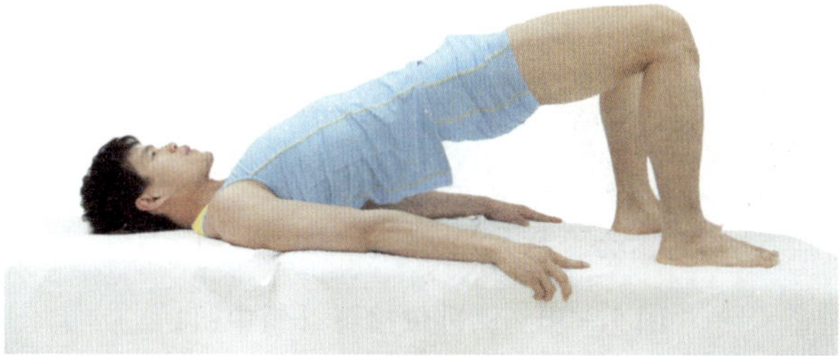

图 4－36 臀桥（下背肌、臀肌等）

俯卧位伸髋（臀肌、腘绳肌）：俯卧位，单侧下肢尽量向上抬起至最大，保持此姿势至力竭，双腿交替练习。锻炼的过程中，注意与呼吸配合，尽量做到平稳呼吸，骨盆固定不动，避免旋转。（图 4－37）

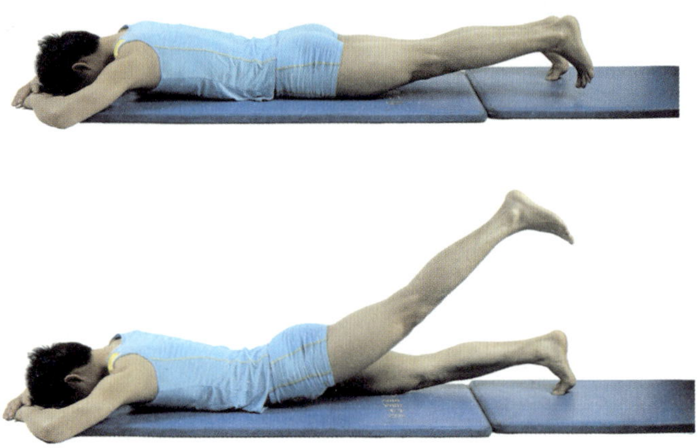

图 4－37　俯卧位伸髋（臀肌、腘绳肌）

侧卧位抬腿（臀中肌）：侧卧位，髋关节稍微后伸并伴有内旋，然后尽量向上抬起下肢，保持此姿势至力竭，还原。可以换另一侧卧位抬腿进行练习。锻炼的过程中，注意与呼吸配合，尽量做到平稳呼吸。（图 4－38）

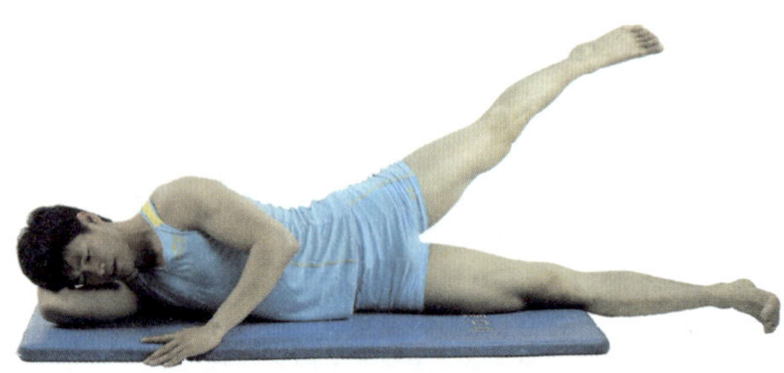

图 4－38　侧卧位抬腿（臀中肌）

提踵（小腿三头肌）：站立位，双脚尽量将足跟抬高，保持此姿势至力竭，还原。可以单双脚交替进行。锻炼的过程中，注意与呼吸配合，尽量做到平稳呼吸。（图 4－39）

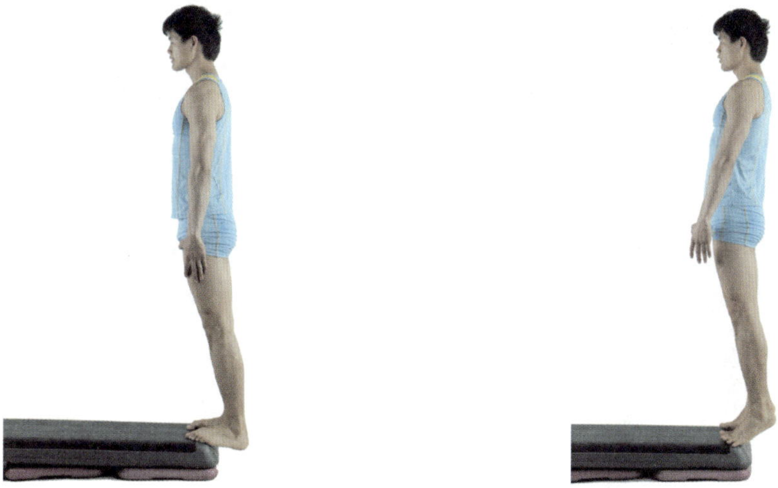

图 4－39 提踵（小腿三头肌）

屈膝提踵（比目鱼肌）：站立位，膝关节微屈，双脚尽量将足跟抬高，膝关节保持微屈状态，保持此姿势至力竭。还原。锻炼的过程中，注意与呼吸配合，尽量做到平稳呼吸。（图 4－40）

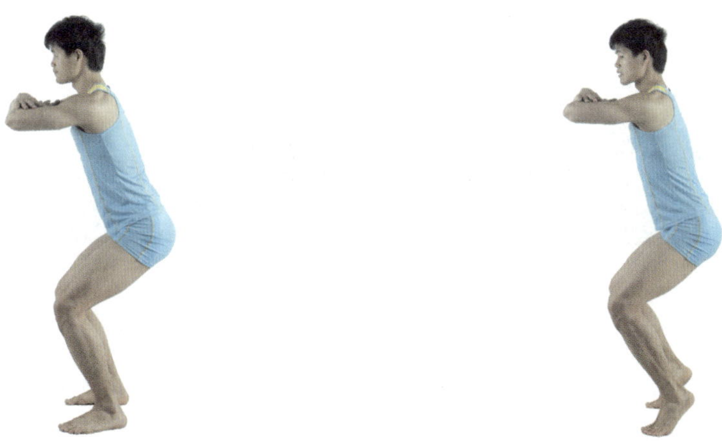

图 4－40 屈膝提踵（比目鱼肌）

（2）动力性练习

深蹲（股四头肌、臀肌、腰背肌）：双脚分立与肩同宽，脚尖与膝关节向正前方，上身正直靠于墙面，重心在足跟，膝关节尽量不要超过脚尖，屈膝角度不要大于 90°，做蹲起动作。注意，屈膝的角度可以分别为 30°、60°以及 90°。锻炼的过程中，注意与呼吸配合，尽量做到平稳呼吸。（图 4－41）

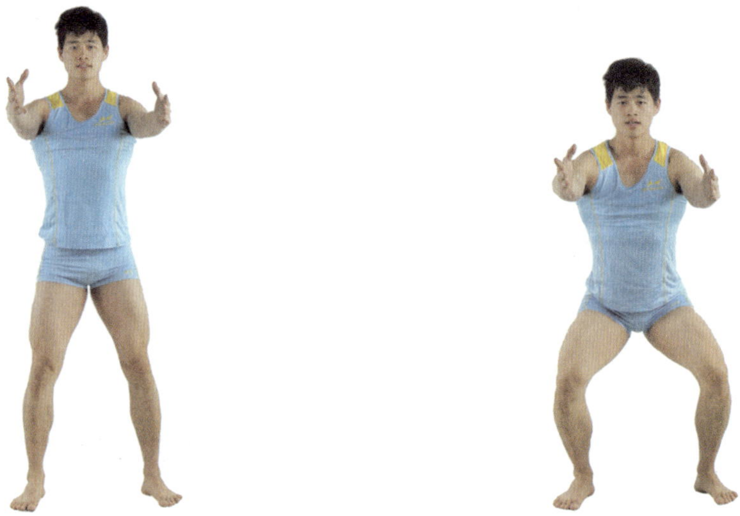

图 4－41　深蹲（股四头肌、臀肌、腰背肌）

蚌式外展（臀中肌）：侧卧位，双腿屈髋，屈膝 90°，上方腿髋关节做外展动作，上方的踝关节不能抬离下面的踝关节，尽量外展至最大范围，然后缓慢下放，还原。（图 4－42）

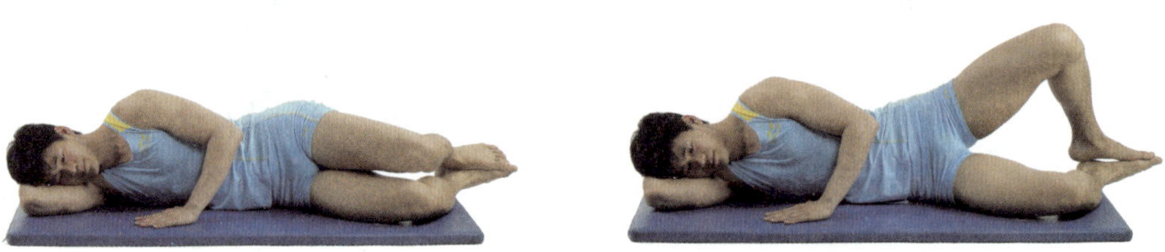

图 4－42　蚌式外展（臀中肌）

侧卧位大腿外展练习（臀中肌）：侧卧位，髋关节稍微后伸并伴有内旋，然后尽量向上抬起下肢，然后缓慢下放，还原。锻炼的过程中，注意与呼吸配合，尽量做到平稳呼吸。（图 4－43）

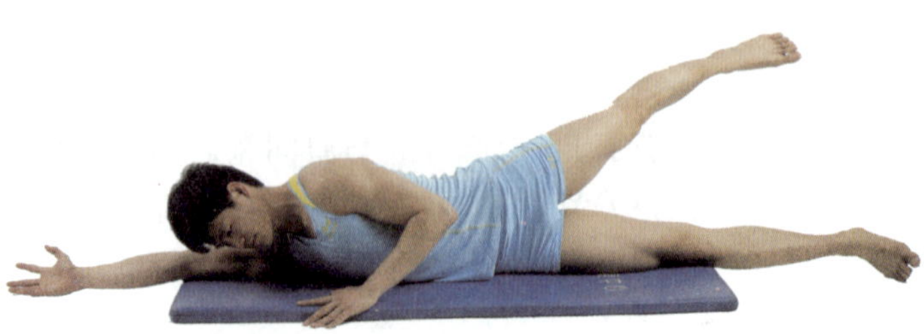

图 4－43　侧卧位大腿外展练习（臀中肌）

提踵（小腿三头肌）：站立位，双脚尽量将足跟抬高，达最高位置后不停留，缓慢下放，还原。可以单双脚交替进行。锻炼的过程中，注意与呼吸配合，尽量做到平稳呼吸。（图 4－44）

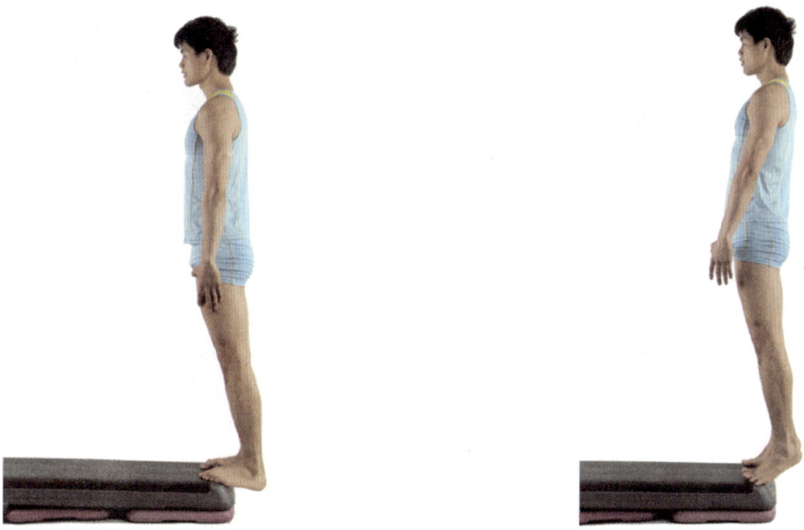

图 4－44　提踵（小腿三头肌）

屈膝提踵（比目鱼肌）：站立位，膝关节微屈，双脚尽量将足跟抬高，膝关节保持微屈状态，达最高位置后不停留，缓慢下放，还原。锻炼的过程中，注意与呼吸配合，尽量做到平稳呼吸。（图 4－45）

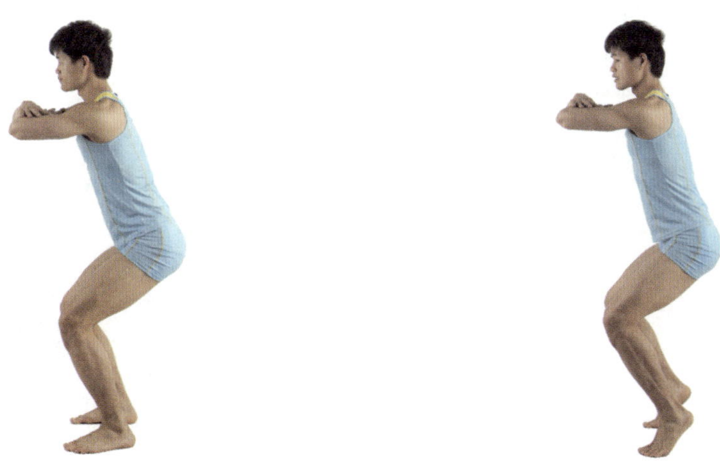

图 4－45　屈膝提踵（比目鱼肌）

俯卧位弹力带屈膝练习（弹力带，腘绳肌）：弹力带做环，俯卧位，弹力环一端固定，另一端套于踝关节处，膝关节伸直，将弹力带伸长至有一定张力，屈膝，将弹力带拉长，然后缓慢放下。锻炼的过程中，注意与呼吸配合，即发力时呼气，返回时吸气。（图4－46）

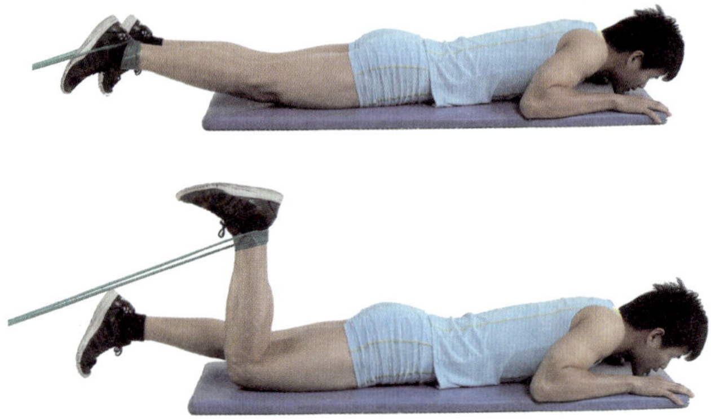

图4－46　俯卧位弹力带屈膝练习（弹力带，腘绳肌）

站立位弹力带内收下肢（弹力带，内收肌）：站立位，弹力带做环固定于左脚脚踝处，另一端固定，弹力带绷紧，右脚单腿支撑，左脚向右脚方向内收，下肢保持伸直，然后缓慢放回还原。（图4－47）

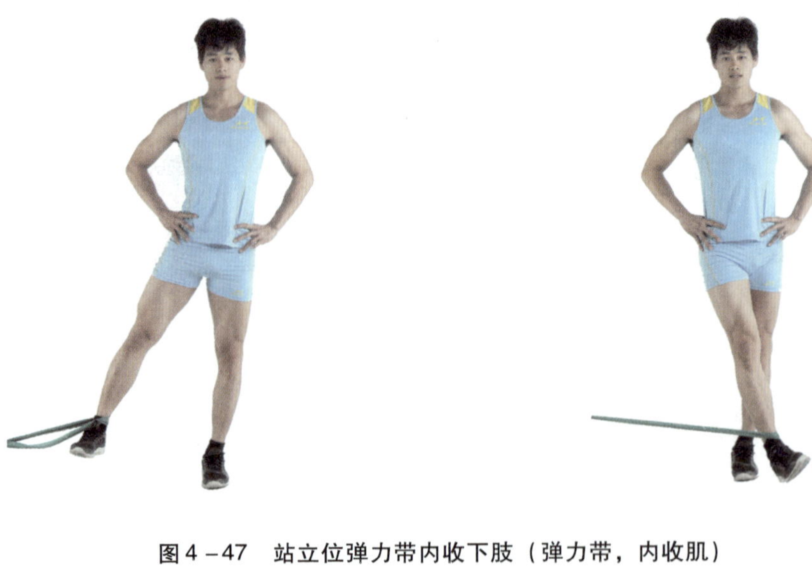

图4－47　站立位弹力带内收下肢（弹力带，内收肌）

弹力带踝背屈练习（弹力带，胫骨前肌）：坐位，双手体后支撑，一腿屈膝，一腿将环形弹力带放于足背处，踝关节用力背屈，然后缓慢还原，反复进行。锻炼的过程中，注意与呼吸配合，即发力时呼气，返回时吸气。（图 4－48）

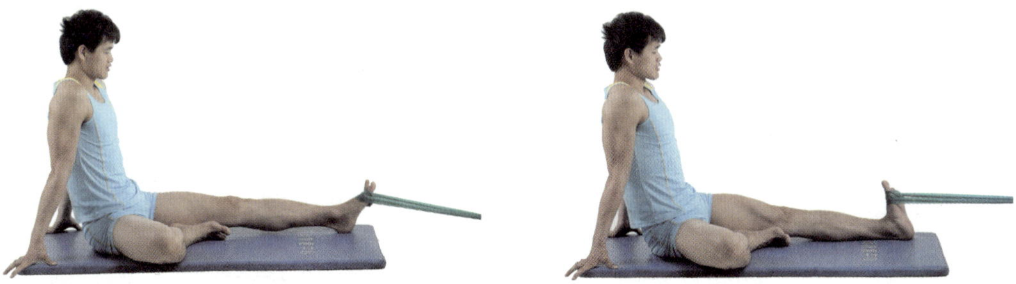

图 4－48　弹力带踝背屈练习（弹力带，胫骨前肌）

外展单腿下蹲（平衡球，股四头肌、缝匠肌、阔筋膜张肌）：单腿支撑，站立于平衡球侧方约一步距离，另一条腿伸直，脚踝内侧置于平衡球顶部，双手叉腰，面向前方。支撑腿缓慢弯曲下蹲至最大角度，然后支撑腿缓慢蹬伸，还原。（图 4－49）

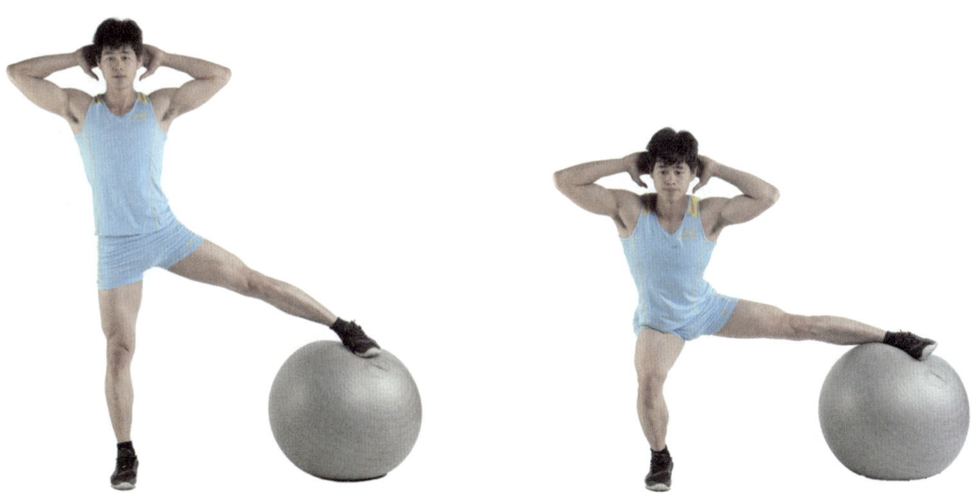

图 4－49　外展单腿下蹲（平衡球，股四头肌、缝匠肌、阔筋膜张肌）

仰卧屈膝举腿（平衡球，股四头肌、髂腰肌、臀中肌、臀小肌）：仰卧位，双臂置于身体两侧，两小腿夹住平衡球。屈膝抬腿，大腿与地面垂直，静止一会儿后，双腿缓慢放下。（图 4－50）

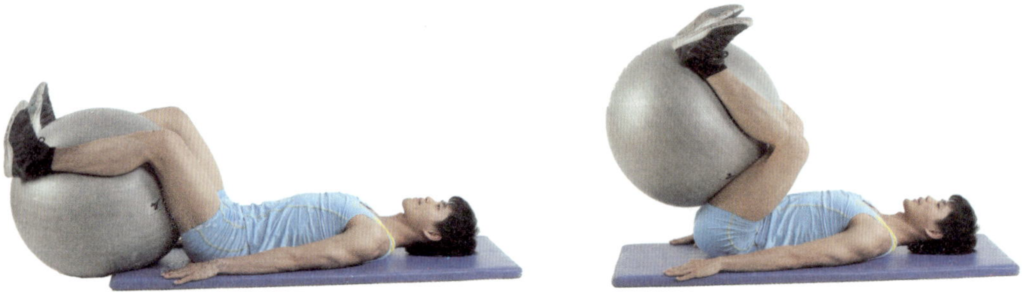

图 4－50　仰卧屈膝举腿（平衡球，股四头肌、髂腰肌、臀中肌、臀小肌）

2. 中级水平

单腿侧桥（臀中肌、内收肌）：侧卧位，上面腿的足内侧撑地，下方腿悬空做侧桥，可以通过下方腿支撑等方式改变负荷强度大小，锻炼的过程中，注意与呼吸配合，即发力时呼气，返回时吸气。（图 4－51）

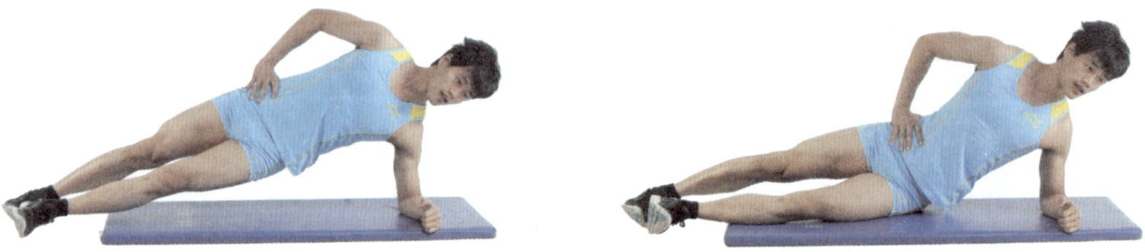

图 4－51　单腿侧桥（臀中肌、内收肌）

哑铃负重蹲起（哑铃，股四头肌、臀肌）：双手持哑铃放于体侧，缓慢下蹲至 90°，然后蹬伸起身，在下蹲的过程中注意膝关节尽量不要超过脚尖。（图 4－52）

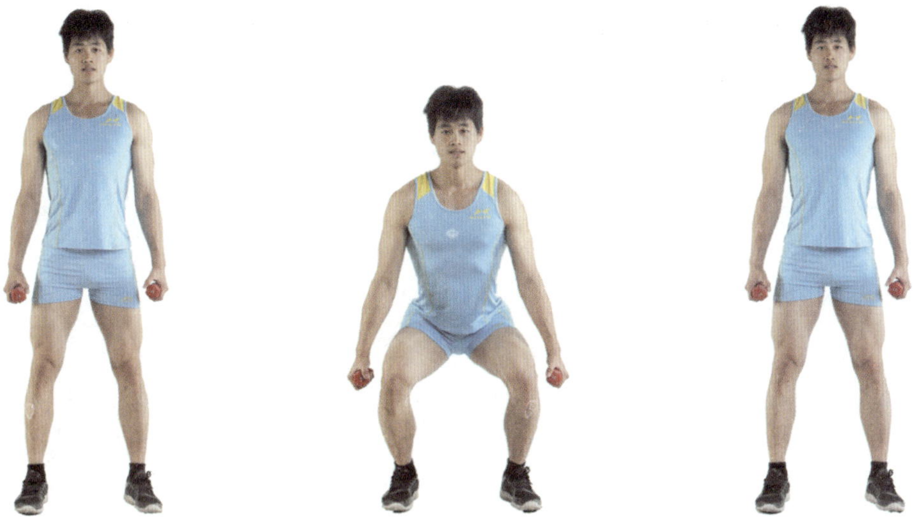

图 4－52　哑铃负重蹲起（哑铃，股四头肌、臀肌）

双手持哑铃弓步蹲起（哑铃，股四头肌、臀大肌）：双手持哑铃放于体侧，双脚前后分开站立，做弓步蹲起，其身体重心靠近前脚。蹲起的过程中，注意保持上身的正直与膝关节的位置。（图 4－53）

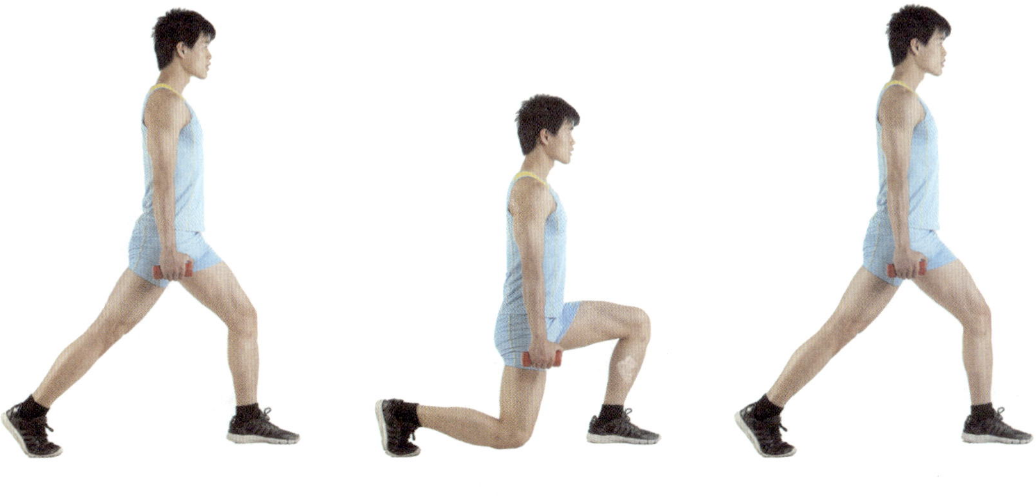

图 4－53　双手持哑铃弓步蹲起（哑铃，股四头肌、臀大肌）

原地蹲拉（弹力带，臀大肌、股四头肌）：两手分别握住弹力带的一端，足弓部位站立在弹力带中段，保证两端一样长。两臂向上抬起，两手稍高于肩，掌心向前，弹力带在手臂后侧经过。站立位时，保持身体直立，脚尖稍向外展，屈膝半蹲至大腿平行地面，保持弹力带绷紧。缓慢伸直腿和臀部，整个过程中手臂都要固定在身体两侧。（图 4 -54）

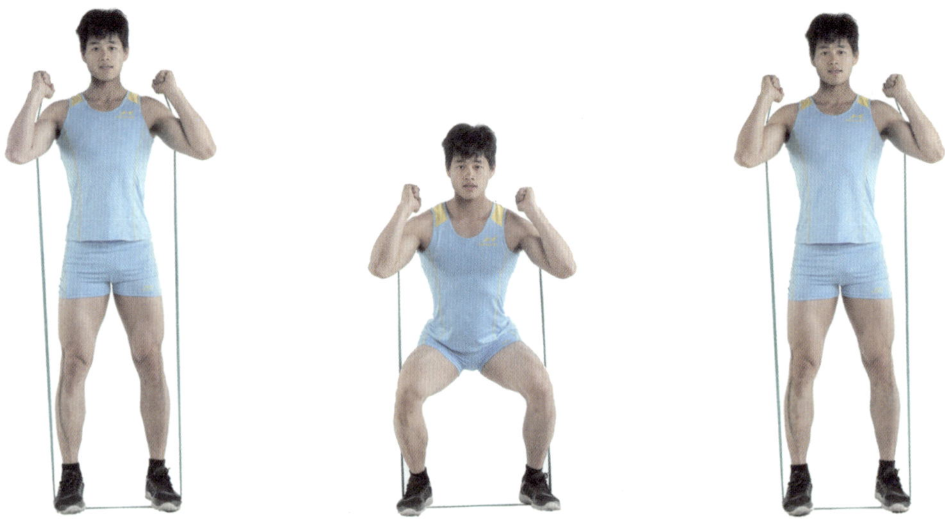

图 4 -54　原地蹲拉（弹力带，臀大肌、股四头肌）

单腿站立屈膝后摆牵拉（弹力带，臀大肌、臀中肌）：单腿站立，两手叉腰，保持身体正直，右腿膝关节屈向身后，弹力带绕过右膝，两端固定，两端等长，保持弹力带绷紧。缓慢地后摆大腿，静止一段时间，然后缓慢地前摆，还原。（图 4 -55）

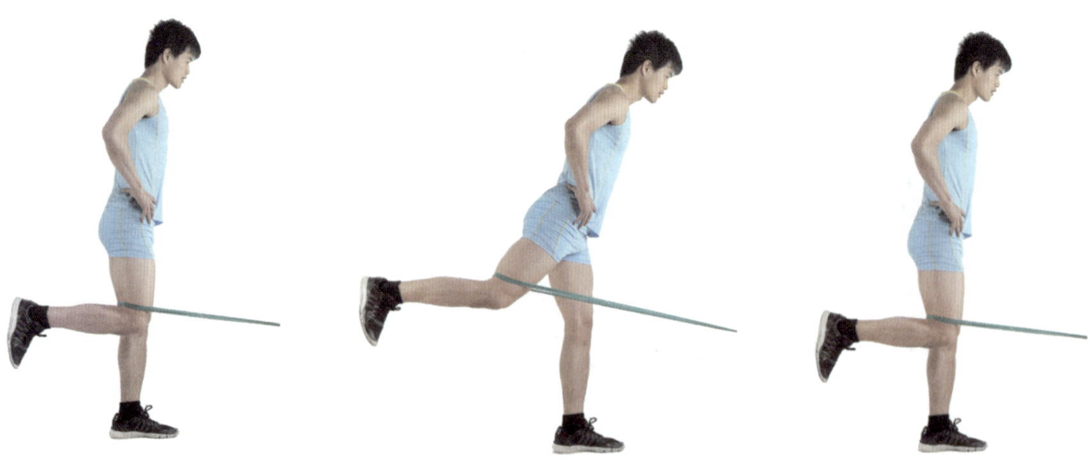

图 4 -55　单腿站立屈膝后摆牵拉（弹力带，臀大肌、臀中肌）

站立位外展牵拉（弹力带，臀中肌）：两脚自然分开站立，踩住弹力带并沿足弓绕过身体前侧，保持身体正直，弹力带保持绷紧。右脚固定，缓慢地伸直左腿外展，静止一段时间后，缓慢地内收还原。（图 4 –56）

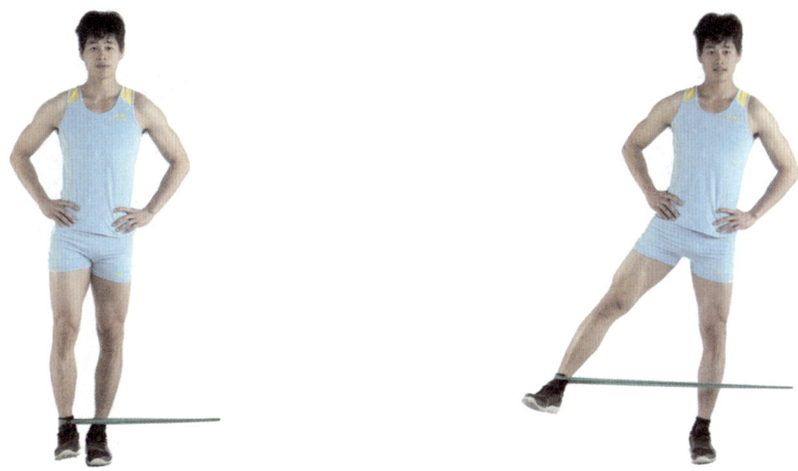

图 4 –56 站立位外展牵拉（弹力带，臀中肌）

背部贴球双腿下蹲（平衡球，股四头肌、缝匠肌、臀大肌）：双脚分开与肩同宽，腰背部贴平衡球靠墙站立，双臂前伸，屈膝缓慢下蹲，静止后缓慢直立，还原。可以通过单脚站立的方式改变练习的难度。锻炼的过程中，保持腰背部的紧张，注意与呼吸配合。（图 4 –57）

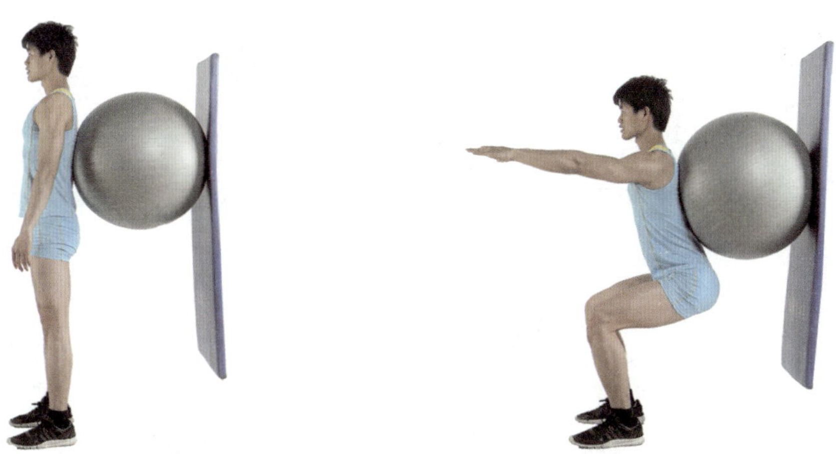

图 4 –57 背部贴球双腿下蹲（平衡球，股四头肌、缝匠肌、臀大肌）

侧向斜倚球双腿蹲起（平衡球，臀大肌、股四头肌、腓肠肌、比目鱼肌）：侧向斜倚平衡球靠墙站立，缓慢屈膝下蹲，然后缓慢伸膝，还原。注意，保持身体的挺直，头部不要倾斜。可以通过单腿的方式增加练习的难度，锻炼的过程中，注意与呼吸配合。（图4-58）

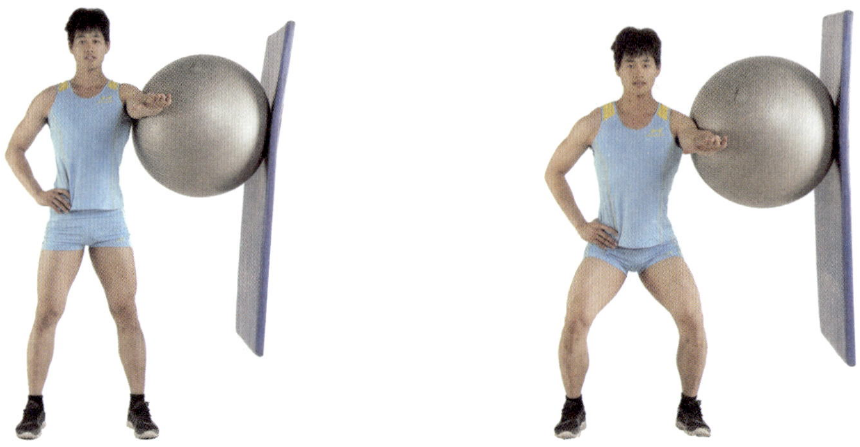

图4-58 侧向斜倚球双腿蹲起（平衡球，臀大肌、股四头肌、腓肠肌、比目鱼肌）

仰卧双腿支撑提臀（背肌、臀大肌、腘绳肌）：仰卧位，双脚支撑于平衡球，臀部抬离地面，双腿蹬伸，身体挺直，屈膝，缓慢还原。可以通过单脚的方式增加练习的难度，锻炼的过程中，保持腰部与臀部的紧张，注意与呼吸配合。（图4-59）

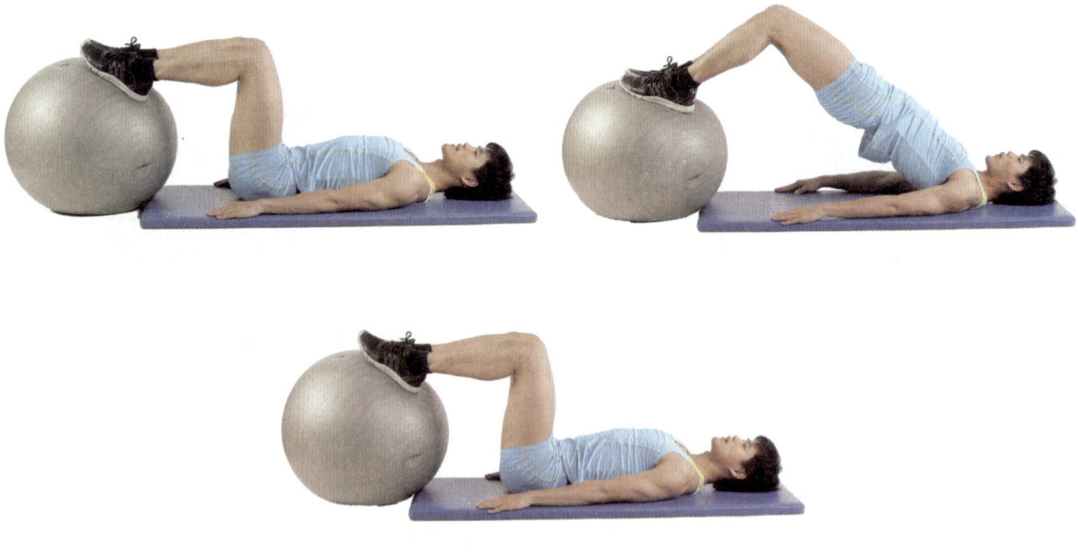

图4-59 仰卧双腿支撑提臀（背肌、臀大肌、腘绳肌）

3. 高级水平

弓步蹲起（弹力带，臀大肌、股四头肌）：两手分握弹力带两端，两腿前后分开，间距3~4个足长，前脚踩在弹力带中点。手臂上抬稍高于肩，掌心向前，弹力带从下经手臂向上，保持弹力带绷紧。屈膝弓步蹲，直到后腿的膝关节触地。缓慢地直膝牵拉弹力带，整个动作过程中背部要平，头要正。静止片刻，然后缓慢屈膝弓步蹲，还原到初始位置。（图4－60）

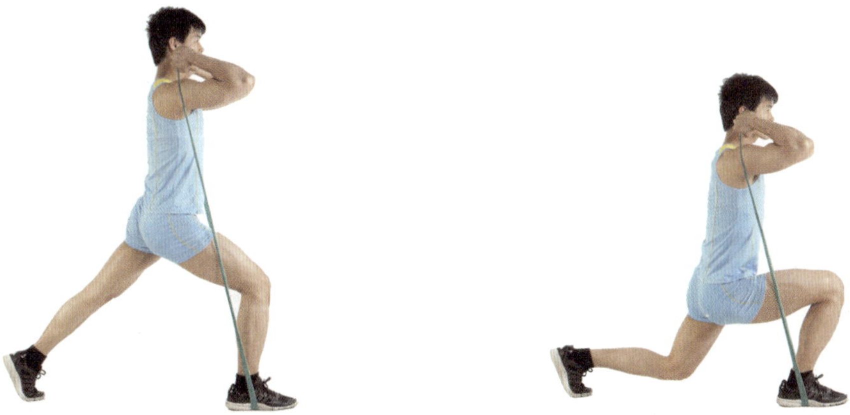

图4－60　弓步蹲起（弹力带，臀大肌、股四头肌）

侧向斜倚球单腿蹲起（平衡球，臀大肌、股四头肌、腓肠肌、比目鱼肌）：侧对墙站立，在身体与墙之间与肘同高处放置一个平衡球，身体倾斜倚靠在平衡球上。内侧下肢抬起，同侧手臂抬起成水平，对侧手叉腰，平视前方，缓慢屈膝，身体下降。当球从肘移动到肩部时，支撑腿蹬伸，还原。（图4－61）

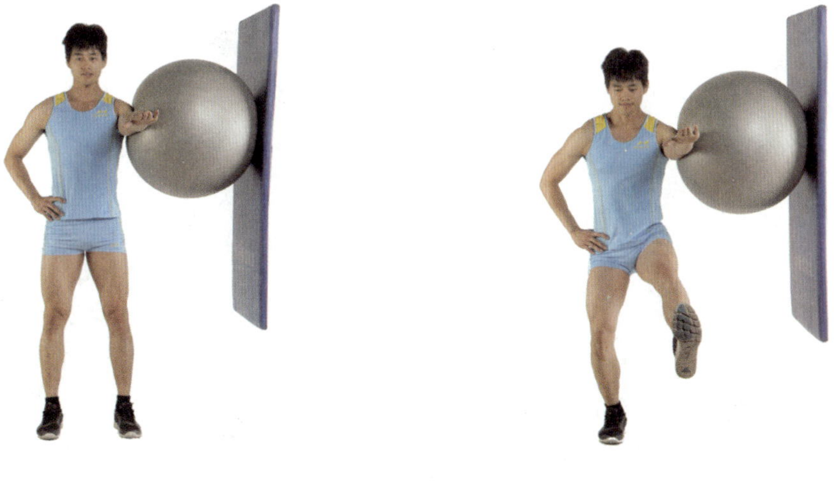

图4－61　侧向斜倚球单腿蹲起（平衡球，臀大肌、股四头肌、腓肠肌、比目鱼肌）

后伸腿支撑下蹲（平衡球，臀大肌、股四头肌、缝匠肌、阔筋膜张肌、腘绳肌）：单腿支撑站立于靠近平衡球的侧前方，另一条腿屈膝，脚尖放在平衡球的顶部，双手叉腰，目视前方。支撑腿屈膝，另一条腿后蹬，腿沿平衡球顶部向后伸直，静止 3 ~5 秒。支撑腿缓慢蹬伸，另一条腿收回，还原。（图 4 –62）

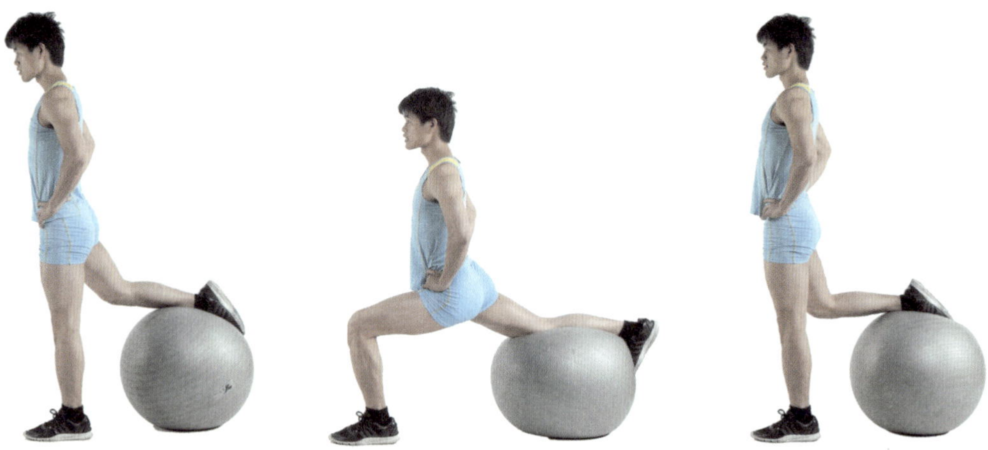

图 4 –62　后伸腿支撑下蹲（平衡球，臀大肌、股四头肌、缝匠肌、阔筋膜张肌、腘绳肌）

外展内收单腿下蹲（平衡球，股四头肌、缝匠肌、阔筋膜张肌、内收肌）：双手叉腰，面向前方平视，单腿站立于平衡球侧方约一步距离，对侧腿屈膝，前脚掌置于平衡球顶部。支撑腿屈膝下蹲，同时另一条腿沿平衡球顶部外展蹬直，静止 3 ~5 秒。支撑腿蹬伸，另一条腿内收还原。（图 4 –63）

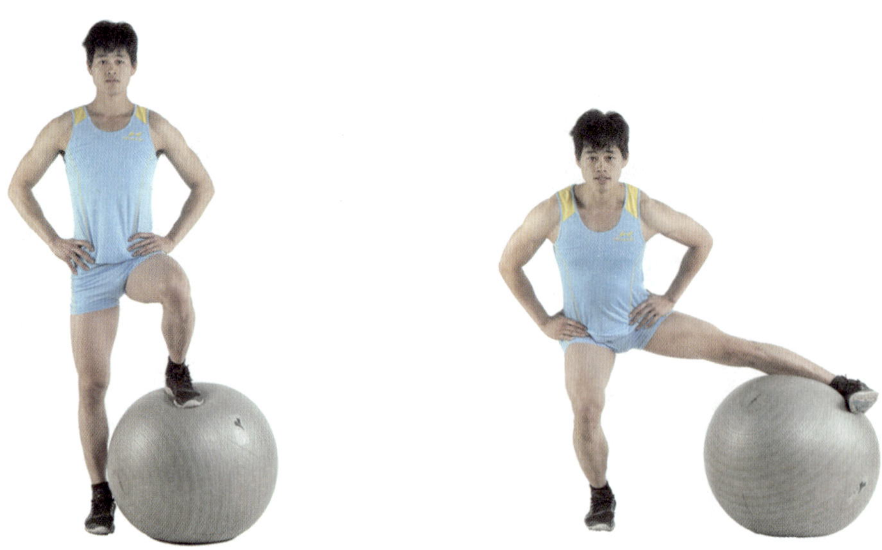

图 4 –63　外展内收单腿下蹲（平衡球，股四头肌、缝匠肌、阔筋膜张肌、内收肌）

仰卧单腿支撑提臀（平衡球，臀大肌、腘绳肌）：仰卧位，双臂放于身体两侧，撑地。单腿屈膝，一只脚支撑在平衡球侧上方，对侧腿伸直，脚抬离平衡球，臀部抬离地。支撑腿蹬伸，对侧腿保持抬离。身体成一条直线，静止 2～4 秒，还原。（图 4－64）

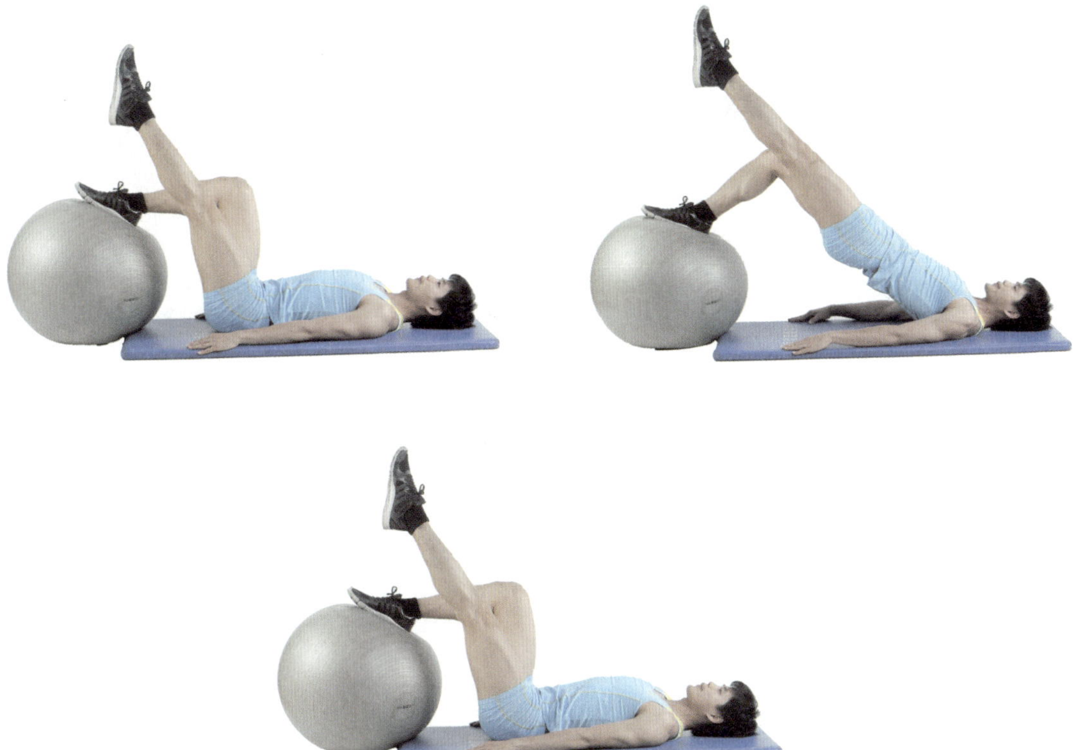

图 4－64　仰卧单腿支撑提臀（平衡球，臀大肌、腘绳肌）

单腿硬拉（腘绳肌、臀大肌）：单腿微屈站立，上体前屈，另一条腿伴随后伸抬高，然后直立身体，还原。锻炼的过程中注意保持膝关节的稳定，注意与呼吸配合，即发力时呼气，返回时吸气。（图 4－65）

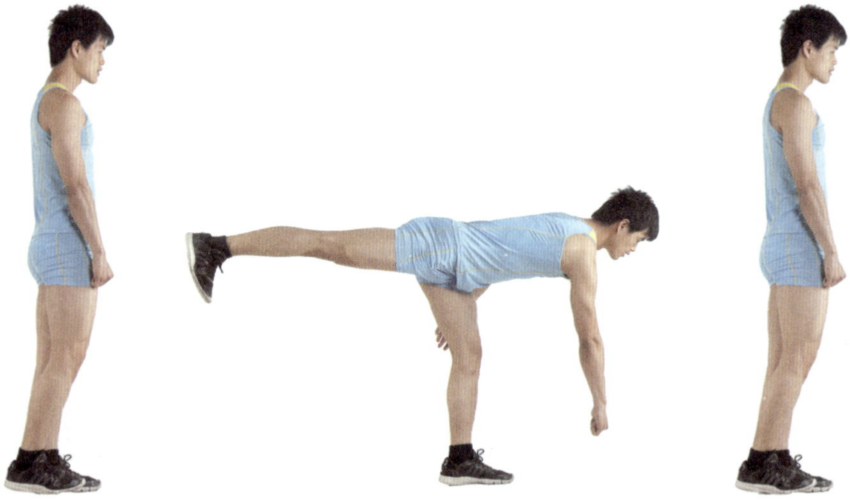

图 4－65　单腿硬拉（腘绳肌、臀大肌）

（三）躯干肌群练习

1. 初级水平

（1）静力性练习

坐位上身后仰（腹直肌上部及髂腰肌）：坐位，屈髋、屈膝，两臂交叉抱在胸前或抱头，双脚固定，然后上体后仰，至腹肌感到吃力时，停留，还原。可利用身体后仰的角度来调节负荷强度的大小。注意锻炼时不能憋气，尽量做到平稳呼吸。（图 4－66）

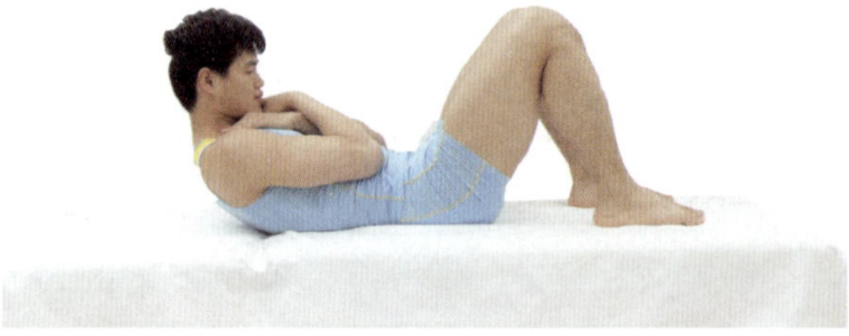

图 4－66　坐位上身后仰（腹直肌上部及髂腰肌）

船形练习（竖脊肌）：俯卧位，下肢固定，上体抬起，保持至力竭，还原；上体固定，抬起下肢，保持至力竭，还原；或者肌力较好的受试者可以上体与下肢同时抬起，保持至力竭，还原。锻炼的过程中，注意与呼吸配合，尽量做到平稳呼吸。（图 4－67）

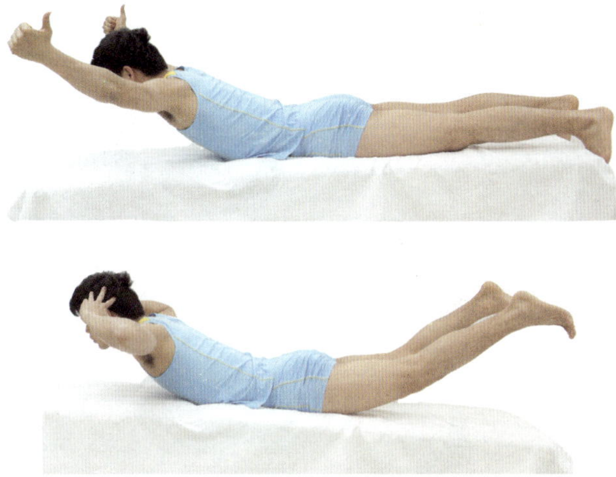

图 4－67　船形练习（竖脊肌）

腹桥（核心肌群整体）：双肘及脚尖支撑，注意腰部不能塌，使整个后背与下肢成一条直线。保持该姿势至力竭。（图 4－68）

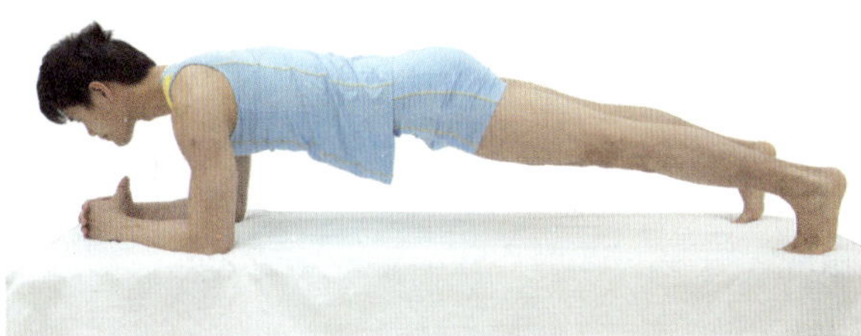

图 4－68　腹桥（核心肌群整体）

（2）动力性练习

卷腹（腹直肌上部及髂腰肌）：屈膝、屈髋仰卧，双手抱胸或放于耳旁，腹部发力，将上背部抬离地面，然后缓慢下放，还原。锻炼的过程中，注意与呼吸配合。（图 4－69）

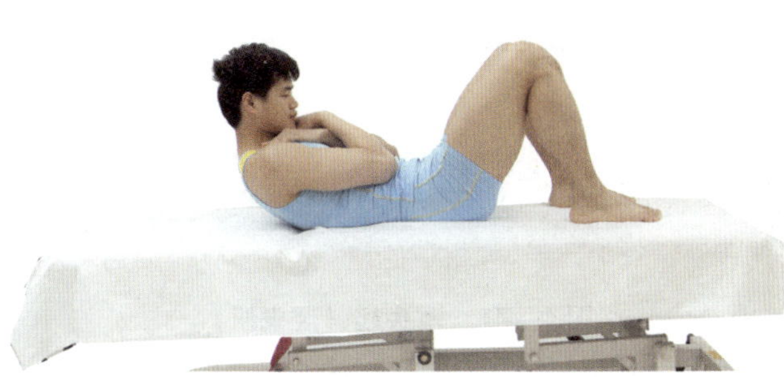

图 4－69　卷腹（腹直肌上部及髂腰肌）

仰卧蹬车（腹直肌下部）：屈髋仰卧，将下肢抬离地面，屈膝做蹬车动作。注意腰部不要翘起。（图 4 – 70）

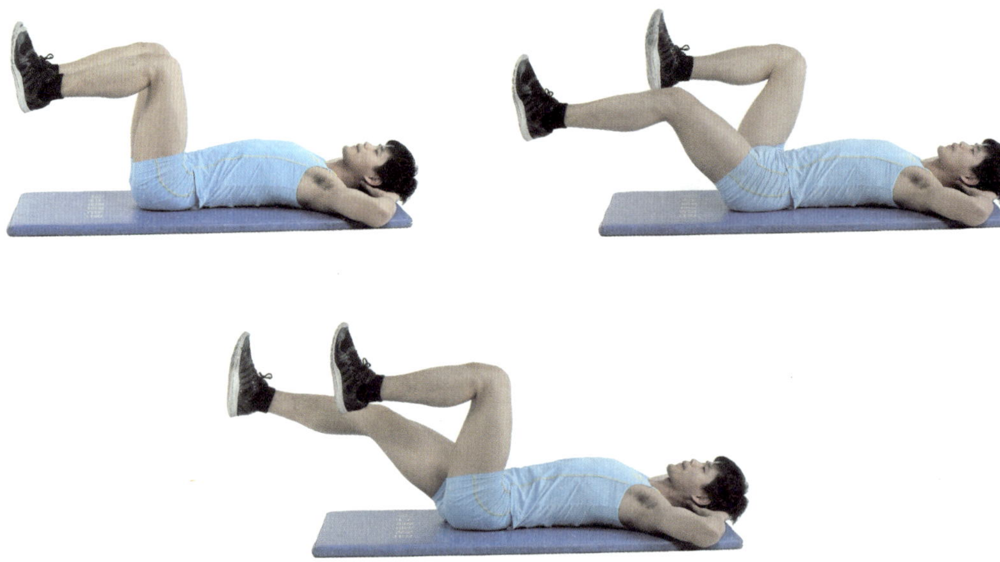

图 4 –70　仰卧蹬车（腹直肌下部）

两头起（竖脊肌）：俯卧位，背部肌肉发力，将上体及下肢抬离地面，然后缓慢下放，还原。锻炼的过程中注意下肢保持伸直状态，注意与呼吸配合。（图 4 – 71）

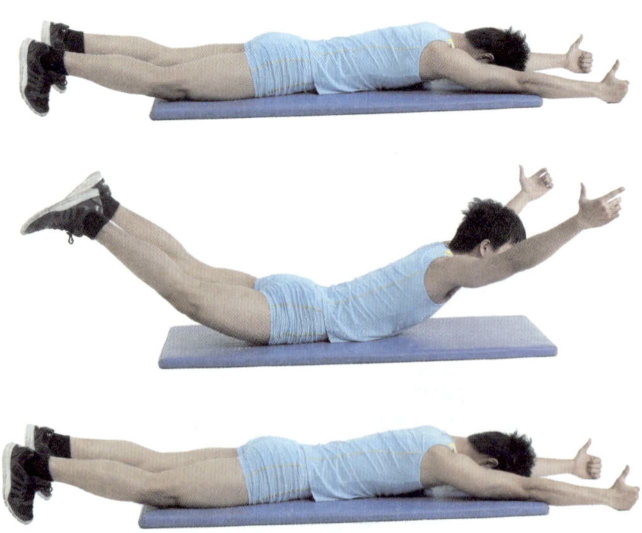

图 4 –71　两头起（竖脊肌）

仰卧举腿（腹直肌下部及髂腰肌）：仰卧位，双手放于体侧，脚尖勾起后将双腿抬离地面60°左右，静止一会儿后缓慢下放，还原。锻炼的过程中，注意与呼吸配合，以及快起慢放的动作要点。（图4－72）

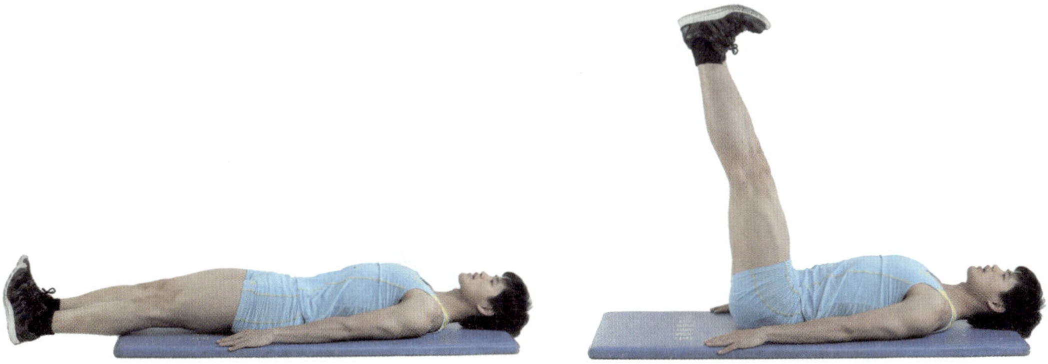

图4－72　仰卧举腿（腹直肌下部及髂腰肌）

2. 中级水平

双臂伸直两头起（竖脊肌及上背部肌肉）：仰卧位，双臂伸直经耳侧过头顶，拇指向上，然后背部肌肉发力做两头起，静止一会儿后缓慢下放。（图4－73）

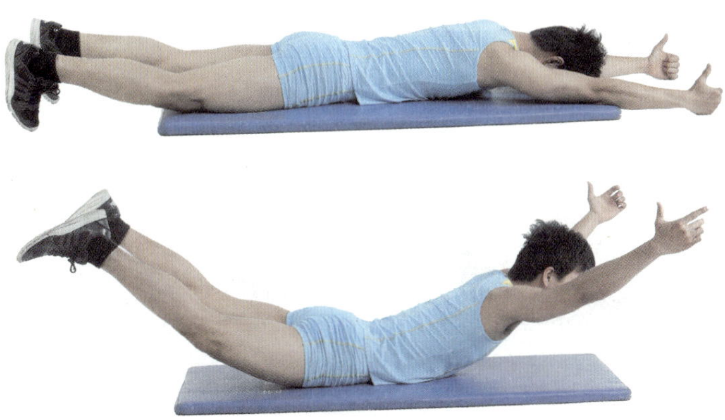

图4－73　双臂伸直两头起（竖脊肌及上背部肌肉）

屈体下拉（弹力带，腹肌、竖脊肌）：双腿自然分开，上体直立，弹力带一端固定于一高处，双手握弹力带另一端，缓慢地朝前下方屈体，两臂保持伸直随身体向下牵拉弹力带，保持一会儿后缓慢伸直，还原。锻炼的过程中，注意与呼吸配合，即发力时呼气，返回时吸气。（图4－74）

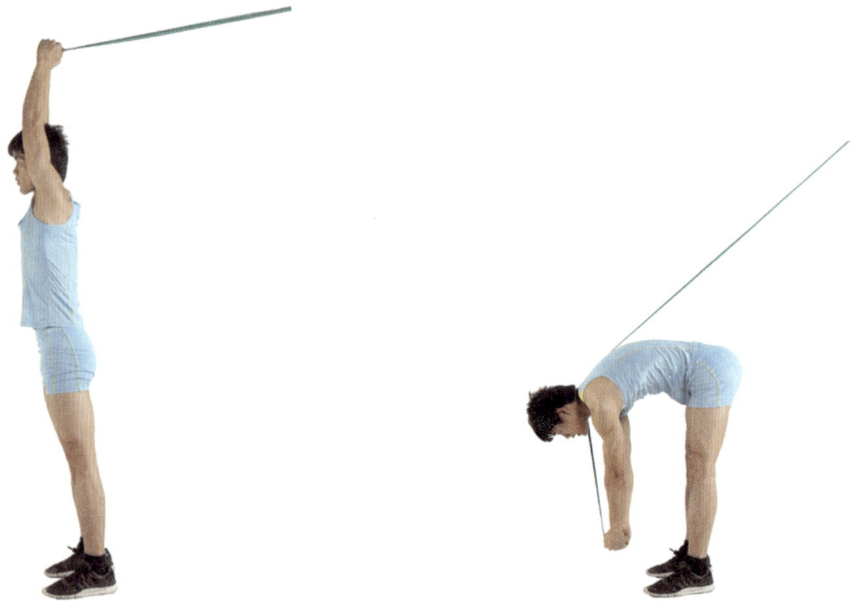

图 4－74　屈体下拉（弹力带，腹肌、竖脊肌）

仰卧起坐牵拉弹力带（弹力带，腹直肌、腹内外斜肌）：将弹力带固定在较低位置，仰卧，双膝微屈，双手握紧弹力带，前臂伸直，肘关节微屈，保持弹力带紧绷；一侧手臂缓慢地做仰卧起坐，腹部肌肉紧绷，然后缓慢下放，还原。两侧手臂交替进行练习。（图 4－75）

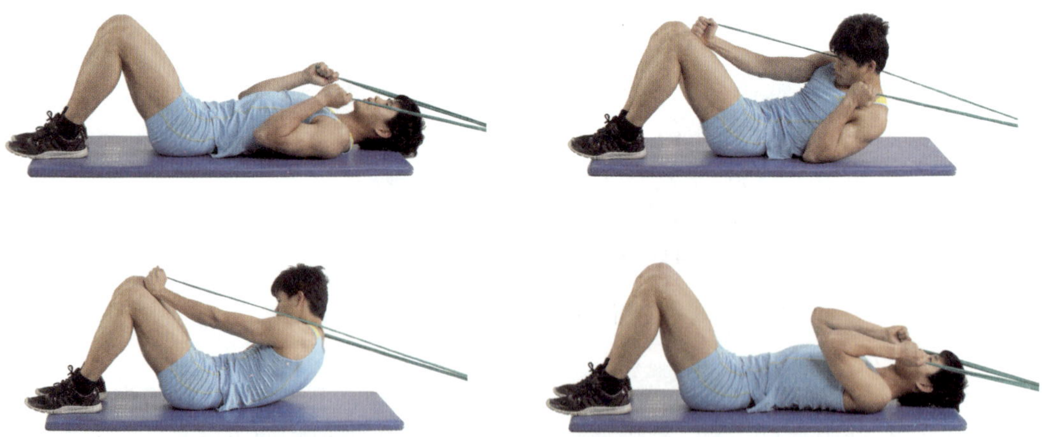

图 4－75　仰卧起坐牵拉弹力带（弹力带，腹直肌、腹内外斜肌）

站立位侧屈牵拉弹力带（弹力带，腹直肌、腹内外斜肌、竖脊肌、腰大肌、腰小肌）：将弹力带固定于较高位置，两脚自然分开，稍屈膝站立，两臂伸直过头顶，两手握紧弹力带，将弹力带绷紧后，两腿伸直，缓慢地侧屈身体，静止一段时间后，缓慢地还原到初始姿势。（图 4－76）

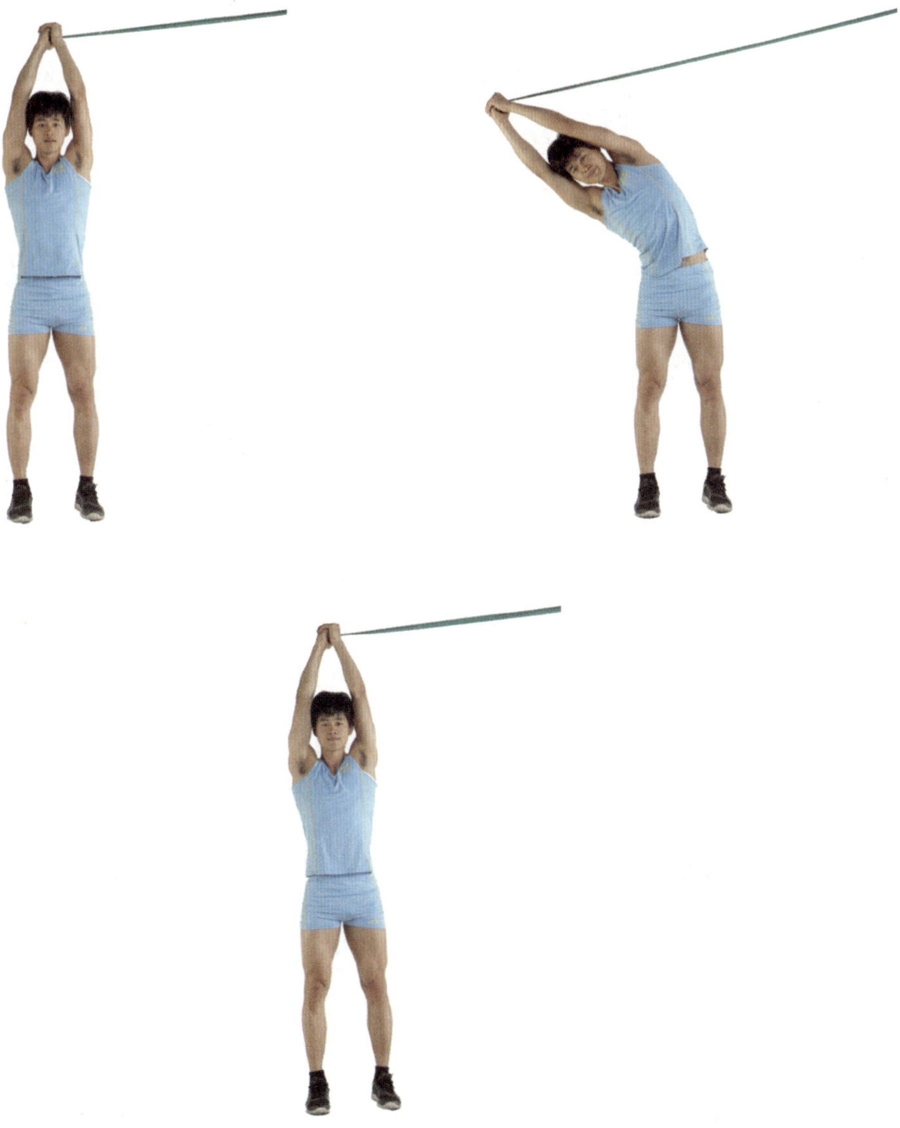

图 4－76　站立位侧屈牵拉弹力带（弹力带，腹直肌、腹内外斜肌、竖脊肌、腰大肌、腰小肌）

四点支撑练习（平衡球，腹直肌、腹横肌、多裂肌）：双腿撑球，成俯卧撑姿势，屈膝，小腿折叠，双手缓慢向后爬行，双手和膝盖支撑在平衡球上。可以通过屈膝的角度改变练习难度。锻炼的过程中，注意与呼吸配合，不要憋气。（图 4－77）

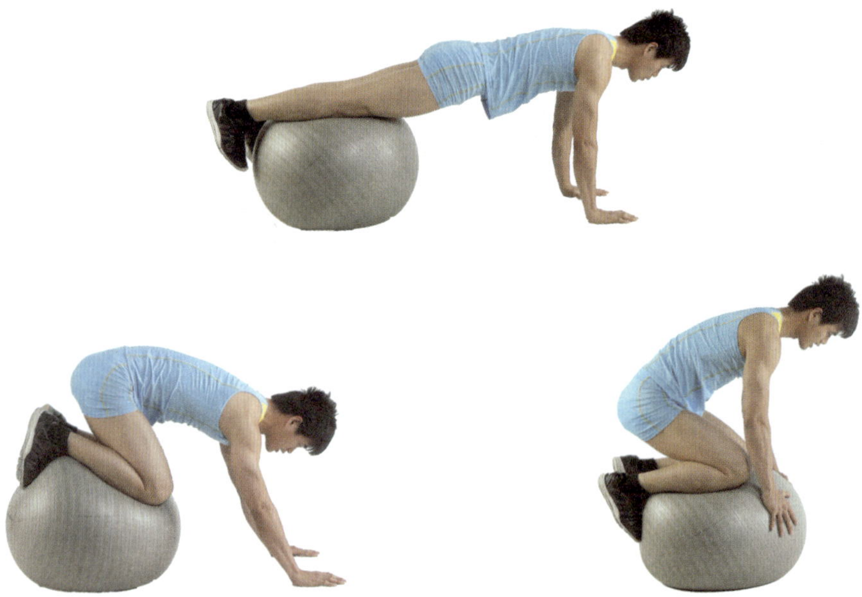

图 4－77　四点支撑练习（平衡球，腹直肌、腹横肌、多裂肌）

臀部支撑练习（平衡球，腹直肌、腹横肌、髂腰肌）：上体直立坐在平衡球上，双手抬离膝关节，身体小幅度后仰，保持身体平衡。可以通过双腿的抬高等改变练习的难度。锻炼的过程中，注意与呼吸配合，不要憋气。（图 4－78）

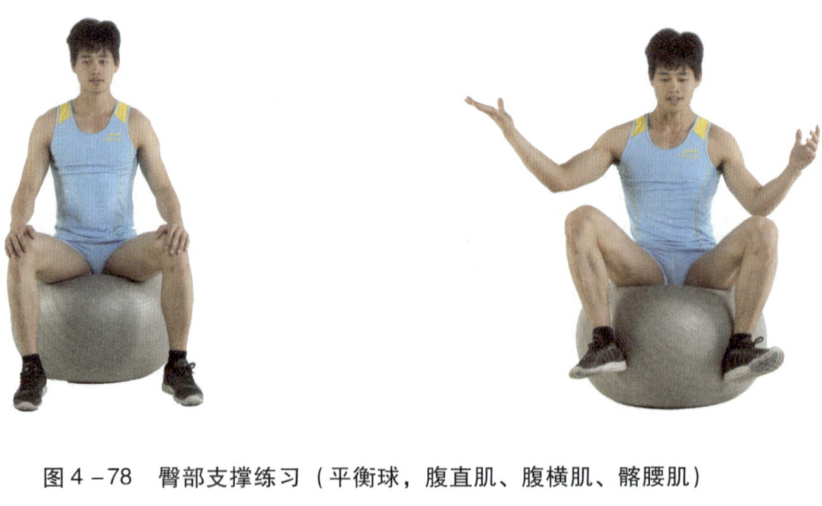

图 4－78　臀部支撑练习（平衡球，腹直肌、腹横肌、髂腰肌）

平衡球上仰卧起坐（平衡球，腹直肌、竖脊肌、菱形肌、多裂肌）：坐在平衡球前方，身体大幅度后仰，并贴在球上，收腹，还原坐立。身体后仰的速度要缓慢。锻炼的过程中，注意与呼吸配合，不要憋气。（图 4－79）

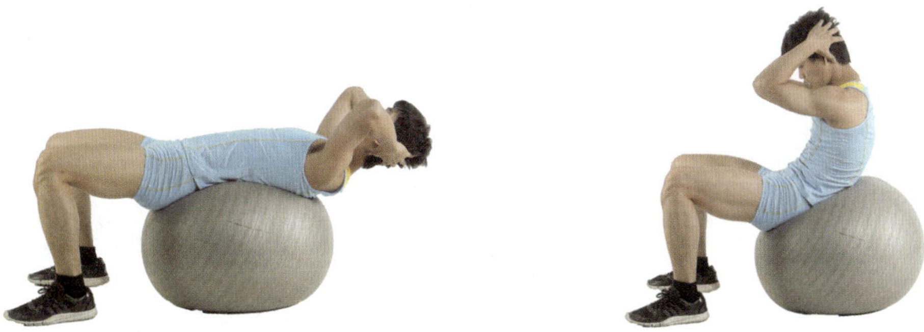

图 4－79　平衡球上仰卧起坐（平衡球，腹直肌、竖脊肌、菱形肌、多裂肌）

仰卧双腿夹球左右转动（平衡球，腹内外斜肌）：仰卧地面，双臂水平张开，两小腿放在平衡球顶部，小腿与大腿夹住平衡球，肩部保持紧贴地面不动，左右转动平衡球。（图 4－80）

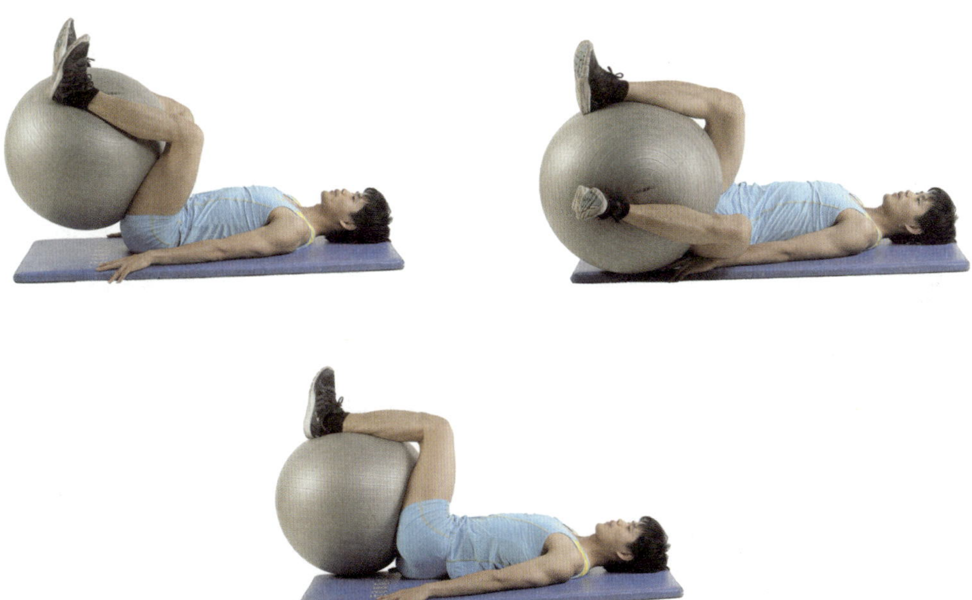

图 4－80　仰卧双腿夹球左右转动（平衡球，腹内外斜肌）

3. 高级水平

平衡球上背起（平衡球，竖脊肌、臀大肌）：上体俯卧在平衡球上，双手置于耳侧，上体抬起至直立位，缓慢还原。锻炼的过程中，注意与呼吸配合，不要憋气。（图 4－81）

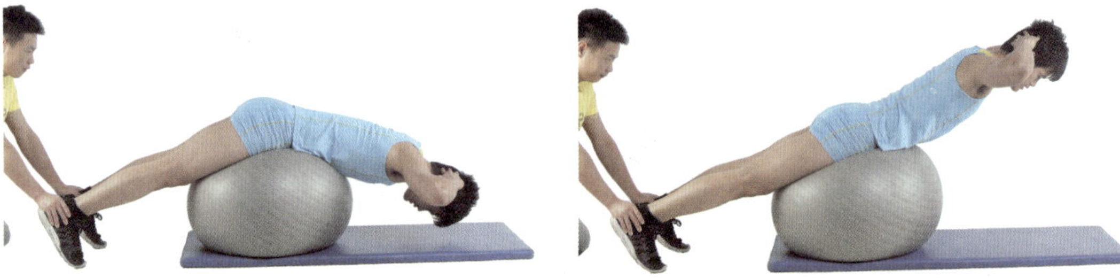

图 4－81　平衡球上背起（平衡球，竖脊肌、臀大肌）

双膝支撑练习（平衡球，腰大肌、腰方肌、腹横肌）：练习方法同四点支撑平衡练习，四点支撑后，双手离开平衡球，上体直立。锻炼的过程中，注意与呼吸配合，不要憋气。（图 4－82）

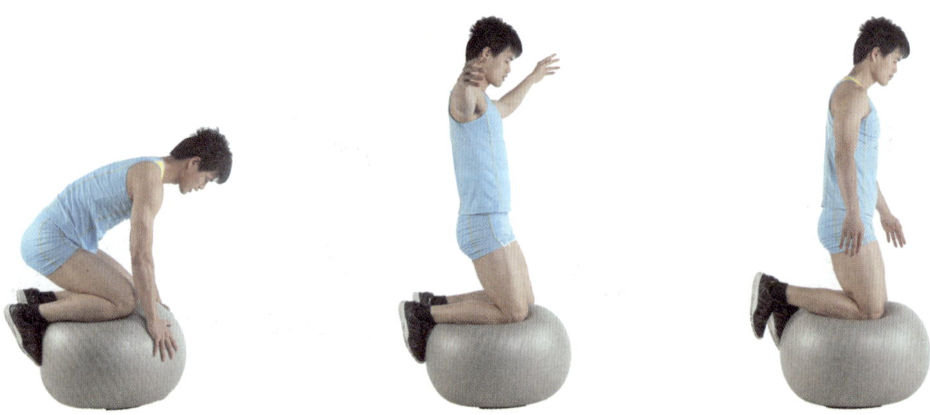

图 4－82　双膝支撑练习（平衡球，腰大肌、腰方肌、腹横肌）

抱头体侧屈（平衡球，腹内外斜肌、竖脊肌、腰方肌）：坐在平衡球上，双脚向前迈出至平衡球顶在腰部位置，转体 90°，使髋关节压在平衡球上，双脚前后分开约一步，双脚可以蹬在墙上或台阶上，双手放于耳侧，身体挺直与地面成 45°角，做体侧屈。锻炼的过程中，注意与呼吸配合，不要憋气。（图 4－83）

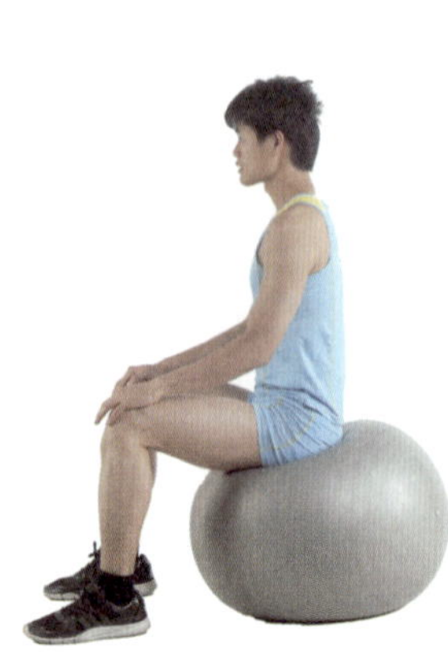

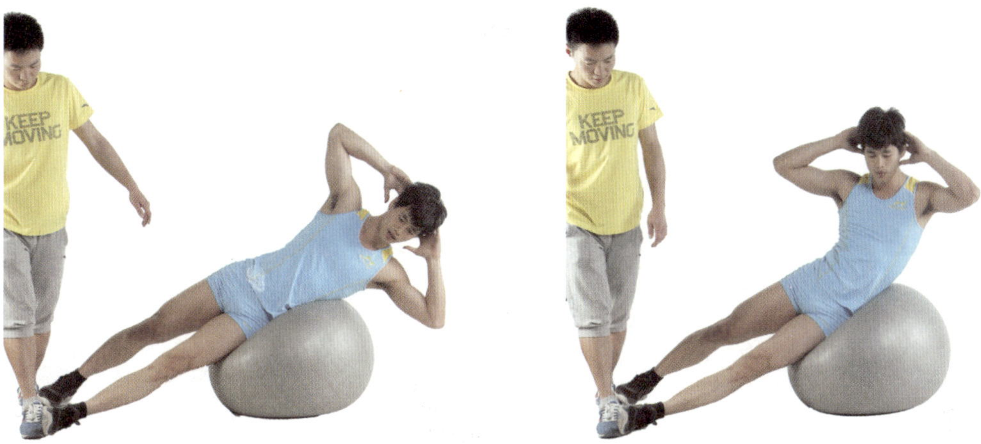

图 4 －83　抱头体侧屈（平衡球，腹内外斜肌、竖脊肌、腰方肌）

仰卧夹球上摆同时仰卧起坐（平衡球，腹直肌、腹内外斜肌、髂腰肌）：仰卧地面，双手置于头两侧，用小腿和大腿夹住平衡球抬离地面，同时双手抱头侧面做仰卧起坐。（图 4 －84）

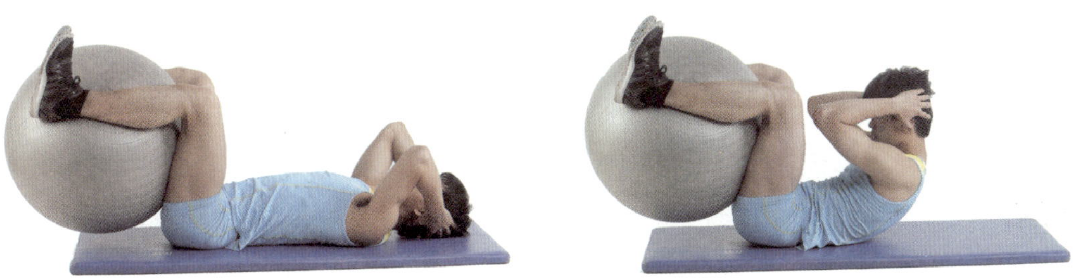

图 4 －84　仰卧夹球上摆同时仰卧起坐（平衡球，腹直肌、腹内外斜肌、髂腰肌）

斜靠平衡球展臂转体（平衡球，腹直肌、腹内外斜肌）：坐立在平衡球上，双脚向前迈出直到臀部一侧依靠平衡球，双脚分开，两膝距离略宽于肩；向左侧转体，使得左侧髋关节倚靠在平衡球一侧，左脚在前右脚在后伸直，两脚脚底垫上哑铃，双臂伸直展开。髋关节固定，向右侧转动身体至两臂与地面平行位置停止。（图 4 －85）

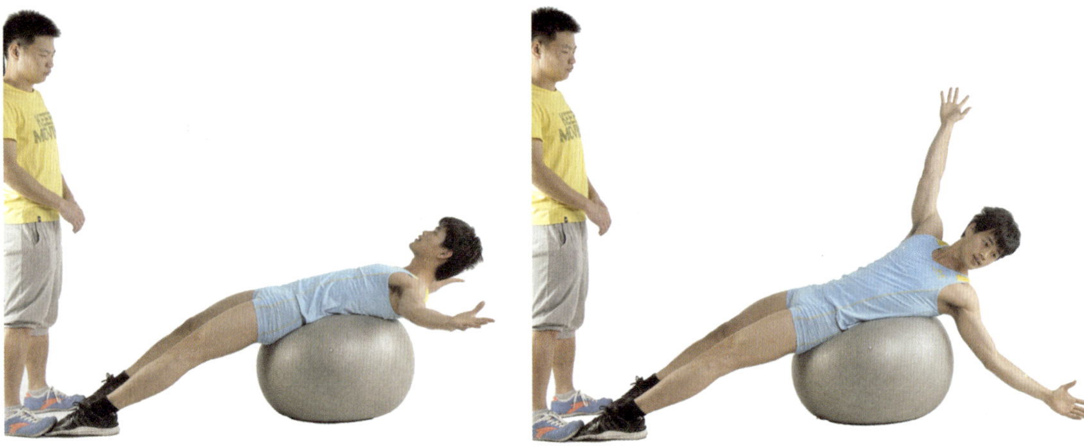

图 4－85　斜靠平衡球展臂转体（平衡球，腹直肌，腹内外斜肌）

仰卧侧起扭拉（弹力带，腹直肌、腹内外斜肌）：仰卧位，弹力带固定较低位置，头部紧贴垫子，两手握紧弹力带并将弹力带拉至腹部以上区域。弹力带从头一侧经过，前臂伸直，肘关节微屈。缓慢地将左肩抬离垫子，同时两手向右臂外侧牵拉弹力带，腹部肌肉绷紧。然后缓慢还原到初始位置。（图 4－86）

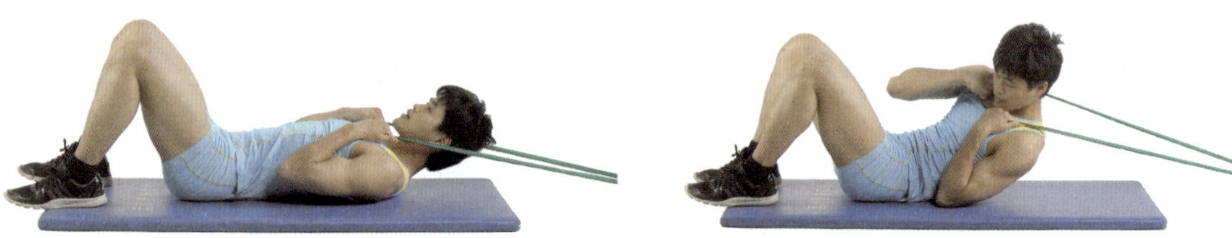

图 4－86　仰卧侧起扭拉（弹力带，腹直肌、腹内外斜肌）

俄罗斯旋转（腹直肌、腹内外斜肌）：仰卧位，屈膝屈髋，双手抱头，腹肌发力，做仰卧起坐后左右旋转躯干，注意旋转时躯干要保持正直，旋转速度要缓慢，然后缓慢放下，进行下一次练习。锻炼的过程中，注意与呼吸配合，即发力时呼气，返回时吸气。（图 4－87）

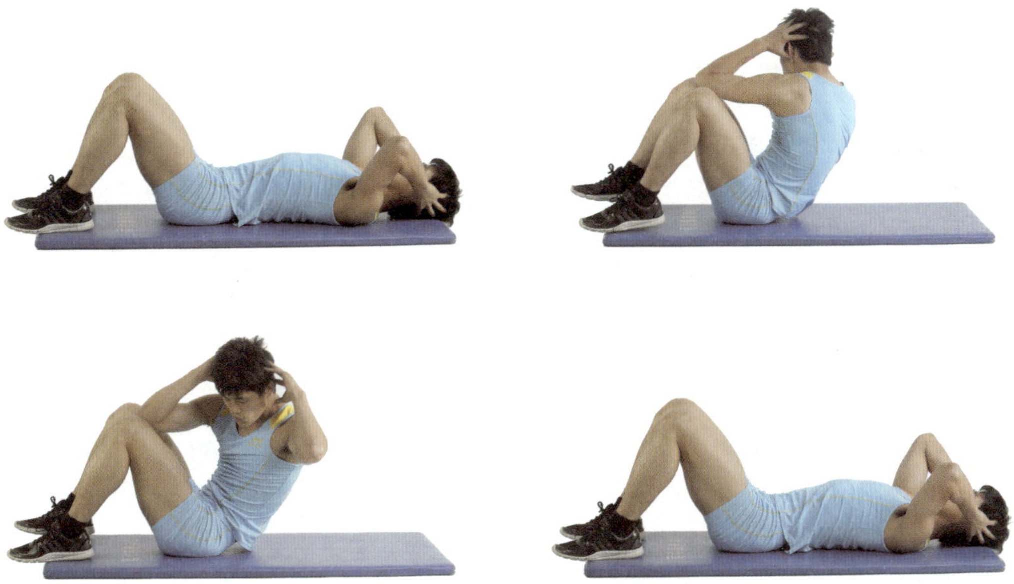

图 4－87　俄罗斯旋转（腹直肌、腹内外斜肌）

思考题

1. 简述肌力康复训练在康复医学中的意义。
2. 影响肌力的因素有哪些?
3. 肌力康复训练的定义是什么?
4. 主动运动和被动运动指的是什么?
5. 肌力训练中如何选择不同的肌肉收缩形式进行练习?
6. 简述开链运动和闭链运动的区别。
7. 简述常用肌力康复训练的分类及适应证与禁忌证。
8. 肌力训练有哪些注意事项?
9. 举例说明常用的肌力康复训练的具体方法。
10. 举例说明肌力训练在临床中的应用。

参考文献

[1]Ellenbecker T. 运动康复中的有效功能训练(第1版)[M]. 王安利,译. 北京:北京体育大学出版社,2011.

[2]Thoms R. Baechle,Roger W. Earle. 体能训练概论(第1版)[M]. 朱学雷,译. 上海:上海三联书店,2011.

[3]杨静宜,徐俊华. 运动处方[M]. 北京:高等教育出版社,2005.

[4]王安利. 运动损伤预防的功能训练[M]. 北京:北京体育大学出版社,2013.

[5]于兑生,恽晓平. 运动疗法与作业疗法[M]. 北京:华夏出版社,2006.

第五章　核心区稳定性训练

第一节　概　述

本章提要

核心区稳定性训练是近年来在康复治疗和体能训练领域研究和讨论的热点之一，是一种有别于传统力量训练的全新的方法与训练理念，其主要应用于运动体能训练和运动损伤的预防与康复。核心稳定性训练能提高人体在非稳定状态下的控制能力，增强平衡能力，激活深层小肌肉群，协调大小肌群的力量输出，增强运动机能，预防运动损伤。本章将详细介绍核心区稳定性训练的概念、原理、常用的训练方法以及在训练实践中的应用，帮助学生掌握常用的核心稳定性训练方法，并及时调整难度，达到最佳训练效果。

一、核心区稳定性训练的定义

（一） 核心区及核心稳定性的概念

在解剖学上，大部分研究将“核心”定义在腰椎—骨盆—髋关节，它们处于上下肢的结合部位，具有承上启下的枢纽作用。但也有一些研究认为，核心部位应包括胸廓和整个脊柱，将整个躯干视为人体的核心区域。

1992 年，Panjabi 提出“核心稳定性”的概念，认为人体的核心稳定是一种“稳定人体系统，以使椎间的中部区域保持在生理极限范围内的能力”。而 Kibler 将“核心稳定性”定义为“在运动中控制骨盆和躯干部位肌肉的稳定状态，使力量的产生、传递和控制达到最佳化的一种能力”。

在这个意义上，核心稳定性是指人体核心部位的稳定程度。身体核心部位在运动中有三个主要功能：产生力量、传递力量和控制力量。人体在运动中通过核心部位的“稳定”为四肢肌肉的发力建立“支点”，为上下肢力量的传递创造条件，为身体重心的稳定和移动提供力量的身体姿态。

（二） 核心区的稳定系统

Panjabi 提出了脊柱功能稳定的装置，认为脊柱稳定系统由三个子系统组成。

1. 被动稳定系统

包括椎体、椎间关节、关节囊、韧带、椎间盘及韧带的固有张力，它们在脊柱活动中起着支撑和感应应力的作用，并将应力的变化及时反馈至神经控制系统，在自然姿势下，给予了少部分的稳定功能。

此外，胸腰筋膜（Thoracolumbar fascia）位于躯干的背部，是一条连接着腰椎肌肉且具有韧性的软组织。胸腰筋膜连接着腰椎、肋骨和髂骨，包覆着上下背部的深层肌群，把连接到肩膀的肌肉、背阔肌、前锯肌等肌肉与深层的肌肉分开。依据位置分为前、中、后三部分，其中后胸腰筋膜在维持腰椎和腹部肌群的稳定中，扮演着重要的角色，借助两侧腹肌的力量，维持脊椎的直立，且大部分腹横肌倚靠着中后胸腰筋膜。

2. 主动稳定系统

核心肌群，是指位于腹部前后环绕着身躯、负责保护脊椎稳定的重要肌肉群，包括所有参与脊柱稳定的躯干肌群及肌腱，如腹横肌、骨盆底肌群以及下背肌这一区域。无论脊柱是静止的还是运动的，它们都在神经系统的协调下共同维持着脊柱的稳定。关于核心肌群的位置和数量问题目前还没有定论。Bergmark 将“核心”部位比喻为一个“圆柱”，认为核心部位的顶部为膈肌，底部为骨盆底肌和髋关节肌。他将核心部位的肌肉以其功能不同分为两类：局部稳定肌（Local muscles）和整体原动肌（Global muscles）。

局部稳定肌主要是深层的肌肉，其特点是小、短、薄，它们直接连接到脊椎上，以个别或整体收缩的方式来维持脊椎的稳定度，并使腰椎维持在“中立位”（Neutral Zone），最主要的是腰部多裂肌、腹横肌，还包括膈肌、盆底肌、腰大肌后束、腰部的髂肋肌、最长肌以及腰方肌的内侧束。

整体原动肌主要是浅层的肌肉，这些肌肉比较大、长，当它们收缩时，躯干就会产生前屈、后伸、左右旋转的动作，主要作用是控制脊柱的运动方向，并产生较大的动作力矩，对抗施加在躯干上的外来负荷。整体原动肌主要包括腹直肌、腹内斜肌、腹外斜肌、竖脊肌和腰方肌及臀部肌群等。(图 5－1)

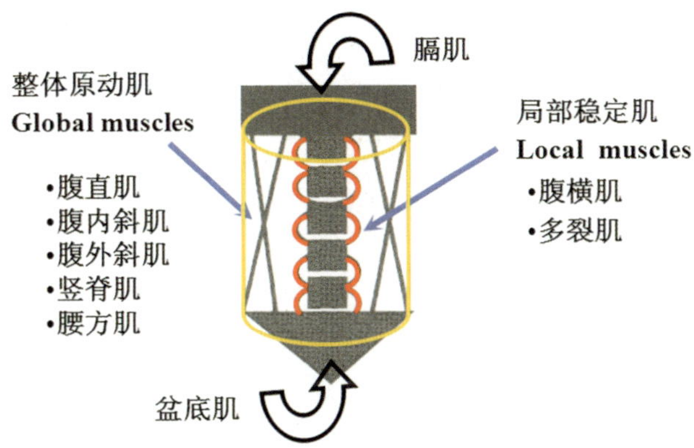

图 5－1　核心区肌肉示意图

表 5－1　局部稳定肌与整体原动肌的比较

	深层稳定肌（局部稳定肌）	表层运动肌（整体原动肌）
位置	深层	浅层
形状	羽状	梭状
肌纤维构成	以慢肌纤维为主	以快肌纤维为主
主要工作类型	静力性（肌肉长度不变）	动力性（肌肉长度改变）
收缩影响因子	不受动作方向影响	受动作方向影响
激活阻力	低阻力下激活（30%～40% MVC） 优先动员	高阻力下激活（大于 40% MVC） 动员慢于稳定肌
主要功能	主要参与稳定和耐力运动	主要参与快速运动

（1）腹横肌（Transversus abdominis）

在腹横肌的中间位置系着一条胸腰筋膜，当腹横肌收缩时，透过拉紧胸腰筋膜，增加脊椎的稳定性。因为当胸腰筋膜被拉紧时，腹内压上升，同时增加脊椎稳定。在下背痛患者中，可发现腹横肌的等长收缩肌耐力不足。腹横肌有明显的“前馈”机制，即在腹部肌群收缩与下肢运动的关系，中枢神经会发出讯号，使腹横肌及多裂肌在下肢运动前先行反应。(图 5－2)

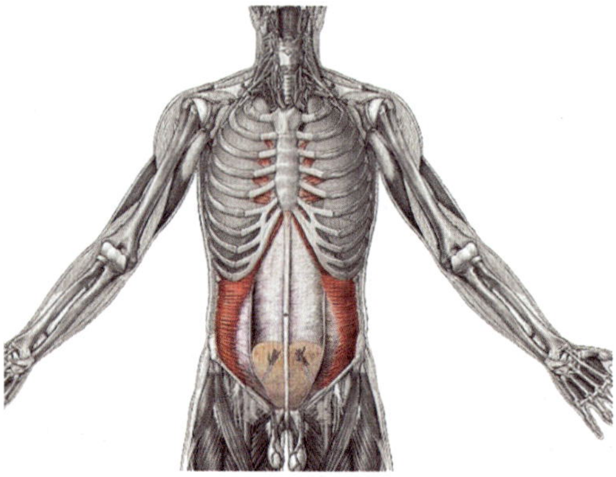

图 5 –2　腹横肌

（2）腹内、外斜肌（Obloquus externus/ internus abdominis）

腹横肌、腹内斜肌与腹外斜肌三条肌肉就像腹部的保护屏障，在增加腹内压的功能中扮演了极为重要的角色。腹内斜肌的肌肉纤维走向与腹横肌相似，腹外斜肌位于表层且肌纤维较粗大，可避免骨盆过度前倾，以及避免腰椎的过度伸展与扭转。（图 5 –3）

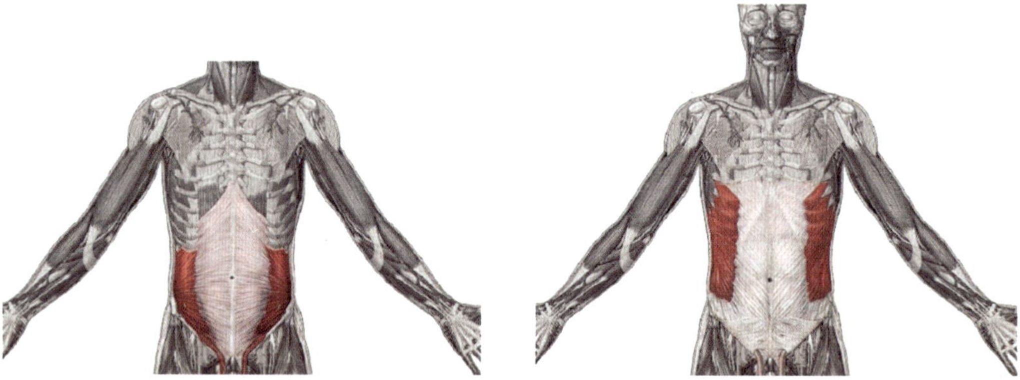

图 5 –3　腹内斜肌与腹外斜肌

（3）横隔（Diaphragm）

横隔位于胸腔与腹腔之间，收缩时增加胸廓的容积，且与腹横肌共同收缩而拉紧胸腹筋膜，因而增加腹内压促使脊椎趋于稳定。（图 5 –4）

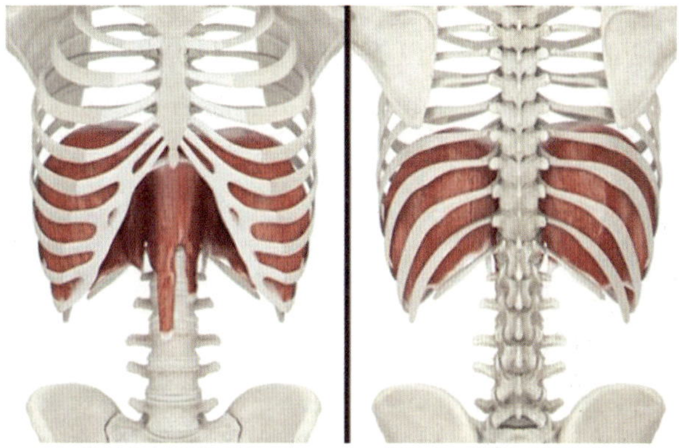

图5－4　横　隔

(4) 骨盆底肌 (Pelvic Floor)

骨盆的肌肉包含了提肛肌与尾骨肌。收缩时，使邻近的内脏筋膜和胸腰筋膜产生张力，进而提升腹内压。此外，骨盆底肌会与腹横肌产生共同收缩。(图5－5)

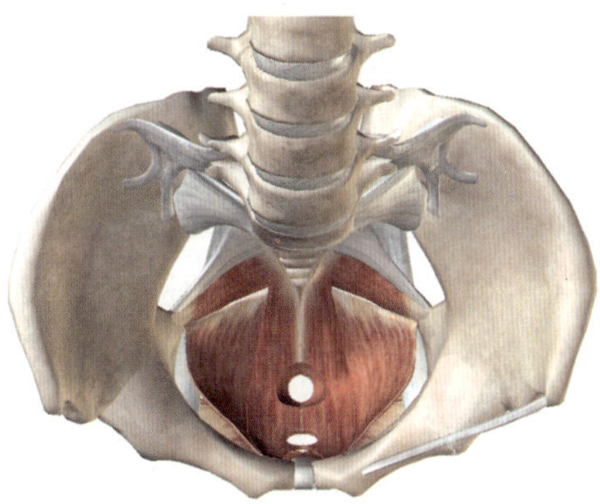

图5－5　女性盆底肌

(5) 腹直肌 (Rectus abdominis)

腹直肌在脊椎稳定上只有较小的贡献，所扮演的角色是躯干的屈曲功能，并维持矢状面上的动态平衡。有研究指出，腹部的肌肉在仰卧的姿势下是不活动的，而在站立的姿势下腹肌呈现兴奋的状态。而在四肢开始活动前，健康者的腹直肌会先行收缩稳定躯干，但是在下背痛患者却有延迟的现象。此外，上腹直肌和下腹直肌在收缩时，在时间上会有前后的差异，如仰卧起坐时，上腹直肌会有优先的肌电反应。但是有学者认为，在做仰卧起坐、抬脚等动作时，上下腹直肌在收缩的时间上并不会有差异。(图5－6)

(6) 腰方肌 (Quadratus lumborum)

腰方肌位于脊椎的两侧连接髂骨，以等长收缩的方式来稳定脊椎，能在行走时将骨盆维持在正中的位置，避免不正常的骨盆倾斜。此外，腰方肌也负责脊椎侧屈的动作与单边抬骨盆，通常跟腹斜肌协同收缩使骨盆向前倾斜。(图 5 -7)

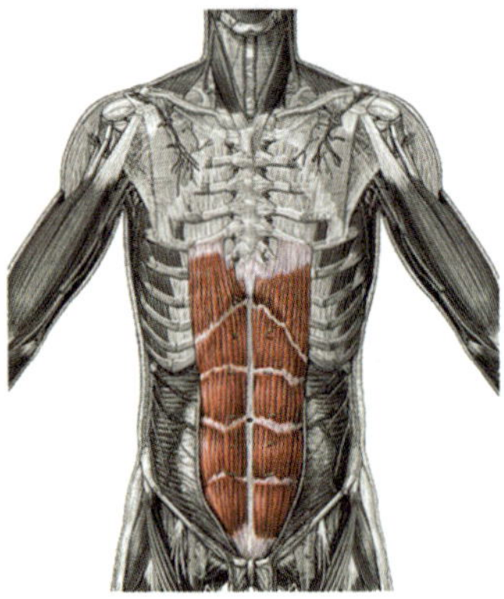

图 5 -6 腹直肌

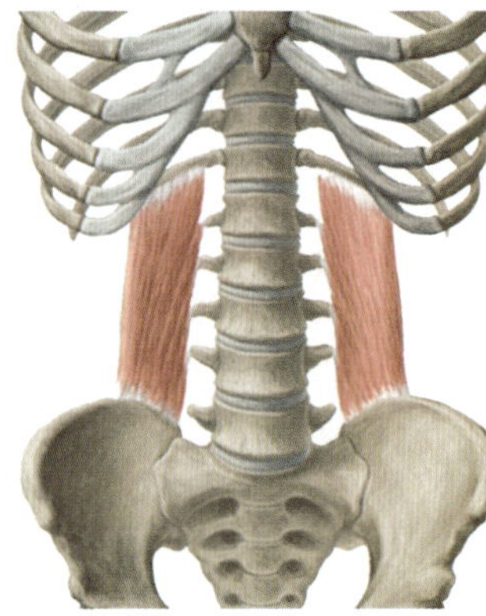

图 5 -7 腰方肌

(7) 竖脊肌 (Erector spinae)

竖脊肌是由骶骨延伸至头颅的一群肌肉，包含外侧的髂肋肌、中间的最长肌和内侧的棘肌，相对于腹肌，其主要的功能是伸展躯干，使脊椎维持在稳定的状态下。当躯干做屈曲运动时，竖脊肌担任缓冲的角色，利用离心收缩避免脊椎被突然的弯曲。(图 5 -8)

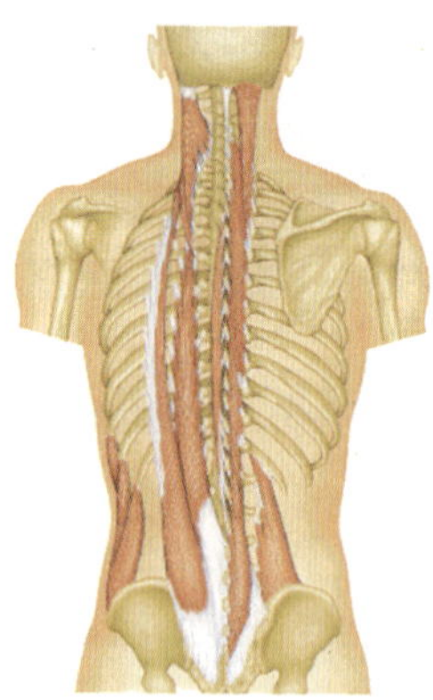

图 5 -8 竖脊肌

(8) 多裂肌 (Multifidus)

多裂肌起自横突，止于上两节椎体棘突。稳定腰椎的全部力量有 2/3 是来自多裂肌，深层的稳定肌肉虽然是小肌肉群，但是利用这微小的力量，以调整脊椎达到稳定的效果。

一侧多裂肌的横切面 (Cross - Sectional Area, CSA) 减少，也就是多裂肌的萎缩会造成单侧的腰痛，并且造成反射的抑制。这样的情形很可能发生在忽略单边的训练或对侧的过强，只要对单侧做强化，就可以恢复应有的肌肉横切面大小，减少失能的情形产生。(图 5 -9)

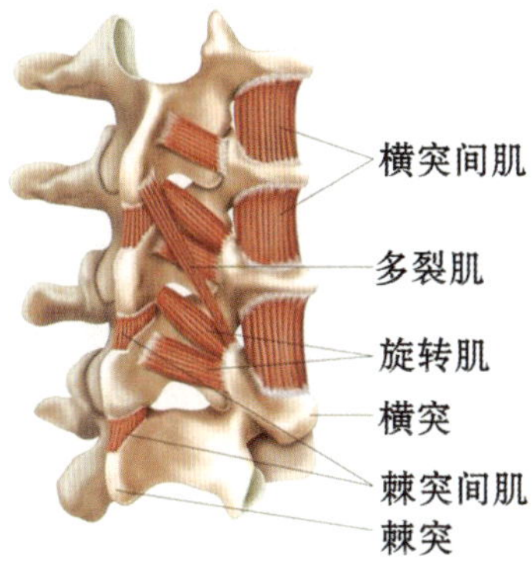

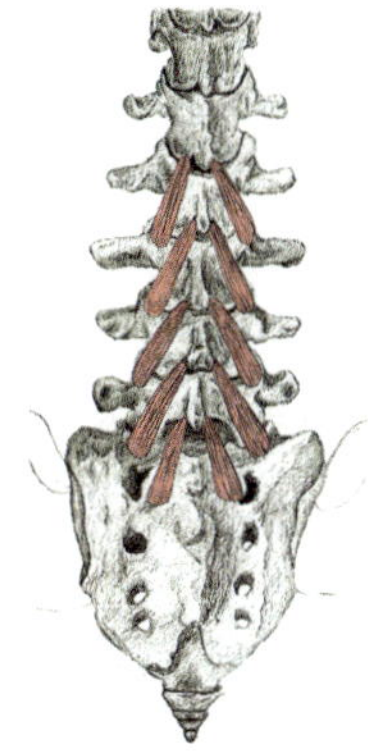

图 5－9　脊柱多裂肌示意图

（9）横突间肌、棘突间肌与回旋肌（Intertransversarii，Interspinales，Rotators）

横突间肌位于腰椎的横突之间，棘突间肌位于第二颈椎到腰椎的棘突之间，回旋肌起自胸椎的横突，止于上一节棘突。肌肉短但分部广，类似多裂肌，是脊椎与脊椎间的小肌肉，功能在于微调脊椎跟脊椎间的位置。横突间肌和棘突间肌可以通过脊椎位置的移动，提供反馈，进而维持脊椎的稳定。这些肌肉可以通过神经肌肉控制系统调整脊椎稳定，并且可细微地调整韧带达到稳定脊椎的效果。

（10）臀大肌（Gluteus maximus）

主要负责髋关节伸展的动作，在一些较激烈的躯干伸展动作和下肢伸展、外展和外转动作中，都有明显的肌肉激发状态，但在站立姿势时，不负责静态的调节。（图 5－10）

（11）股二头肌（Biceps femoris）

股二头肌是位于大腿后侧的双关节肌肉，自骨盆的坐骨粗隆连接至胫骨外髁和腓骨头。如果是在站姿时，臀大肌会协同股二头肌将大腿向后伸展，做等长收缩保持稳定。（图 5－11）

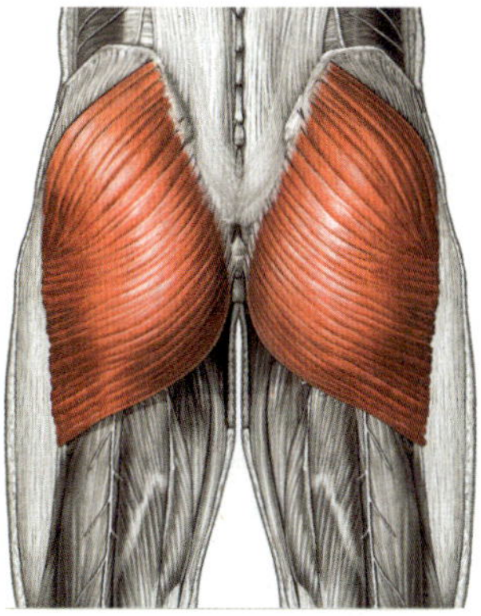

图 5－10　臀大肌

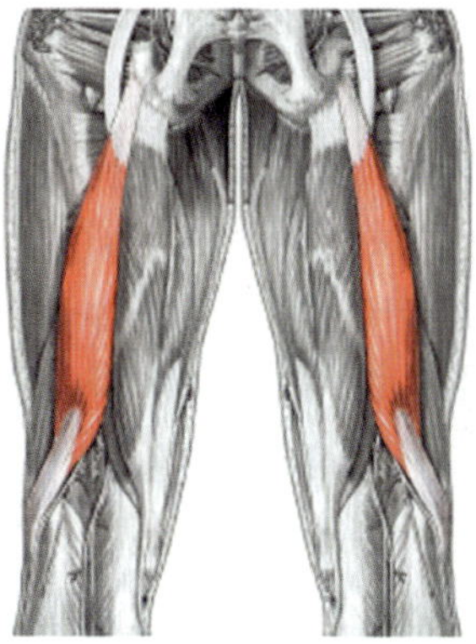

图 5－11　股二头肌

3. 神经控制系统

主要是位于肌肉、肌腱和韧带中的各种张力传感器，对外来信号做出反应，通过主动稳定系统来达到稳定脊柱的目的。

这三个子系统的功能相辅相成，为脊柱完成复杂、准确的运动提供保障，尤其是主动的骨骼肌肉系统在维持脊柱的稳定中起到了非常重要的作用。体外实验发现，若去除肌肉，只保留韧带的腰椎仅能承受88N的压力，十分不稳定，而活体腰椎则能承受2600N的压力，说明肌肉收缩产生的力及肌肉的紧张性起到了稳定腰椎的作用。

二、核心稳定性训练的基本原理

从脊柱稳定性生理学的角度，根据脊柱周围肌肉功能的不同，将附于脊柱的肌肉划分为局部稳定肌和整体原动肌两类。局部稳定肌通过离心收缩控制椎体活动，具有静态保持能力，控制脊柱的弯曲度和维持脊柱的机械稳定性，所以局部稳定性训练主要以深层肌的本体感受性反射活动为主。整体原动肌收缩通常可以产生较大的力量，通过向心收缩控制椎体的运动，这些大肌肉是控制脊柱运动的发力器，并且应付作用于脊柱的外力负荷，它们都在某种程度上参与脊柱运动和稳定性调节。

因此，核心训练应该是兼顾深层的局部稳定肌和表层的整体原动肌在内的力量训练。作为稳定机群之一的多裂肌，其首要功能是本体感受和运动感觉，高度不稳定支撑的状态下的力量训练成为激活、募集核心稳定肌的有效方式，所以核心稳定性训练成为核心力量训练的一个重要因素。但是传统的力量训练对表层的整体原动肌训练得较多，却忽视了深层稳定肌的训练，所以说核心力量训练中增加的这个“不稳定因素”是其区别于传统力量训练的关键。

核心稳定性训练的目的就是为了建立一个强大的核心肌群。在运动过程中核心肌群可以像束腰一样稳定脊柱并保证力量的有效传导。一个动作的完成通常是一个动力链的过程。在这个动态链中包括很多的环节，躯干就是其中的一个重要环节。当肢体发力时，躯干核心肌群蓄积的能量从身体中心向运动的每一个环节传导。强有力的核心肌群对运动中的身体姿势、运动技能和专项技术动作起着稳定和支持作用。任何竞技项目的技术动作都不是依靠某单一肌群就能完成的，必须要动员许多肌肉群协调做功。核心肌群在所有需要力量、速度的运动中，都扮演了一个传导力量到肢体的重要角色。在此过程中担负着稳定重心、环节发力、传导力量等作用，同时也是整体发力的主要环节，对上下肢体的协同工作及整合用力起着承上启下的枢纽作用。

核心稳定性训练影响着动作控制。动作控制是指与人执行技能性动作有关的一系列神经学、生理学和行为学机制，其主要决定了动作的速度、动作的幅度、产生动作的力量以及动作的轨迹。在运动中涉及比较多的还是神经肌肉运动控制问题。核心稳定性训练可以充分的调动神经肌肉控制系统，通过不稳定的支撑面练习，提高核心肌群的力量，改善神经肌肉控制的效率，顺利地完成对运动的控制。（图5－12）

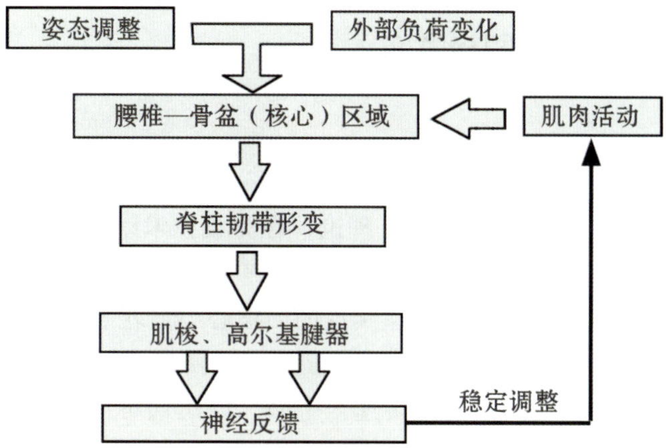

图 5－12　核心稳定模型图（Jeffrey，2007）

三、“核心稳定性”与“核心力量”的异同

“核心稳定性”与“核心力量”是两个不同的概念。核心稳定性的优劣取决于位于核心部位的肌肉、韧带和结缔组织的力量以及它们之间的协作，即核心力量。核心力量是附着在人体核心部位的肌肉和韧带在神经支配下收缩所产生的力量，是一种以稳定人体核心部位、控制重心运动、传递上下肢力量为主要目的的力量能力。核心力量不仅是人体核心稳定性形成的主要能力，而且在运动中它还能够主动发力，是人体运动的一个重要“发力源”。因此，核心稳定是人体核心力量训练的结果，而核心力量是一种与上肢、下肢力量并列的，以人体解剖部位为分类标准的力量能力。

在竞技体育中，核心力量是一种新的力量能力，它与传统力量的主要区别在于以下几个方面。

1. 在解剖位置上，它不同于以往的躯干肌肉。躯干肌的界定主要是以脊柱周边的肌肉为标准，而核心肌是指附着在腰椎—骨盆—髋关节周围的肌肉，一部分腰椎以上的躯干肌并不包含在核心肌肉之内，而一部分以往被定义为下肢肌的肌肉却属于核心肌肉的范围。

2. 在生理功能上，核心力量更强调稳定和平衡，更强调深层小肌群的固定作用，更强调神经对肌肉的支配能力。

3. 在作用上，核心力量在几乎所有的运动项目上都不是直接的发力源，它主要是通过对核心部位稳定性的加强、稳定程度的调整和稳定与不稳定之间转换的控制，为力量的发力创建支点，为力量的传递建立了通道。

提高核心力量，可以增加脊柱和骨盆的稳定性，改善控制力和平衡性，提高能量输出，提高肢体协调工作效率，降低能量消耗，预防运动损伤。

四、核心稳定性训练的积极意义

（一）建立了一种新的力量训练理念

核心力量训练本着运动链（动力链）理论，在完成技术动作过程中，将参与完成动作的肢体连成一个“链”，参与动作完成的身体的每一个部分则是链上的一个环节，技术动作的完成是依靠动量在各个环节间的传递实现的，核心力量就是动量在动力链的传递过程中发挥着“核心”作用，在上下肢的动量传递过程中起承上启下的枢纽作用。坚固稳定的核心稳定性可以将来自地面的力量有效传递至上肢，以达到对上肢或所持器械的最大加速或减速的作用，也可以将上肢动量传递给下肢，调整下肢肌群对地面的作用力度，从而提高上下肢或技术动作间的协调工作效率，所以核心力量训练突出了提高力量的传递、协调组合和控制肌肉能力的特点，体现出全身整体性的、多肌群在多个维度内同时参与运动的新理念。

（二）弥补了传统力量训练在提高协调、灵敏、平衡能力方面的不足

维持人体稳定性的生理机制是神经系统不断接受来自前庭、视觉和集中在肌肉、肌腱、韧带、关节囊、皮肤中的本体感受器传来的信号后，通过激活、控制维持肢体稳定性的肌肉来调节人体平衡，这种调动机制加强了深层肌的募集和兴奋能力，有利于提高肌肉间的协调、灵敏和平衡能力，这对于传统力量训练在提高爆发力量、速度力量、力量耐力等方面做出了补充。

此外，在运动过程中，核心稳定性训练还可以提高动作质量，改善身体姿态，保证较好的能量传递，产生较大速度、力量，改善肌肉协调和平衡，增强本体感受功能，增加变向能力，提供很好的控制冲力，从而降低受伤概率。

（三）创新了力量训练的方法与手段

目前我们国内力量训练有负重抗阻练习、克服弹性物体的练习、克服外部环境阻力等7种主要训练手段，这些力量练习手段存在一个共同的特点，那就是力量训练的过程中身体重心都是处于相对平衡状态下完成的。在实际运动过程中身体的不稳定状态破坏了我们在稳定状态下培养的力量发挥的条件，从而这种力量练习在场上表现不出来。由于力量训练中不稳定因素的加入，使力量训练中又出现了悬吊训练和震动训练两种主要的核心力量训练方法。如悬吊训练是通过吊索将身体部分或全部悬吊起来，由于悬吊带形成的支撑反作用力不断处于变动之中，迫使身体不断调整不稳定的身体状态而达到提高神经——肌肉本体感受功能。同样，震动训练通过机械振动进一步激活、募集更多的肌纤维参与肌肉激活，即肌肉肌腱的振动刺激可以引起肌肉本体感受器的激活。在核心力量训练中常用的辅助性的练习器械有：气垫、健身球、平衡板、半球型滚筒、弹力棒、小蹦床、稳定球、滑板、充气垫等，在这些器械上完成专项需要的练习动作。

表5－2　核心力量训练与传统力量训练的比较

传统训练重点	核心训练重点
重量增加	重量减轻，关节减速
单关节，单一化的练习动作	多关节，多维化的练习动作
稳定的外部支撑	不稳定的外部支撑，调动更多的控制平衡的肌肉参与
重点放在肌肉发达训练的手段上	促进动作技能和神经肌肉适应
对身体动力链关注不够	强化身体动力链
缺乏神经肌肉系统的效率	增加神经肌肉系统的本体感觉
缺乏核心力量	增强核心力量

五、适应证与禁忌证

（一）适应证

所有参加各种运动的运动员和运动参与者，由于疼痛及卧床休息导致的腰痛及腰部肌肉萎缩、稳定性差的患者，偏瘫患者。

（二）禁忌证

腰部肿瘤患者，腰椎不稳定骨折患者，其他不适应运动疗法的患者。

六、注意事项

（一）核心稳定性训练在每个练习动作中都必须严格控制身体姿势，强调神经系统的参与，关注锻炼者完成的质量，而不是完成的数量。

（二）锻炼者都应维持节律性呼吸，使呼吸配合动作。

（三）核心稳定性训练初始阶段的练习动作都是静力性等长收缩的动作，通过这一种练习方式使锻炼者体会核心的位置。在动作开始前，锻炼者先通过骨盆的前倾和后倾调整确定发力时的正确位置，在运动过程中腰背部保持平直，通过这种训练形式体会核心肌群收缩的特点。在掌握核心肌群收缩后，核心稳定性训练的中后期练习都是核心肌群控制下的躯干运动。

（四）随着锻炼者能力的提高逐渐加大训练的难度。

第二节　核心区稳定性训练的操作方法

一、徒手核心训练

（一）桥式运动

“桥式运动”是核心稳定性训练最为基础的训练方法，因姿势像“桥”而得名。背桥、腹桥和侧桥运动，可以激活核心区的稳定肌，帮助维持脊柱的稳定性。

1. 背　桥

动作目的：募集腹横肌、臀大肌。

主要参与肌肉：腹横肌、臀大肌、腘绳肌、竖脊肌。

动作要点：患者取仰卧位，膝关节屈曲 90°，双足底平踏在床面上，臀大肌收紧向上抬起臀部，动作过程中肚脐拉向脊柱。膝、髋、肩呈一条直线，维持一段时间后，还原重复动作。注意动作与呼吸配合，抬起时呼气，下放时吸气。如果患者不能主动完成，治疗师可以用一只手掌放于患侧膝关节的稍上方，在向下按压膝部的同时向足前方牵拉大腿；另一只手帮助臀部始起。随着患者的进步，治疗师可在逐渐减少帮助的同时，要求患者学会自己控制活动，不能让患侧膝关节伸展或向侧方倾倒。（图 5－13）

背桥动作能帮助病人增加躯干的运动，一旦病人能熟练地完成，就可以随意地抬起臀部而使其处于舒适的位置，进而减少褥疮的发生，增加各关节的控制能力，为今后的坐和站打下基础，防止今后步行时伸髋困难而引起的行走不便。急性期也可用此姿势放置便盆和更换衣服。

增加难度：伸直一侧膝关节，大腿不动，增加对支撑侧的训练难度。在双脚或肩下放置平衡气囊，增加不稳定性。

降低难度：治疗师在抬髋过程中给予帮助，辅助下肢和骨盆稳定。

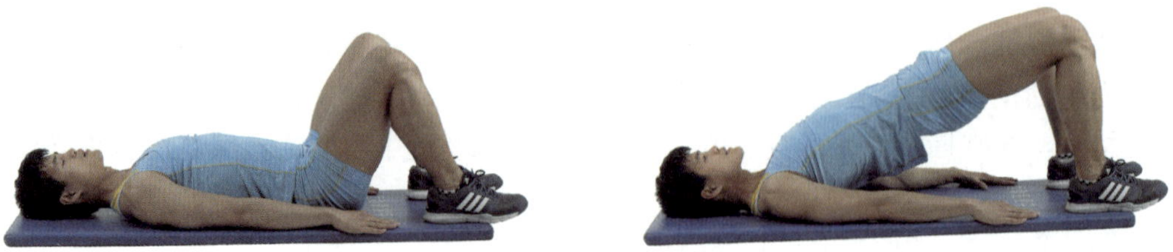

图 5－13　背　桥

2. 腹　桥

动作目的：核心部位在矢状面的稳定性。

主要参与肌肉：腹横肌、腹直肌、腹内斜肌，腹外斜肌，臀大肌等。

动作要点：双肘分开与肩同宽，肘关节屈 90°，用前臂撑地，全身拉直，脚尖撑地，肚脐拉向脊柱，坚持到身体极限停止；然后放松俯卧地面，重复动作。这种运动可以经常性的随时随地进行。随着患者水平提高逐渐延长时间。值得注意的是，在整个动作过程中，头、肩、髋、踝呈一条直线，骨盆中立位，后背不弓起，臀部不上翘。（图 5－14）

增加难度：将一侧手臂或脚抬起，但躯干保持不变，以减少支撑面积。在前臂或脚上放置平衡气囊，以增加不稳定性。

降低难度：将双脚支撑改为双膝支持，减少阻力臂的长度。治疗师在髋部上抬过程中给予帮助，帮助患者将腰部和骨盆维持在中立位。

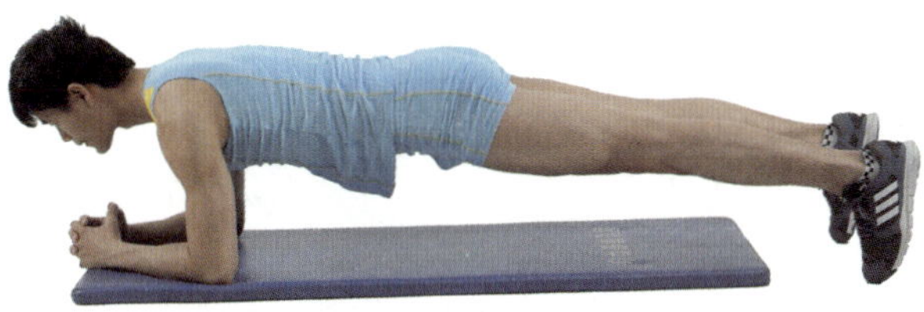

图 5－14　腹　桥

3. 侧　桥

动作目的：核心部位冠状面内的稳定性。

主要参与肌肉：髋外展肌群、腹部侧面肌群等。

动作要点：以右侧桥为例。右侧卧于地板上，肩外展，前臂着地。左脚放在右脚上，臀部和腰部用力，使身体上撑，身体与地板呈一个完美的三角形。左肩不要前后摆动。身体保持平直，髋关节保持中立位，不能挺肚子或向后突出；尽量长时间地保持此姿势；然后换另一侧，重复动作。注意动作与呼吸配合，放松还原，抬起时呼气，并将肚脐拉向脊柱，下放髋关节时吸气。动作保持过程中注意呼吸，不能憋气。可随患者水平提高逐渐延长时间。（图 5－15）

增加难度：将上方的手臂或脚抬起，但躯干保持不变，或在前臂或脚上放置平衡气囊，以增加不稳定性。

降低难度：将双脚支撑改为双膝支持，减少阻力臂的长度。治疗师在髋部上抬过程中给予帮助，帮助患者将腰部和骨盆维持在中立位。

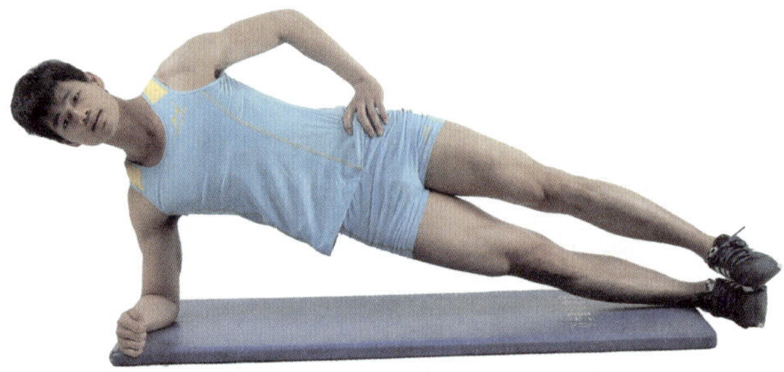

图5－15 侧 桥

（二）其他徒手训练动作

1. **腹横肌训练**

动作目的：募集腹横肌。

主要参与肌肉：腹横肌。

动作要点：

动作1：患者仰卧位，屈髋屈膝，双脚支持地面，骨盆中立位。在正常呼吸、呼气的同时，将肚脐拉向脊柱，停留3～5秒；然后还原，重复此动作。

动作2：双手双膝四点支撑跪位，下颌微收，脊柱和骨盆处于中立位。在正常呼吸、呼气的同时，将肚脐拉向脊柱，停留3～5秒；然后还原，重复此动作。可将一侧手臂和对侧下肢抬起，以增加难度。（图5－16）

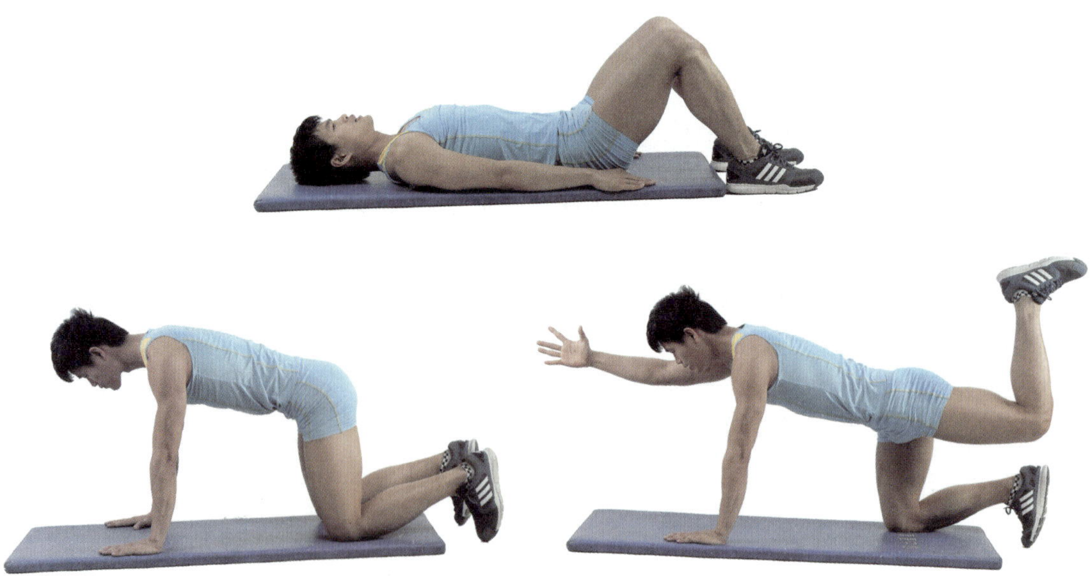

图5－16 腹横肌训练

2. 背肌训练

动作目的：募集臀大肌、脊柱深层稳定肌。

主要参与肌肉：臀大肌、脊柱深层肌肉、竖脊肌、腹横肌。

动作要点：患者俯卧位，臀大肌收紧，后背肌群收紧，将胸部和双腿抬离地面。抬起时，肚脐拉向脊柱，维持此动作 3 ~5 秒；然后还原，重复动作。注意，脊柱伸展幅度不要太大；保持正常呼吸，抬起时呼气，还原时吸气。（图 5 –17）

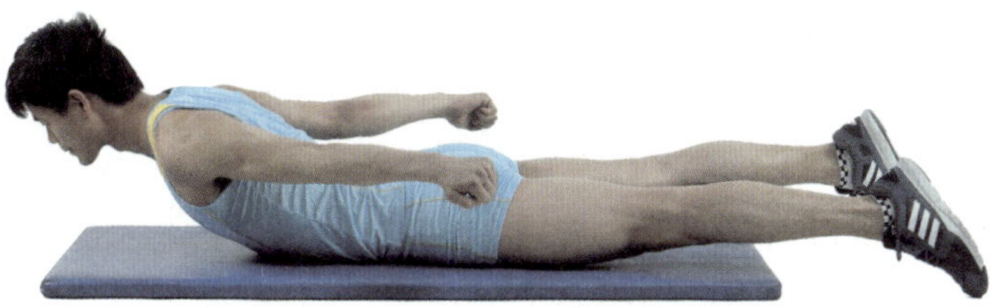

图 5 –17　背肌训练

3. 旋转肌训练

动作目的：提高核心部位斜向旋转的稳定性。

主要参与肌肉：腹横肌、腹外斜肌等。

动作要点：患者仰卧，屈髋屈膝，双脚支撑。双手相握，一侧肩部抬起的同时，卷曲脊柱，手伸向对侧腿，同时腹肌用力将肚脐拉向脊柱，维持此动作 3 ~5 秒；然后还原，做对侧动作，重复练习。随着患者水平的提高，逐渐延长保持动作的时间。（图 5 –18）

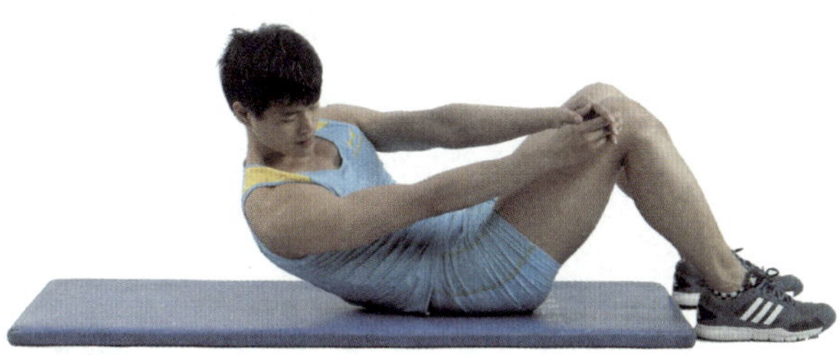

图 5 –18　旋转肌训练

二、瑞士球核心稳定性训练

（一） 瑞士球使用原则

瑞士球是常用的不稳定支撑平面，也是核心稳定性训练中常用的器械之一。初学者在训练时有一定的难度和危险性，因此，在使用过程中，需要注意以下几点。

1. 训练动作由易到难

由于瑞士球具备不稳定的特点，所以在练习时，应选择简单的动作，如从多点支撑（双手双脚）逐步过渡到单点支撑（单手单脚）和无辅助支撑。

2. 训练方式先静力练习，后动力练习

训练初期，以静力平衡动作为主，最少能完成 30 秒以上，强调动作的准确性和肌肉的动员与激活。然后再逐渐增加动力性练习，每个练习至少完成 2 ~ 3 组，每组 15 次以上。

3. 训练强度先稳定后力量

即先徒手后负重。稳定优先于力量训练，在增加额外阻力和抗阻之前，应先保质保量地完成徒手动作，然后逐步过渡到抗阻练习。

4. 训练安排循序渐进，负荷逐渐递进

抗阻练习要求在能够完成规定的次数和组数后，适时增加负荷，结合自身实际情况和专项特点进行针对性练习。训练应因人而异，并非每一种训练均适合于任何训练者。训练时不应产生疼痛。

5. 瑞士球的使用方法较为灵活

可以根据运动员或患者的实际情况，设计多种动作或将不同动作进行组合，达到多种不同难度组合，以达到不同的训练和治疗目的。因此，在使用瑞士球进行治疗和训练的过程中，需要结合实际，来安排和设计整体的训练或治疗计划。

（二） 常用训练动作及要求举例

1. 俯卧伸展训练

动作目的：强化核心部位矢状面及水平面内的稳定性。

参与肌肉：臀大肌，脊柱深层肌群等。

动作要点：俯卧于瑞士球上，臀部收紧，腹部收紧，背部收紧。尽可能长时间地维持该动作，保持正常呼吸。（图 5 - 19）

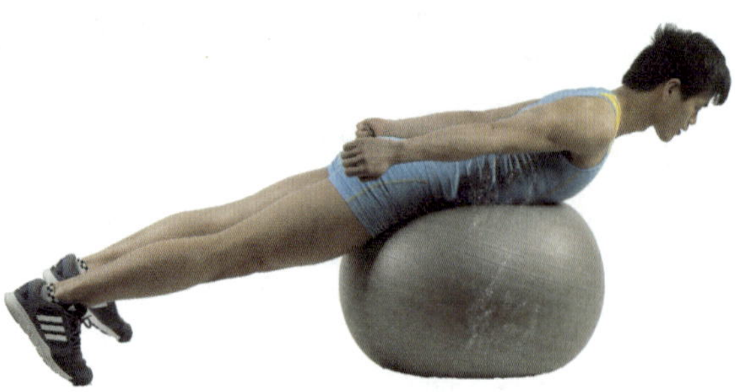

图 5 - 19 俯卧伸展训练

2. 侧卧臂支撑训练

动作目的：提高核心部位冠状面内的稳定性。

参与肌肉：腹斜肌、髋外展肌肉等。

动作要点：侧卧以前臂撑，双脚放于瑞士球上。踝、髋、肩位于一条直线，骨盆中立位，身体保持平直。尽可能长时间地维持该动作，保持正常呼吸。（图 5－20）

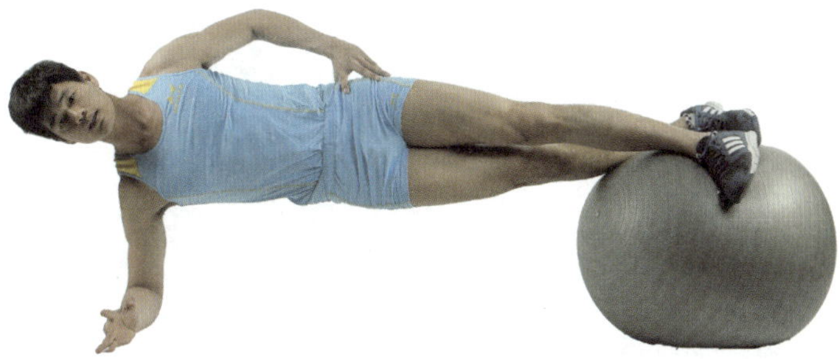

图 5－20　侧卧臂支撑训练

3. 仰卧位蹬球训练

动作目的：提高核心部位在矢状面内的稳定性及力量，提高膝、踝关节的稳定性。

参与肌肉：背肌，臀大肌、腘绳肌等。

动作要点：仰卧，双臂置于体侧，双脚并拢放于瑞士球上。收紧臀大肌，抬起臀部离开地面，使膝、髋、肩在一条直线上。收紧腹部，肚脐拉向脊柱，保持 3～5 秒；然后还原，重复动作。注意动作中保持正常呼吸。（图 5－21）

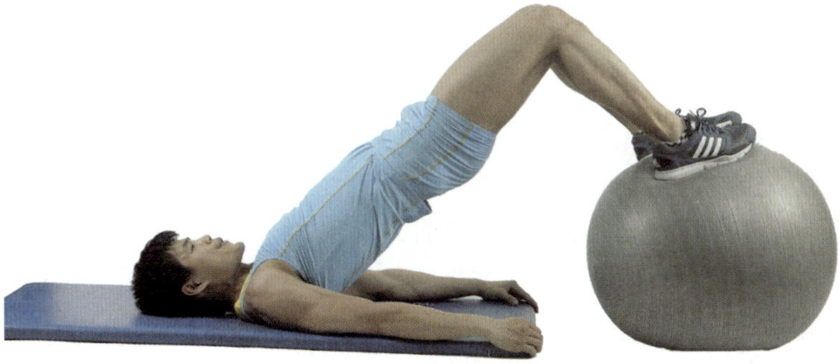

图 5－21　仰卧位蹬球训练

4. 俯卧瑞士球外滚（Roll out）训练

动作目的：募集腹部肌肉及髋关节周围的稳定肌。

主要参与肌肉：腹横肌、腹直肌、臀大肌、股四头肌，肩带稳定肌等。

动作要点：跪姿，瑞士球位于前臂下，保持骨盆与颈部中立位；向前滚动，滚动时髋部前移，肩关节伸展，身体成一条直线；然后缓慢还原。（图 5－22）

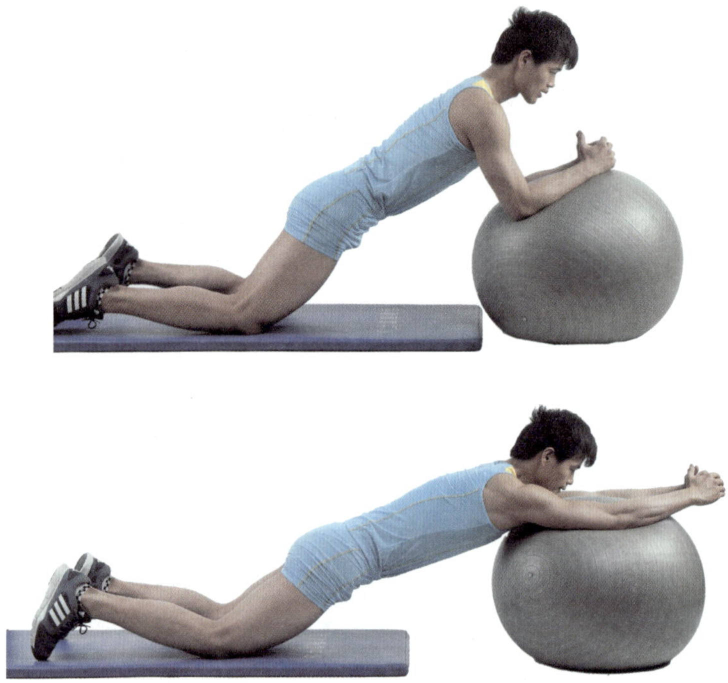

图 5－22　俯卧瑞士球外滚（Roll out）训练

5. 瑞士球俯卧下肢回弯（Tuck）训练

动作目的：募集腹肌与背肌，提高坐位的稳定性。

主要参与肌肉：腹横肌、腹直肌，竖脊肌，臀肌。

动作要点：手部支撑身体，呈俯卧撑姿势，瑞士球置于膝部下方或踝部；通过屈髋，降低腹部，向前滚动瑞士球。保持 3～5 秒，并缓慢还原。（图 5－23）

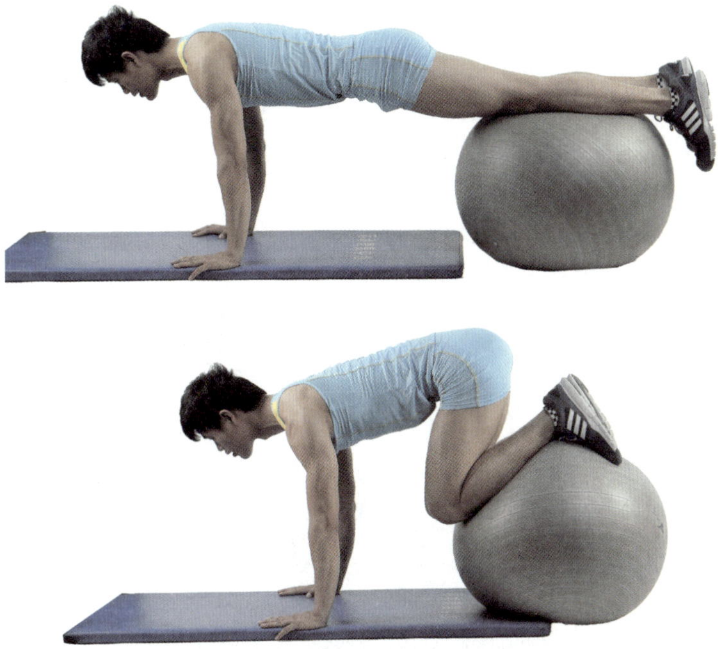

图 5－23 瑞士球俯卧下肢回弯（TUCK）训练

6. 瑞士球腹部卷曲（Curl up）训练

动作目的：募集腹部肌肉。

主要参与肌肉：腹横肌、腹直肌，臀大肌。

动作要点：训练者将瑞士球置于腰部生理弯曲处，呈架桥姿势，膝部弯曲呈 90°，双脚分开与肩同宽，膝、髋、肩在一条直线上。训练时躯干上抬，收紧腹部，同时保持骨盆中立位，将肚脐拉向脊柱。注意，训练时保持瑞士球静止，同时保持正常呼吸。可通过改变手部放置位置增加训练难度。（图 5－24）

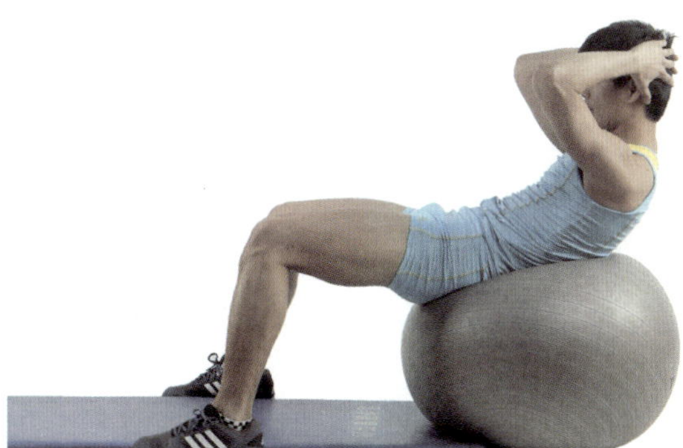

图 5－24 瑞士球腹部卷曲（Curl up）训练

7. 架桥姿势下的球上腹部斜向卷曲（Curl up）训练

动作目的：募集腹部肌肉。

主要参与肌肉：腹横肌、腹直肌，同侧的腹内斜肌和对侧的腹外斜肌。

动作要点：训练者双脚着地，借助瑞士球完成架桥姿势，瑞士球应位于下背部生理弯曲处，膝部保持90°弯曲，髋部伸展，手臂在前胸部处交叉放置。训练时单肩向上挺起躯干，使腹部紧张，训练时应保持背部与瑞士球接触。保持3～5秒，并缓慢还原。注意，训练时不应让球来回移动。可通过将手部置于头后，来增加训练难度。（图5－25）

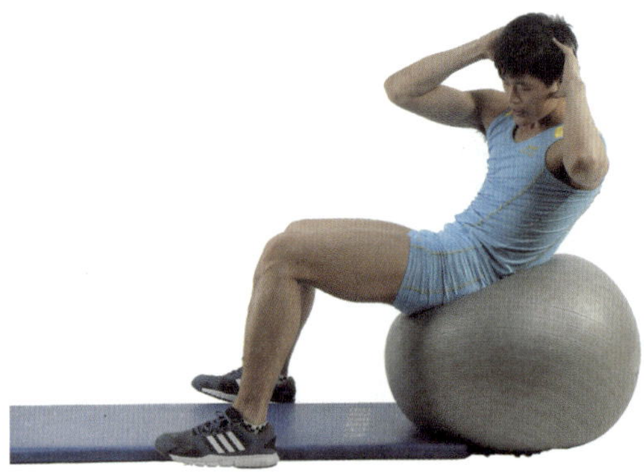

图5－25　架桥姿势下的球上腹部斜向卷曲（Curl up）训练

8. 坐姿瑞士球腹部斜拉（Obliques）训练

动作目的：募集腹肌与背肌，提高坐位的稳定性。

主要参与肌肉：腹横肌、腹直肌，竖脊肌，臀肌。

动作要点：患者端坐于训练球上。身体后倾，背部挺直，保持腹部紧张。单臂向外、向后伸展，躯干挺直。保持3～5秒，并缓慢收回手臂，对侧手重复上述动作。注意，完成动作时训练球不应移动。（图5－26）

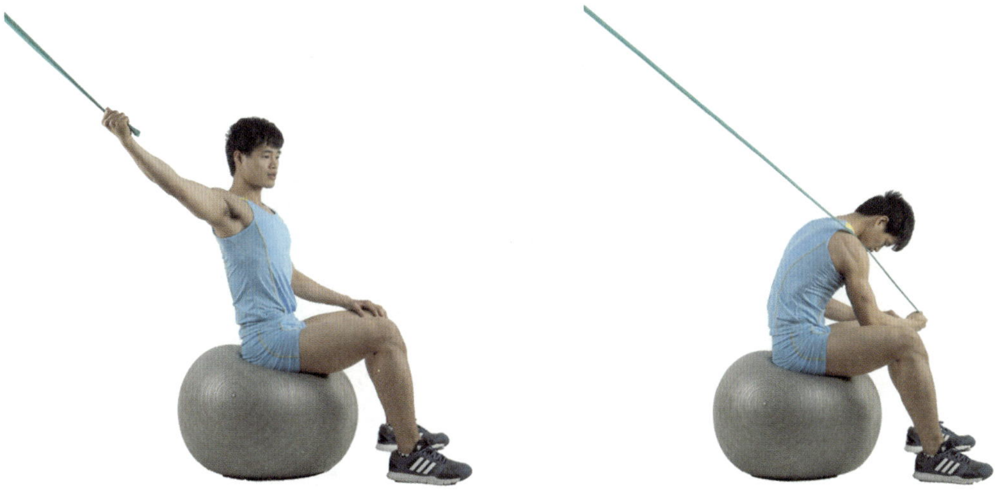

图 5－26　坐姿训练球腹部斜拉（Obliques）训练

9. 仰卧瑞士球腹部卷曲（Curl up）训练

动作目的：激活腹部肌肉。

主要参与肌肉：腹横肌，腹直肌。

动作要点：训练者仰卧于地板之上，瑞士球置于脚踝及小腿处，保持膝部呈 90°弯曲，手臂于前胸处交叉。腹部用力，向上抬起躯干，直至肩胛骨离开地面。保持 3～5 秒，并缓慢还原。注意，训练时不应让球来回移动。将手部置于头后，可增加训练难度。（图 5－27）

10. 仰卧腹部斜向卷曲训练（Oblique Curl up）训练

动作目的：募集腹部肌肉。

主要参与肌肉：腹横肌、腹直肌，同侧的腹内斜肌和对侧的腹外斜肌。

动作要点：训练者仰卧于地板上，瑞士球置于脚踝及小腿处，保持膝部呈 90°弯曲，手臂于前胸处交叉。腹肌用力，单侧肩部带动躯干向上抬起，使躯干发生轻微扭转。保持 3～5 秒，并缓慢还原。注意，完成动作时瑞士球应保持静止。将手部置于头后，可增加训练难度。（图 5－28）

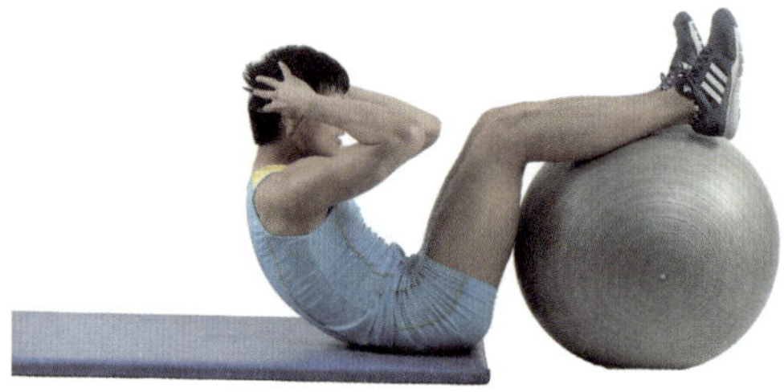

图 5 - 27　仰卧瑞士球腹部卷曲（Curl up）训练

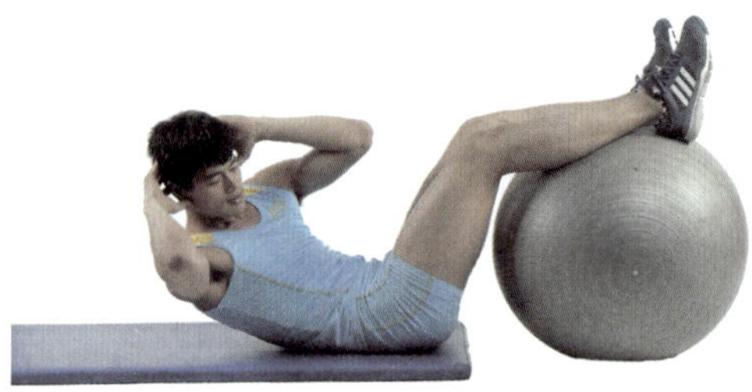

图 5 - 28　仰卧腹部斜向卷曲训练（Oblique Curl up）训练

11. 仰卧直腿夹球训练

动作目的：募集腹肌，髂腰肌。

主要参与肌肉：锻炼腹直肌下部、腹内斜肌、腹外斜肌、髂腰肌。

动作要点：训练者仰卧，双膝轻微分开，两腿伸直，将瑞士球夹于小腿下方，两手置于体侧保持平衡。腹部紧张，保持固定，眼睛看正上方，头不动。两脚夹起瑞士球，直至大腿与地面垂直。保持 3 ~ 5 秒，并缓慢还原。注意，瑞士球在双腿之间夹紧，不能来回移动。（图 5 - 29）

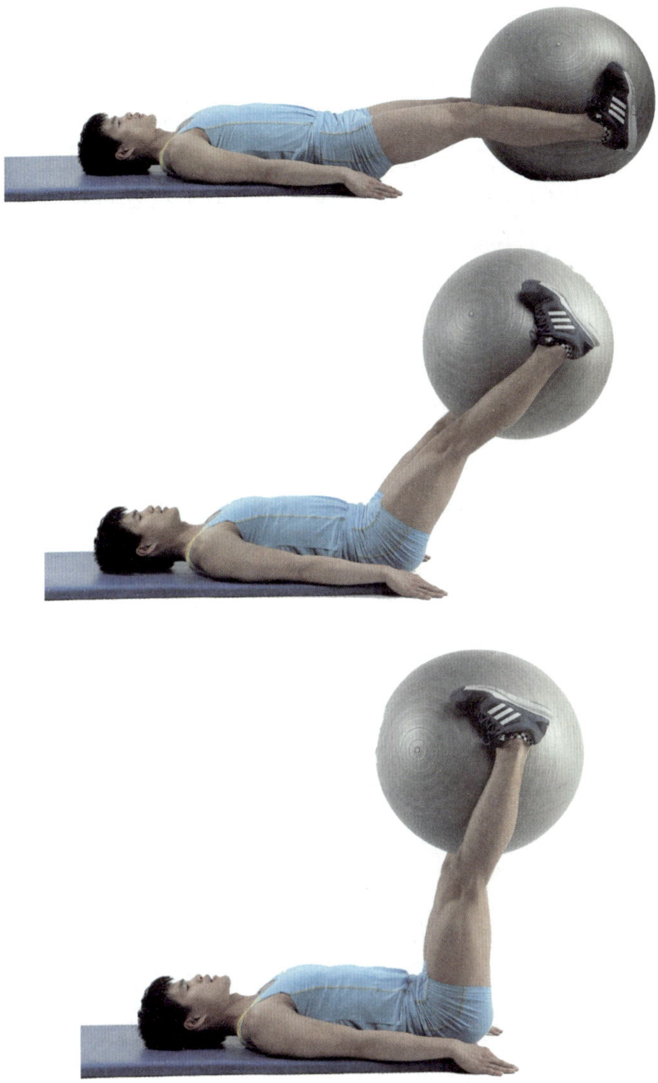

图 5－29 仰卧直腿夹球训练

三、悬吊训练（Sling Exercise Therapy，SET）

（一） SET 的起源

吊带用于治疗和训练患者已有很长时间。二战之前由德国巴德洪堡的 Thomsen 教授发起 schlingentisch（吊带桌），在二战期间用来治疗受伤的战士，战后用来治疗大面积瘫痪的病人。20 世纪 40 年代末期，Ludwig Halter 把吊带桌和游泳池结合起来使用，开创了一种治疗脊髓灰质炎患者的新方法，是这种治疗方法的主要推进者。

SET 系统是基于前人科研成果的基础上，由挪威的康复理疗师和医生与其他国家的专家合作研发，目前已有 18 年的实际应用经验。相关设备体现了人性化的设计理念，在悬吊系统的帮助下，身体的某部分或整个身体都可以悬挂在器械上，治疗和训练时通过这种方式就可以摆脱或利用身体重力的影响。它最初用于骨科术后和骨骼、肌肉系统慢性疾病康复，现在已成功用于脑卒中及其他神经疾病的临床治疗中，还可用于儿童早期干预、康复训练以及健体运动等项目。2000 年之后，SET 逐步用于运动员的体能训练。在针对功能性力量训练和核心力量训练的众多方法中，SET 是突出了运动感觉的综合训练方法，是目前应用于康复人群和运动员比较成熟的理论与研究成果，能够较完善的体现运动损伤预防和康复训练的新理念。在我国高水平运动员的训练、康复中已有较广泛的应用。

SET 是以持久改善肌肉骨骼疾病为目的，应用主动治疗和训练的一个总的概念集合，包括诊断及治疗两大系统。前者通过逐渐增加开链和闭链运动的负荷来进行肌肉耐力测定，并结合肌肉骨骼疾病的常规检查；后者包括肌肉放松、增加关节活动范围、牵引、训练稳定肌肉系统、感觉运动协调训练、开链运动和闭链运动、活动肌动力训练、健体运动、小组训练、伴有长期随访的个体化家庭训练以及用来制定和修改运动计划的计算机软件等。

（二） SET 的基本要素

1. 开链运动和闭链运动

开链运动是指肢体远端不固定且不承受身体重量所进行的运动，原动肌和协同肌兴奋，但拮抗肌不同时收缩；闭链运动是指肢体远端固定并承受身体重量所进行的运动，原动肌、协同肌和拮抗肌同时兴奋。（图 5 -30、图 5 -31）

SET 既使用开链运动，也使用闭链运动。开链运动是在悬吊系统上作肌肉放松运动以及使用外来的重量和滑轮系统进行肌力训练。闭链运动则使用悬吊系统通过调节杠杆、改变力矩等方式来实现逐级增加运动负荷。闭链运动对关节的稳定性提出了更高的要求，与其他运动比较，其肌肉更需要协同收缩，所以非常适于进行日常生活活动能力练习及运动训练。

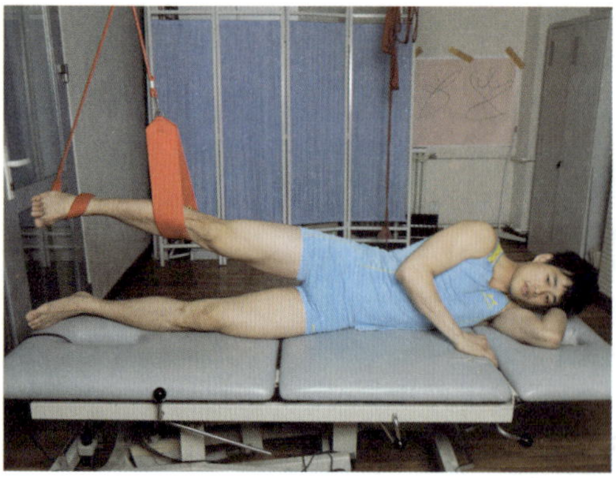

图 5 -30　开链动作

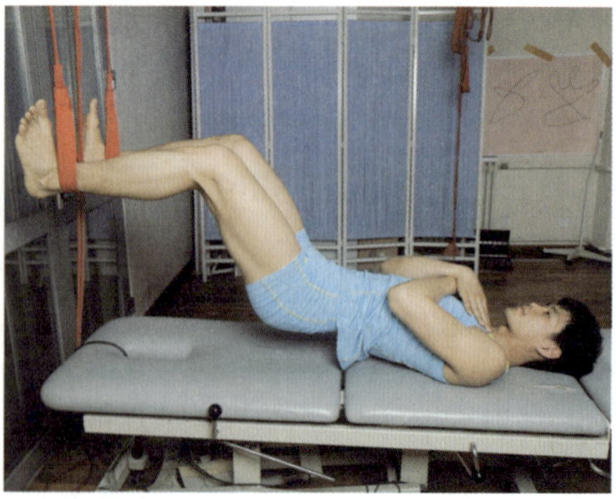

图 5 -31　闭链动作

2. 开链运动和闭链运动的诊断系统

该系统根据 SET 概念开发出一个独立的诊断系统，用来判断身体运动功能的“薄弱环节”（Weak Links）。所谓薄弱环节，是指在某一个动作中，当多块肌肉协同工作时，由于某部分肌肉力量太弱而不能发挥应有的那部分作用。方法是让被检者进行渐进式闭链运动，在运动中逐渐增大负荷至患者不能正确作出该运动或者感到疼痛为止，或者左、右两侧的运动有明显差别时，如果在负荷较低时就发生上述情况或者左、右两侧的运动有明显差别时，就表明被检者存在一处或多处“薄弱环节”。接着用开链运动检测各肌肉以确定具体薄弱处。当用闭链运动进行检测时，要求治疗师密切观察，因为机体会尽量让其他肌肉去代偿“薄弱环节”。虽然目前尚未见到关于测定该诊断系统可重复性的研究报道，但这种方法对运动员功能性力量评价有一定的实际意义。（图 5－32）

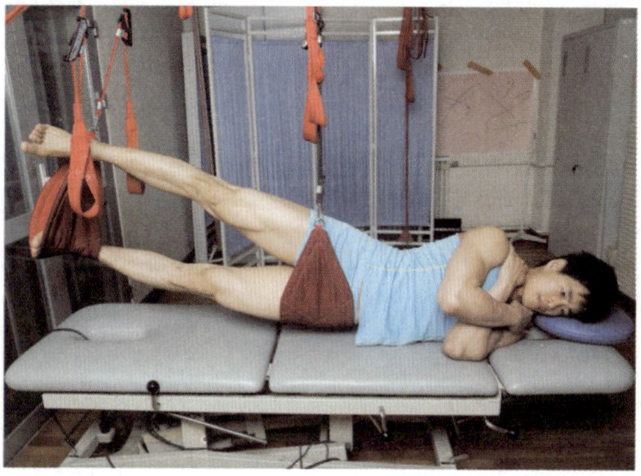

图 5－32　弱链诊断

3. 稳定肌的训练

最近的研究表明，某些位于关节附近的肌肉有大量的张力性纤维能够保持关节的稳定性，对执行正确动作的功能具有非常重要的意义，这些肌肉被称作“局部稳定肌”（Local muscles）。而运动则由“整体肌”（Global muscles）实施。人体参与外周关节稳定性的肌肉主要包括：肩关节回旋肌、膝关节股内侧斜肌和髋关节臀中肌后部等。腰椎最重要的稳定肌是腹横肌和多裂肌，颈椎的稳定肌则有颈长肌、头长肌、多裂肌以及半棘肌。有研究发现，对分娩后骨盆疼痛的患者进行专门的稳定性训练，其疗效明显优于以往的常规治疗。在训练稳定肌时，强调使用低负荷的等长收缩（30%～40% 的最大收缩阻力），训练时间逐渐延长而不是负荷重量增加。研究证实，对腰背痛患者的腹横肌进行低负荷的训练是有效的。SET 能够很好的实现稳定肌的分级训练。（图 5－33、图 5－34）

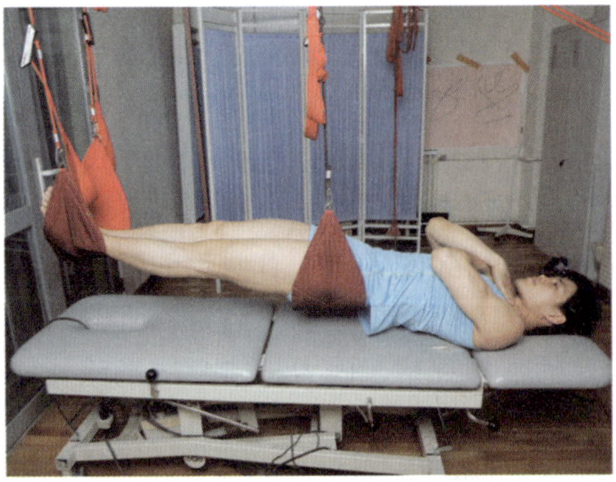

图 5－33　背桥分级训练（简单难度）

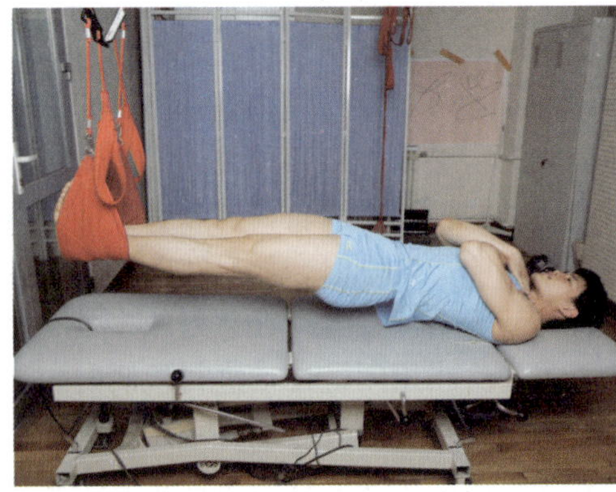

图 5－34　背桥分级训练（较高难度）

4. 感觉运动功能的训练

感觉运动控制能力对维持正常的运动功能非常重要。研究表明，慢性背痛与感觉运动功能减退有关，同样的情况也见于慢性颈痛和肩痛患者。另有临床研究发现，踝和膝慢性疾病患者的感觉运动控制功能有所下降，而对这些患者采取包括感觉运动协调训练在内的治疗方案后，临床疗效显著。少数研究表明，对患有慢性背痛和慢性颈部疾病的病人进行感觉和运动协调的训练是有效的。

感觉运动训练是 SET 中的重要部分，训练强调在不稳定的平面上进行闭链运动，以达到对感觉运动器官的最佳诱发效果。通过采用悬吊装置和配合使用海绵橡胶垫、平衡板以及气枕来强化感觉运动刺激，达到治疗和训练的目的。（图 5－35）

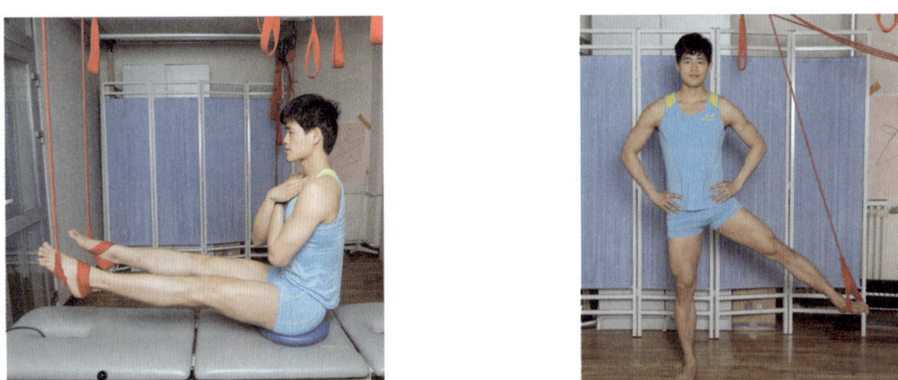

图 5－35　感觉运动训练

5. 活动肌的动力训练

研究表明，大负荷的运动训练可达到改善肌肉耐力的目的。SET 通过开链运动和闭链运动实现活动肌肌力训练。（图 5－36）

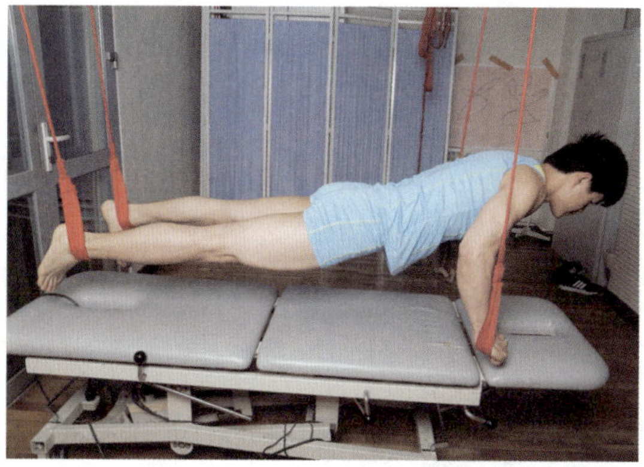

图 5－36 活动肌肌力训练

6. 渐进式阶梯运动的分级

SET 遵循渐进式的开链运动及闭链运动运动阶梯系统。当处于最低水平时，患者一般在吊带的帮助下降低运动难度，如使用弹力绳、滑轮系统来减少重力的影响；当处于渐进式阶梯系统中较高水平时，通常由高力矩的闭链运动完成训练。SET 能实现各种级别要求的训练难度。（图 5－37）

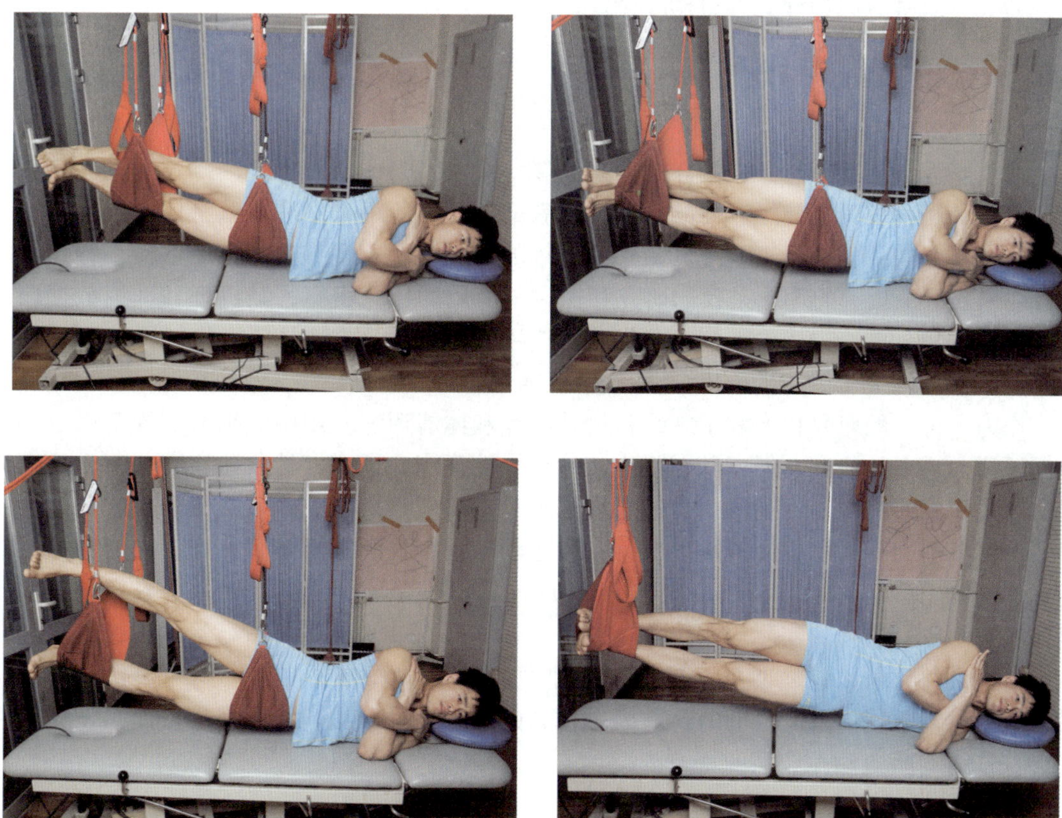

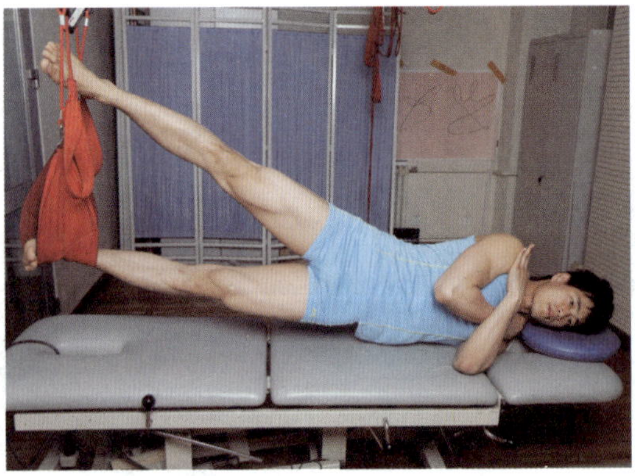

图 5－37 侧桥动作的难度进级

7. 解放双手的辅助工具

康复训练和实施治疗情况下，在悬吊系统的帮助下，身体的某部分或整个身体都可以悬挂在器械上，重力的影响已基本消除，患者能感到他们能有效控制运动且受到全面保护。在肌肉放松、改善关节活动度、牵引等临床治疗中解放了治疗师的双手，对治疗效果有较大的帮助。挪威超过 90% 的物理治疗科已采用 SET 系统。在日本也成立了一个叫做“日本悬吊运动治疗（JSET）”的研究组织。

（三） SET 在竞技体育中的应用

1. 理念的启示

SET 方法以及其中包含、融合的理念最初主要应用于骨骼、肌肉系统慢性疾病康复，也用于中风患者及其他神经方面的问题的患者的康复，还用来促进儿童身体发展。虽然目前并没有足够的科学依据来验证其治疗和训练的机理，但 SET 在临床上已取得不容忽视的积极效果。SET 相关的理念是我们研究和探讨、应用的核心内容，其机理和理论依据以及在运动员康复、体能训练中如何充分借鉴和应用这些理念、方法是值得我们研究的课题。

2. 运动康复和损伤预防的新工具、新技术

作为一种新的康复技术和工具，在运动康复和体能训练应用中的细节、规范以及理论依据还需要进一步研究。但就其在临床治疗项慢性背痛、颈痛、骨盆痛和肩关节疾病等情况临床效果的研究以及目前国内外针对高水平运动员应用的案例来看，SET 模式对改善关节活动度、肌力降低、耐力减小以及感觉和运动的控制失调等骨骼肌疾病有一定潜力。应用 SET 开链和闭链运动的诊断系统对不同项目运动员的薄弱环节进行判断，在运动康复乃至体能训练中有较强的实际应用价值。通过 SET 等手段，对运动员进行运动损伤风险评估和针对性训练，可以将之前更多被应用于康复环节的训练方法前移，作为损伤预防的手段，达到主动防伤的目的。同时，作为一种新的训练工具，其训练设施具备简易便携的特点，符合运动队流动性较强的特点。

3. 运动训练新方法、新思路

SET 在某些项目（足球、高尔夫球、滑雪等）应用于运动员所取得的效果获得广泛的

认可并有着一定的研究基础。SET 可以提高运动员的专项成绩：为期 8 周、每周 2 次的 SET 后，足球运动员一步起脚踢球速度提高了 3.3 千米/小时，而主导侧的瞬时晃动速度平均降低了 18%，非主导侧平均降低了 45%，两侧趋于平衡。在另一项针对青少年高尔夫球运动员的研究中，每周 2 次、持续 9 周的 SET 训练后，击球速度提高了 3.6%，而标准力量训练组提高了 1.2%，两组之间有显著性差异。这两个研究都证明了核心稳定性训练能够提高运动员的专项能力。但在更多不同项目中应用效果的研究尚且不足；且未见针对不同项目运动员的训练方法和内容以及训练量的控制等方面的研究，缺乏 SET 应用于运动员康复和体能训练指导的理论依据。目前国内使用 SET 训练的高水平运动队包括田径、赛艇、皮划艇、花样滑冰、游泳、花样游泳、艺术体操、射击射箭、高尔夫球、曲棍球等项目，尚未见应用效果和机制的研究报告。

SET 的优势在于这个模式所包含的综合性的方法，就其包含的训练方式、内容以及在高水平运动员干预训练中的表现来看，SET 可以加强躯干、骨盆和髋部深层肌肉力量，改善躯干肌肉和身体各大肌群的本体感觉，增加感觉和运动的协调功能；SET 通过强化躯干深层肌肉及非主导侧肢体的运动能力，加强神经和肌群之间的反馈、整合功能来提高身体在运动中的平衡控制能力和稳定状态，增加核心区的力量，并加强力量在运动链上的传导。在悬吊器械上进行训练时，也常用到海绵橡胶垫、平衡板以及气枕等，以增加支撑点的不稳定性来激发神经肌肉的协调功能；SET 是多肌肉群、多关节共同参与的力量训练，主要应用于提高核心稳定性、核心力量、神经肌肉控制能力、协调性、平衡能力、三维空间感觉和用于专项能力训练，是目前运动员康复训练和体能训练的新途径和新方法。

第三节　核心区稳定性训练的应用

一、操作程序

（一）核心肌肉力量与稳定性的评价

核心稳定性的评价方法有很多种，多以在某一特定姿势下保持时间的长短为判断标准。但目前缺乏较为一致的标准姿势，姿势难度不一，测试结果也没有一致的评价标准。

现介绍一种简便易行的核心肌肉力量与稳定性的测试方法，所需器材为秒表和训练垫。起始姿势，双肘支撑，身体保持平直，核心区处于中立位。将秒表置于面前易于看到的地方。

具体步骤和评分方法如表 5－3 所示：

表 5－3　核心肌肉力量与稳定性测试步骤及评分方法

测试步骤	动作要求	完成该步骤的得分	总计得分
第 1 步	起始姿势，保持 60 秒	1	1
第 2 步	抬起右臂，保持 15 秒	3	4
第 3 步	将右臂放回，抬起左臂，保持 15 秒	5	9
第 4 步	将左臂放回，抬起右脚，保持 15 秒	6	15
第 5 步	将右脚放回，抬起左脚，保持 15 秒	10	25
第 6 步	将左脚和右臂抬起，保持 15 秒	15	40
第 7 步	将左脚和右臂放回，抬起右脚和左臂，保持 15 秒	25	65
第 8 步	返回到起始姿势，保持 30 秒	35	100

手臂抬起时，要求肘关节伸直，与肩同高。脚抬起时，要求与身体同高。整个测试过程中躯干始终处于中立位。

以上各步骤连续进行，如果测试中的某一步未能达到动作要求，则测试结束，得到已完成步骤的分数。该测试满分为 100 分，得分越高，说明核心肌力和稳定性越好，在运动中躯干的工作效率越高。

（二）调整训练难度的方法

训练难度的变化反映了训练强度的变化，强度变化基本遵循由稳定到不稳定、由静态到动态、由徒手到负重的难度递增顺序。

1. 负重由自身重力到外加阻力

训练时自身重力是相对恒定的，当锻炼者的能力提高之后，自身重力就不能满足训练强度的需要，可以通过增加外加阻力来提高训练难度。如开始训练时，可以在平衡盘上蹲起，之后可以增加不同重量的杠铃或哑铃，以增加难度。

2. 外加阻力由固定到变阻，由已知到未知

增加外界环境的干扰，以增加身体对抗不稳定干扰的能力，从而增加动作难度。杠铃或哑铃等训练器械提供的阻力是相对恒定的，而瑞士球、弹力带提供的阻力是不固定的。如俯卧位时单腿拉伸瑞士球，或是训练时在踝关节增加弹力带，提供不稳定的阻力形式，也可以增加动作难度。此外，在各种桥式运动时，治疗师向各个方向推动锻炼者的髋部，仍然要求锻炼者保持原来的位置不动，需要核心部位有较强的抗干扰能力才能完成。

3. 力臂由短到长，运动关节由单关节到多关节

当肢体的位置发生改变时，发力肌肉的力臂和力矩也随之改变，因此可以调整增加难度。通常，当肢体靠近躯干时，力臂减少，动作简单，而当肢体远离躯干时，力臂增加，动作难度增加。如在使用悬吊训练时，吊点的位置可以由近到远，身体由跪撑到双脚尖直体撑，都可以增加核心部位的力臂长度，以增加动作难度。

4. 改变支撑面的大小和质地

增加核心稳定性训练的难度，减少支持面的面积，如将双侧支撑改为单侧支撑，将四点支撑改为三点支撑，也可以改变支撑面的质地，将坚硬的、稳定的支撑面改为柔软的、不稳定的支撑面，如使用瑞士球、平衡板、弹力棒、小蹦床、泡沫轴、平衡气垫、实心球、悬吊训练等。

5. 运动面由单一到多元

开始训练时，可以采用单一平面或单一方向上的训练动作，动作相对简单，可以帮助锻炼者掌握训练的发力感觉和技巧。后续可以变换成复合动作，在提高难度的同时，还可以满足实际运动的需要。如在瑞士球上，从单一的屈伸动作，过渡到旋转加屈伸，对核心区的稳定和控制提出了更高的要求。

6. 收缩形式由等长到等张

当静态动作变为动态动作时，难度增加。

7. 动作幅度和范围由小到大

开始是在无痛的、动作标准的范围内进行小幅度的动作。随着锻炼者自身能力的提高，可以加大动作幅度，逐渐扩大到全关节活动范围。如由在不稳定平面上的半蹲动作，扩大为深蹲动作；由小范围内的动态练习，扩大到全范围的动态练习等。

8. 信息反馈机制由多到少

开始时可给予详细、精准的语言提示，允许视觉反馈存在；之后逐渐减少语言提示，要求锻炼者闭眼以减少视觉刺激，增加核心区本体感觉的刺激，进而增加训练难度。

（三） 难度变化的基本原则

核心稳定性训练整体上遵循由易到难、循序渐进的原则，但在训练的细节上，通常是由稳定到不稳定、由静态到动态、由徒手到负重，每个阶段只改变一个方面，缓慢增加动作难度。当增加强度后，锻炼者不能很好地完成标准动作，说明该动作强度太大，应适当降低难度，以使锻炼者能完成标准的动作。经过一段时间的训练，再增加难度。

通常情况下，当一次可以轻松完成20次动作或保持90秒，即可增加难度。

二、应用思路

（一） 基本的核心稳定性

在稳定条件下的姿态保持，姿态保持的同时肢体做可控动作。通常以简单的徒手动作为主，适用于核心力量练习的初始阶段，目的是使锻炼者深刻体会核心肌群的用力感觉和有效地控制身体，重视核心肌肉的激活，强调动作的稳定性和准确性。这种类型的练习被认为是最基础的核心练习手段。（图5－38）

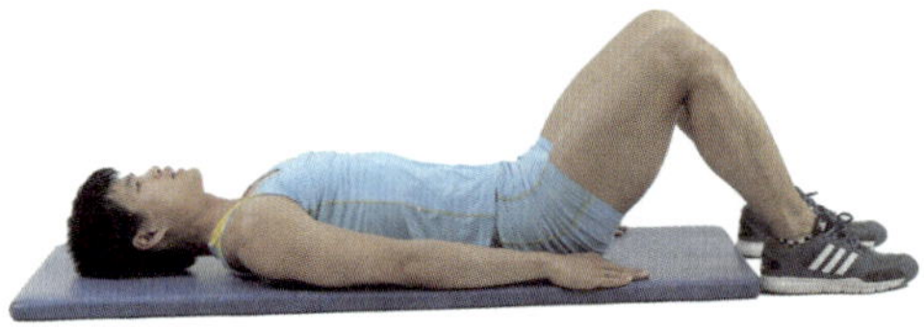
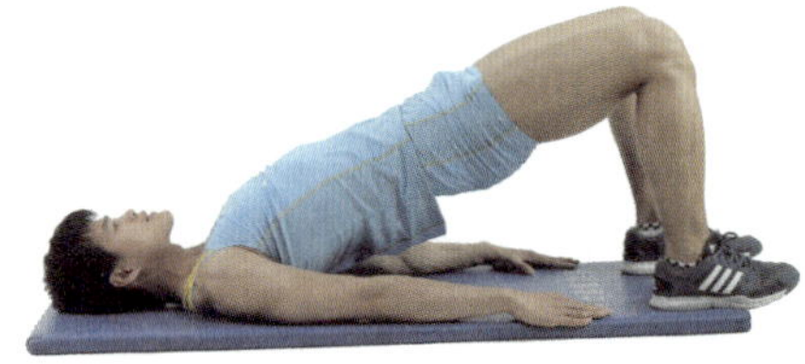
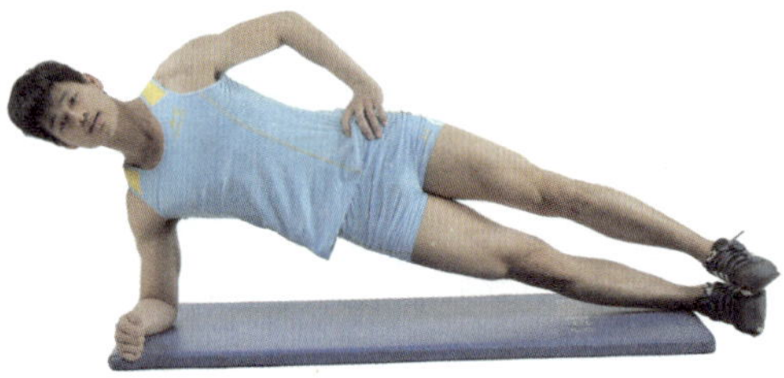
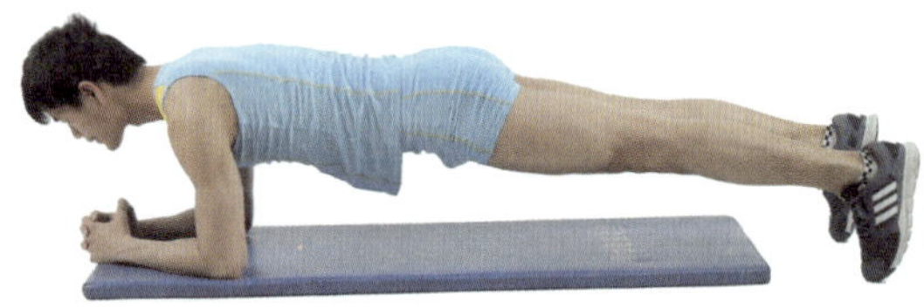
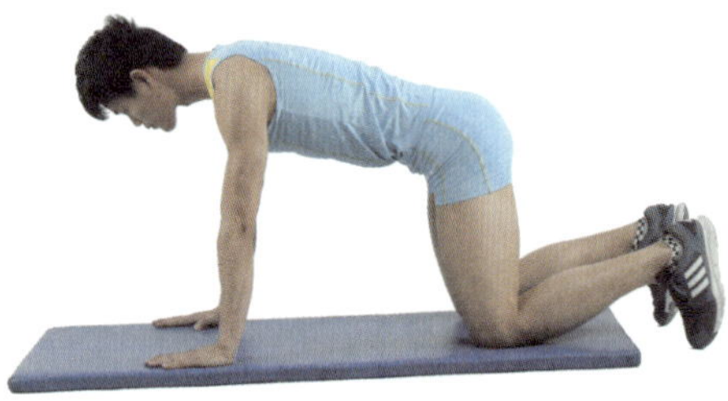
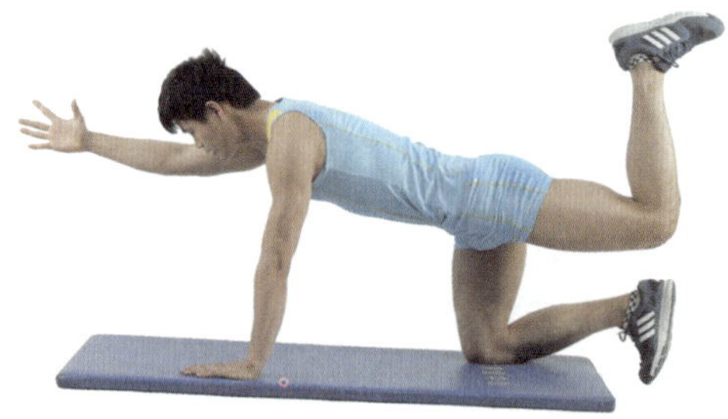
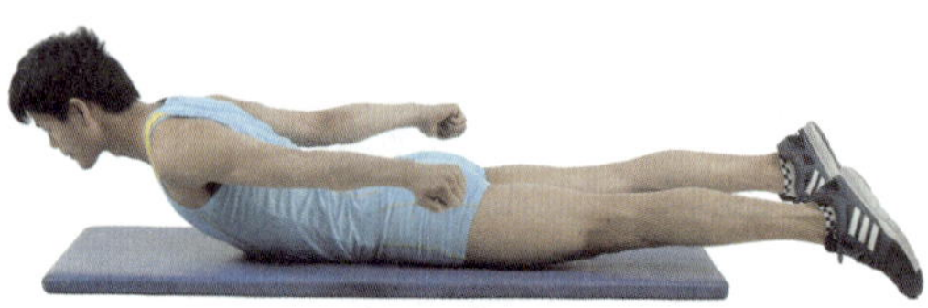
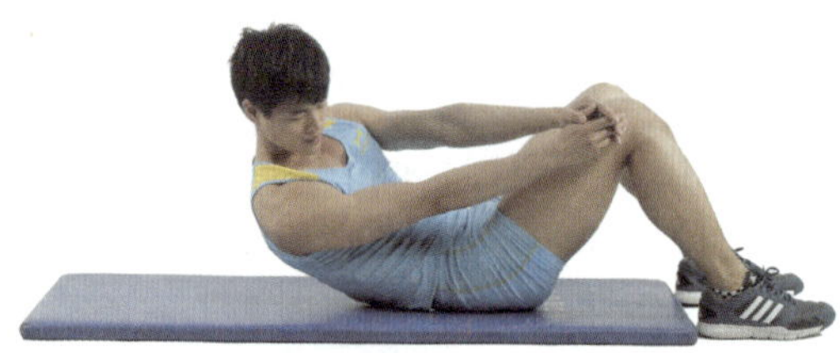
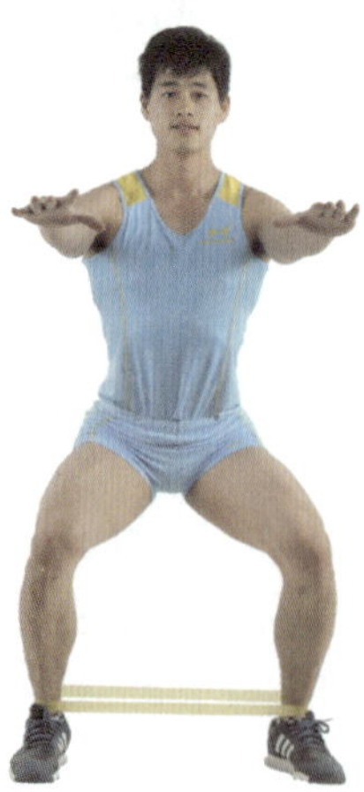
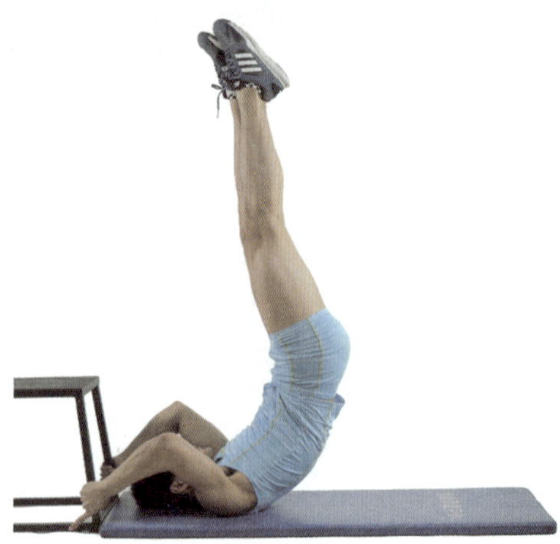

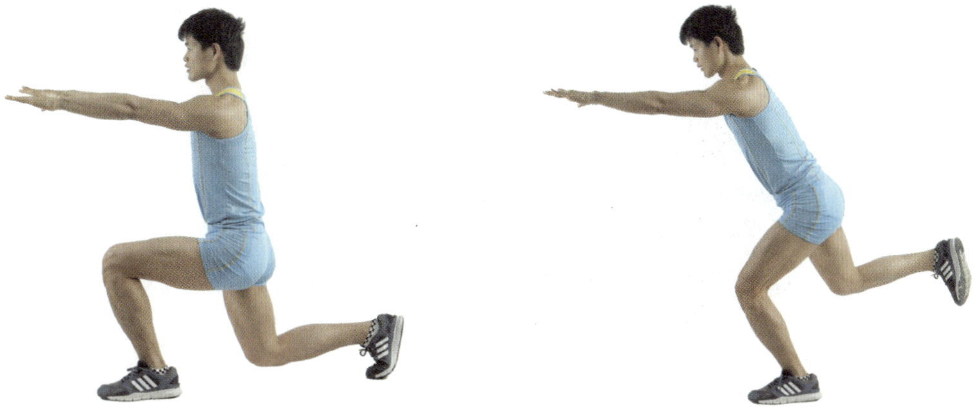

图 5－38　基本的核心稳定性训练

（二）核心稳定性训练合并力量训练

运用单一器械进行稳定性和力量的组合训练，如瑞士球、平衡板、弹力带、力量练习器械等，其中运用最多的是瑞士球、平衡板等这些不稳定的器械和自由重量器械，锻炼者在非稳定条件下进行核心静力保持或稳定状态下的核心动力性动作。这一类型的练习可以有效地动员躯干深层肌肉参与运动，并在动作过程中控制躯体始终保持正确的运动姿态，从而摒弃了传统力量训练中借助外力来支撑躯体的弊端。（图 5－39）

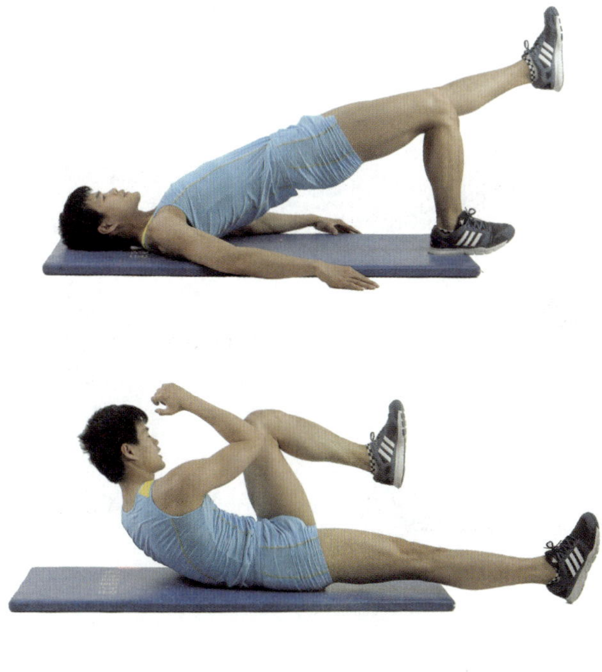

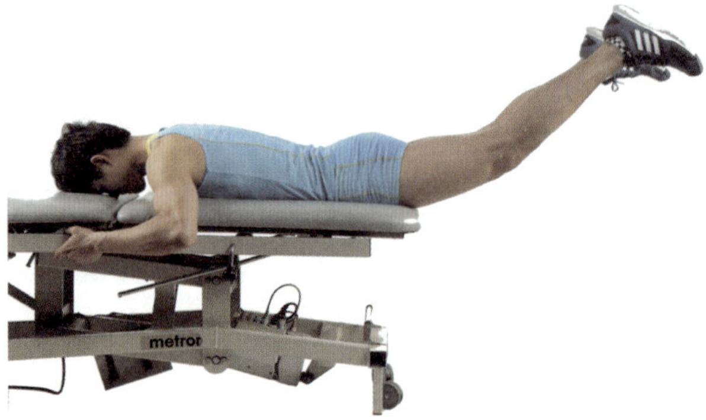

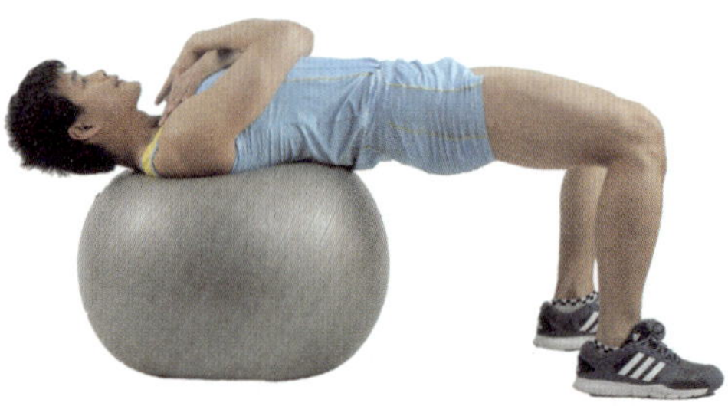

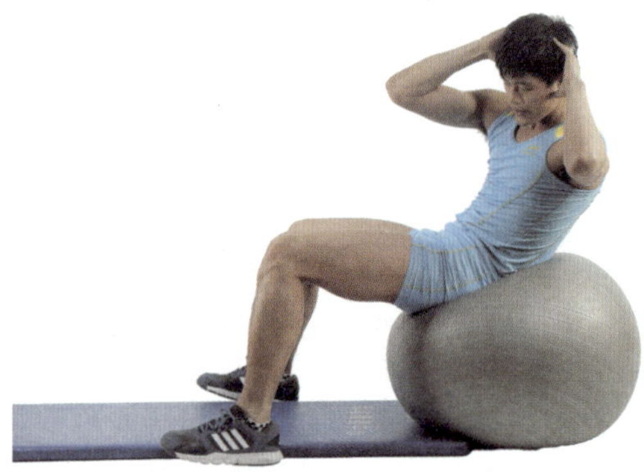

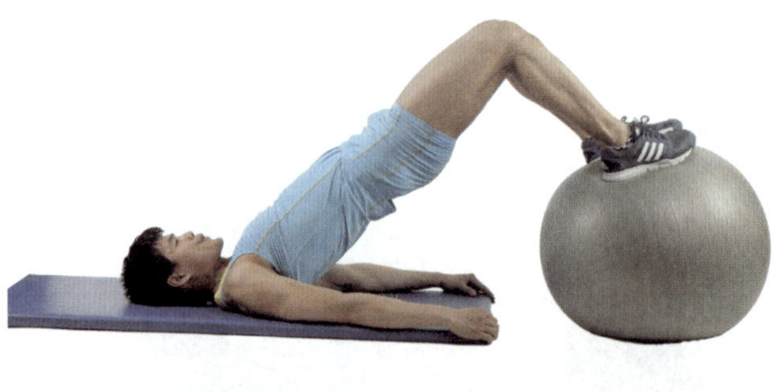

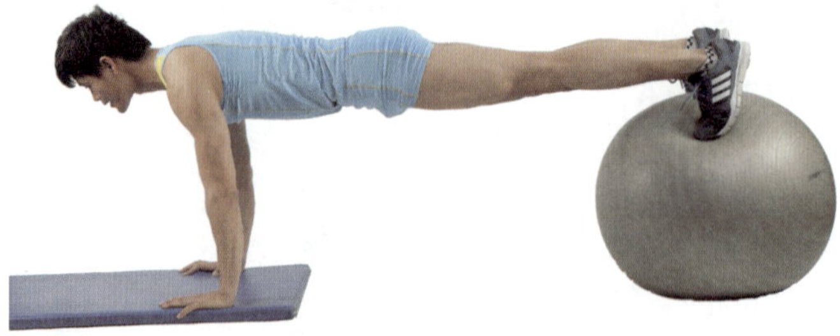

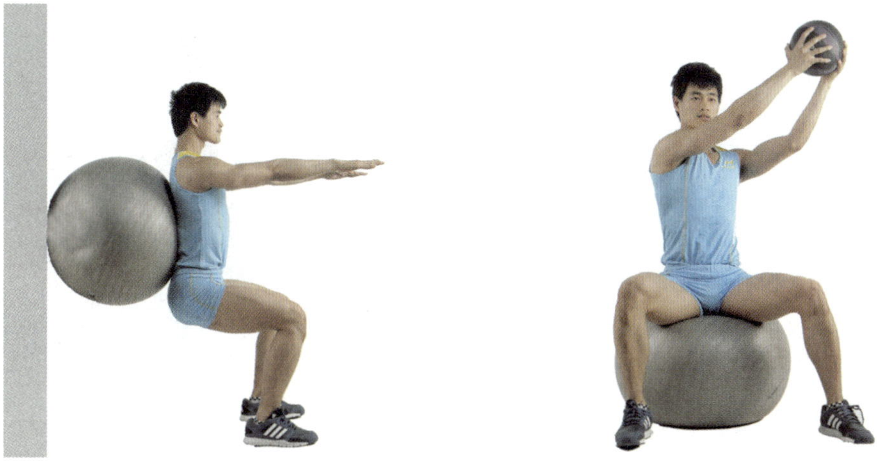

图 5－39　核心稳定性训练合并力量训练

（三） 整合核心稳定性训练

这一类型的训练主要是非稳定条件下的徒手和抗阻训练，如单足或双足站在平衡球上，做各种上肢持轻器械举、推、拉，下蹲，躯干旋转等多种形式的动作，坐在瑞士球上做各种形式的练习等。锻炼者在躯干处于不平衡、不稳定的状态下进行各种动作练习，或者锻炼者需要依靠自身的能力去控制不稳定的器械。（图 5－40）

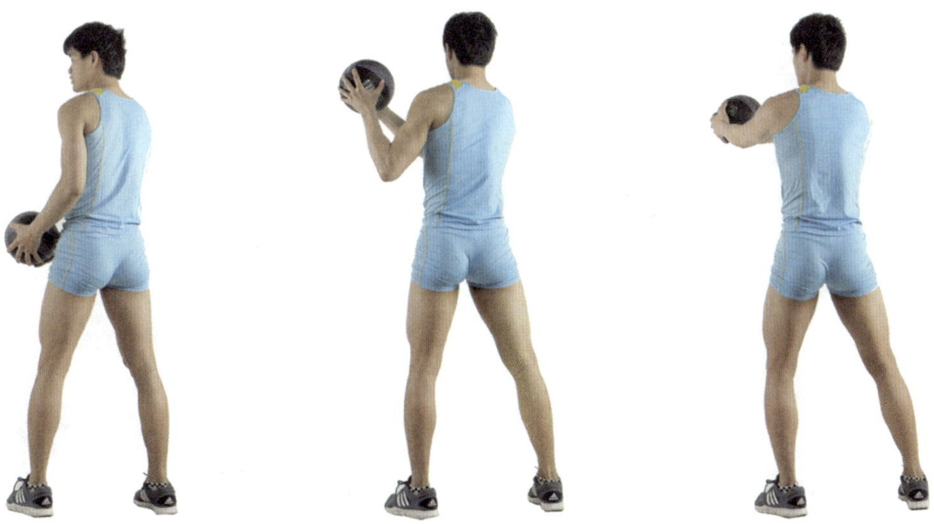

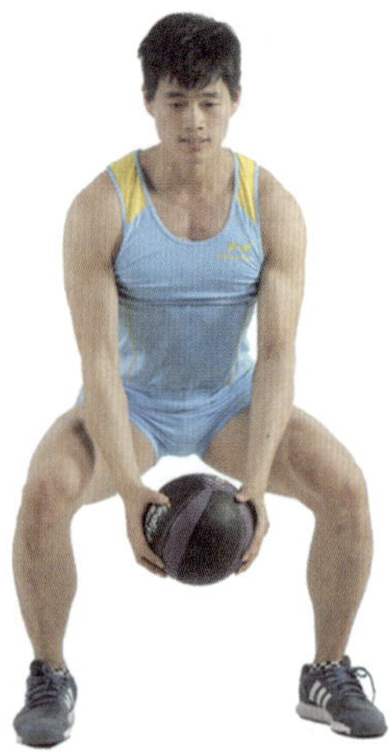

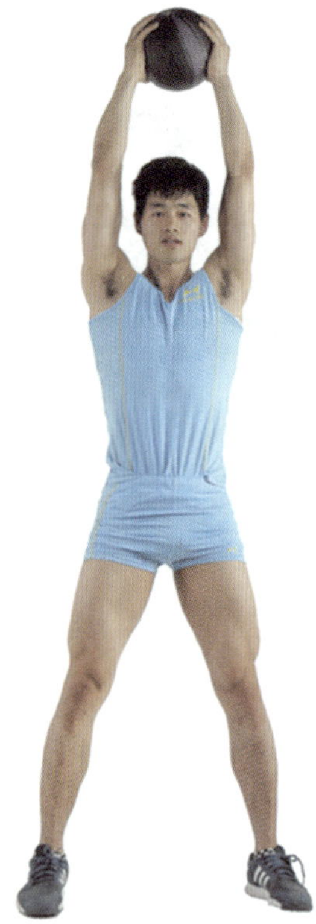

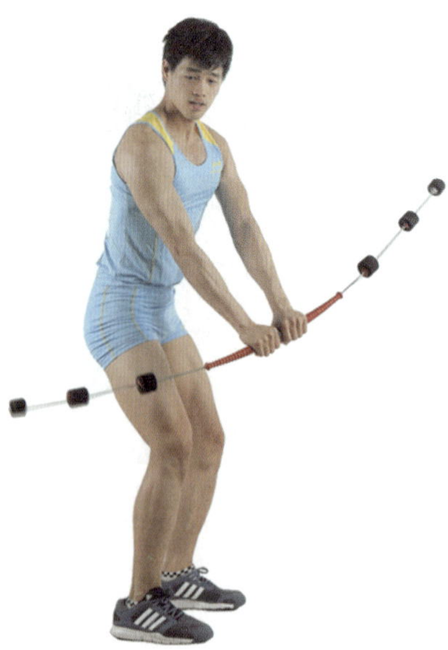

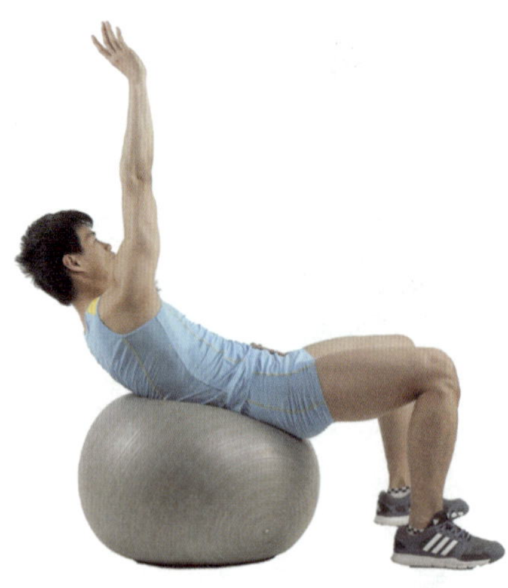

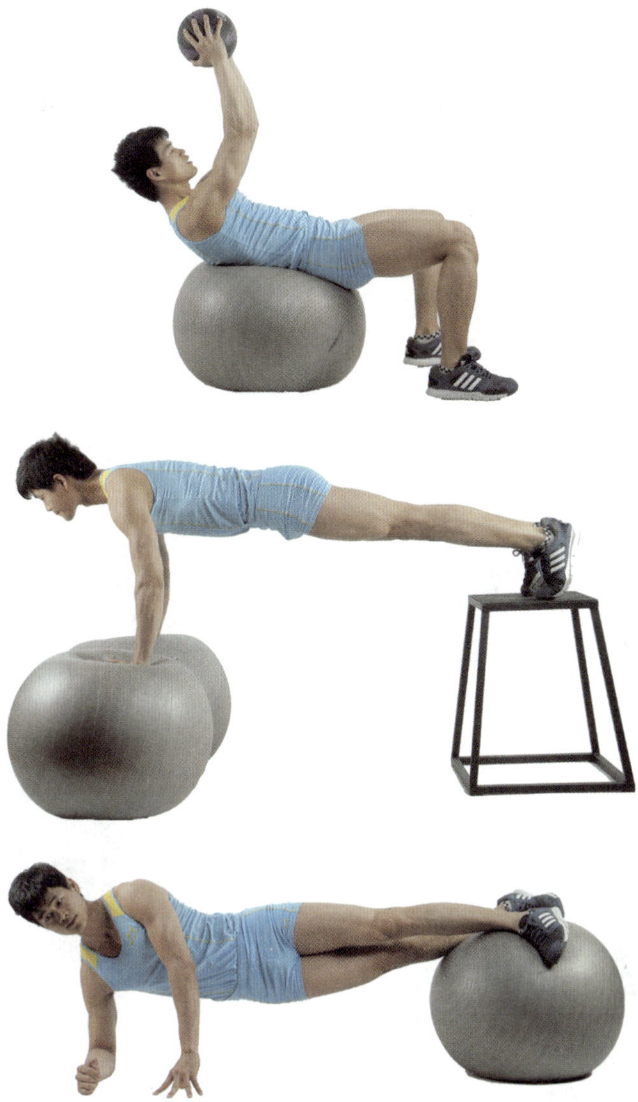

图 5－40　整合核心稳定性训练

（四）核心爆发稳定性

在不稳定、不平衡的运动器械上进行自由力量训练，并且与锻炼者的功能性活动以及运动项目相结合，通过自身调整不稳定的身体状态，达到训练神经——肌肉系统的平衡和控制能力以及本体感觉的目的。关注锻炼者在实际运动中的表现，如核心区的功能性要求和爆发力，结合运动项目的需要来安排各种与功能性和爆发力有关的核心训练内容。（图 5－41）

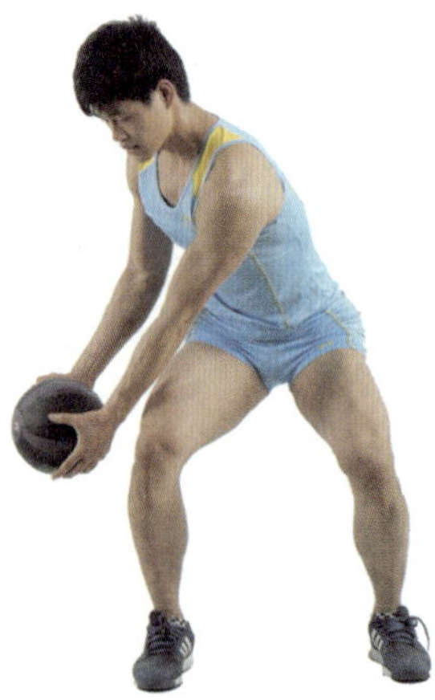

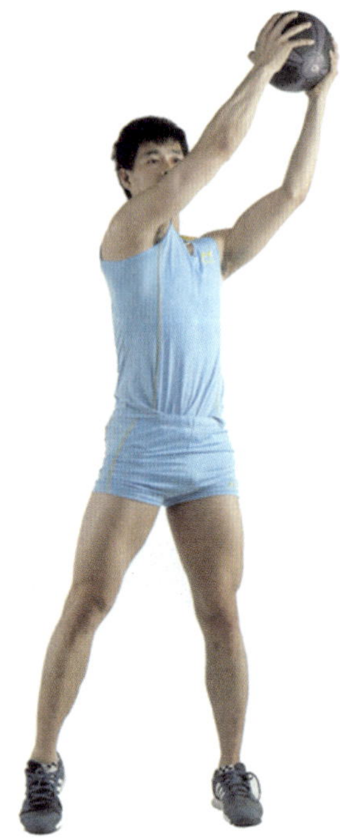

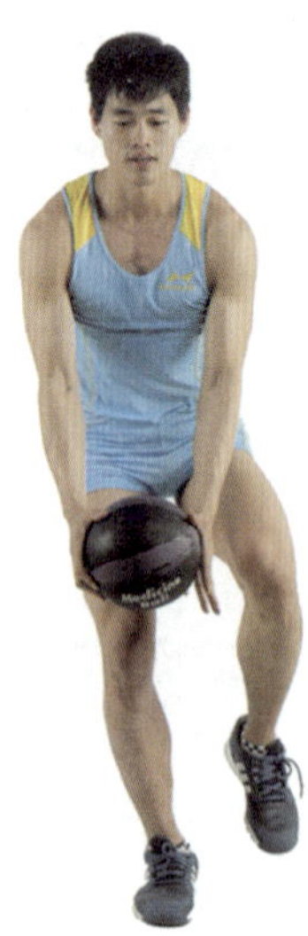

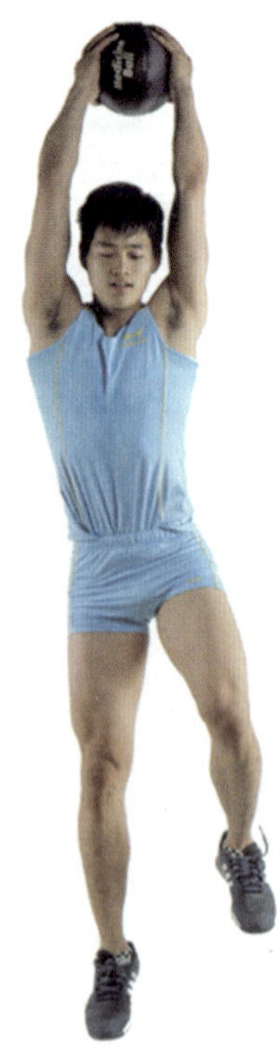

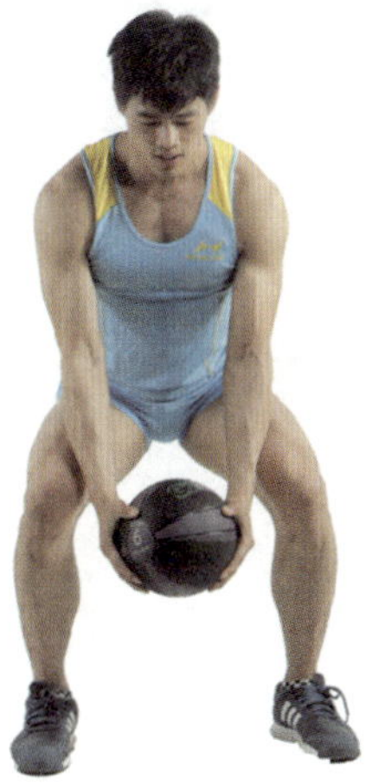

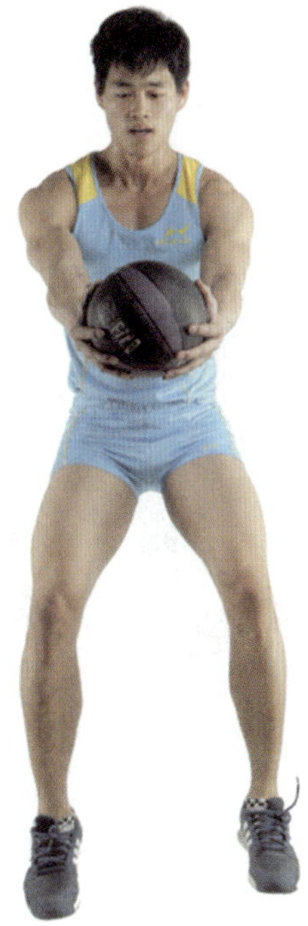

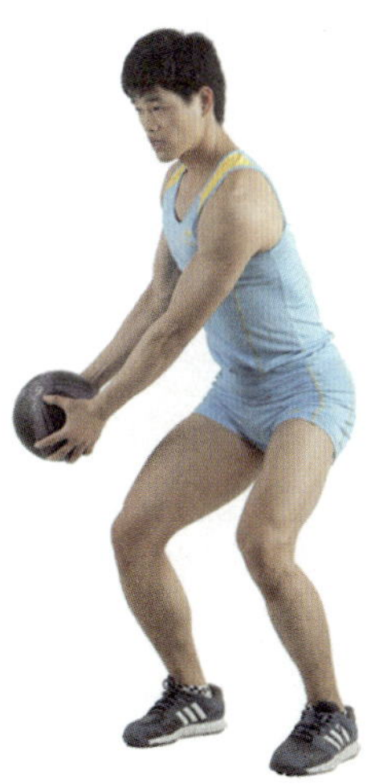

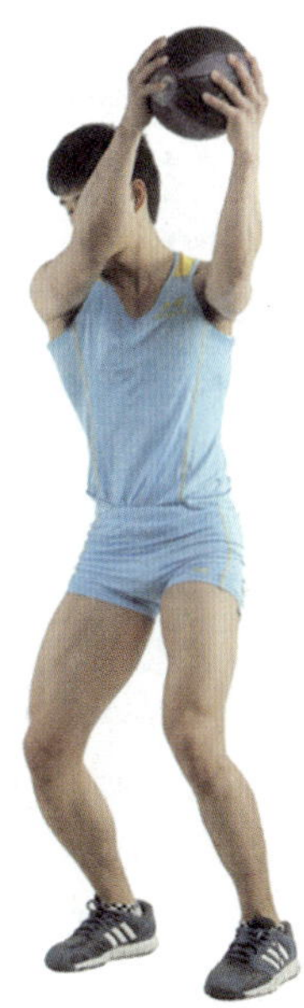

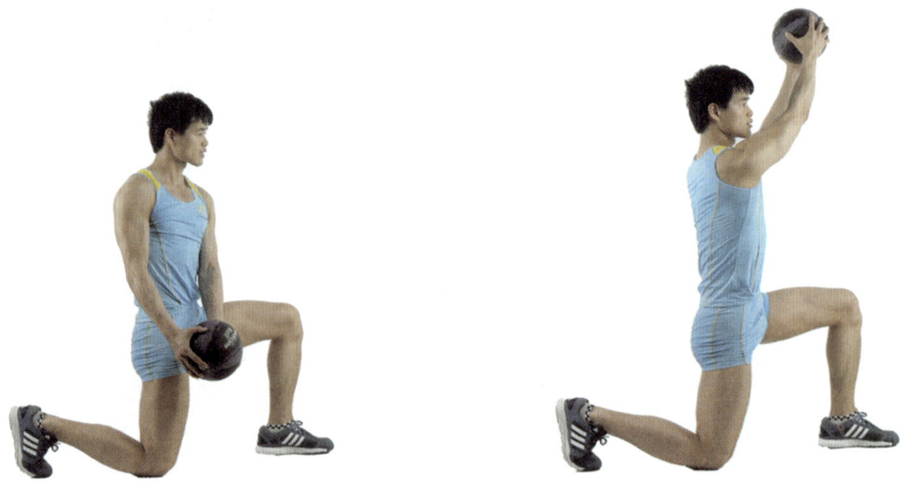

图 5－41　核心爆发稳定性训练

思考题

1. 什么是核心？什么是核心稳定性？
2. 核心稳定性在运动中有哪些重要作用？
3. 核心稳定性训练与传统训练的区别和联系有哪些？
4. 核心稳定性训练的基本动作特点是什么？
5. 如何调整核心稳定性训练的难度？

参考文献

[1] Craig Liebenson. *Functional Training Handbook：Flexibility, Core Stability and Athletic Performance* [M]. U. S.：Springhouse Publishing Co, 2014.

[2] John Morgan. *Modern Principles of Core Training* [M]. Lulu. com, 2010.

[3] Hollis Lance Liebman. 肌肉训练完全图解：核心稳定性训练[M]. 杨溪，译. 北京：人民邮电出版社，2015.

[4] Stray Pedersen J. I, Magnussen R, Kuffel E. Seiler S. 吊索训练对高水平足球运动员平衡能力、踢球速度和躯干（肌肉力量）稳定性的改善[J]. 周瑾，译. 北京体育大学学报，2007, 30(6)：858－860.

[5] 卫小梅，郭铁成. 悬吊运动疗法：一种主动训练及治疗肌肉骨骼疾患的方法[J]. 中华物理医学与康复，2006, 28(4)：281－283.

第六章　平衡协调功能的康复训练

本章提要

平衡协调功能的训练是康复训练的重要组成部分，平衡功能的好坏直接或间接地影响着患者身体控制和日后的生活自理能力，协调功能的好坏决定了患者动作的流畅性与精确性，直接影响着患者的日常动作。本章介绍了平衡功能和协调功能的基本概念、影响因素、功能障碍和适应证及禁忌证，阐述了静态平衡训练、动态平衡训练和协调训练的具体操作方法，使学生通过具体操作方法的学习和实践，理解和掌握平衡协调功能训练的基本原则、训练要点和注意事项。

第一节 概 述

平衡协调功能是人类运动的基础之一，良好的平衡协调功能可使人体维持姿态稳定与精确完成动作。平衡协调功能的训练是康复训练的重要组成部分，平衡功能的好坏直接或间接地影响着患者身体控制和日后的生活自理能力，协调功能的好坏决定了患者动作的流畅性与精确性，直接影响着患者的日常动作。随着对平衡协调功能和动作控制研究的深入、运动康复设备器材的更新，平衡功能和协调功能的康复训练越来越受到重视，训练方法手段也日渐增多。

一、平衡功能与协调功能

（一） 平衡功能

1. 基本概念

平衡是指人体所处的一种稳定状态，以及不论处在何种位置、运动或受到外力作用时，能自动地调整并维持姿势的能力，主要包括：（1）保持体位；（2）在随意运动中调整姿态；（3）对外来干扰做出安全有效的反应。当人体重心垂线偏离稳定的支持面时，能立即通过主动的或反射性的活动使重心垂线返回到稳定的支持面内，这种功能就称为平衡功能。恢复平衡功能的训练是指为提高患者维持身体平衡能力所采取的各种训练措施。通过这种训练，能激发姿势反射，加强前庭器官的稳定性，改善平衡功能。平衡功能的训练是康复训练的一项重要内容，平衡训练要求患者在训练后达到能下意识自动维持平衡。

2. 维持平衡功能的因素

平衡功能的正常依赖于以下三种因素：（1）人体具有保持身体位置安定的能力，即稳定力，在身体最小的摆动下身体能保持姿势；（2）在随意运动中能调整姿势；（3）能安全有效地对外来干扰做出反应，保持动态稳定性。人体能在各种自身以及外环境变化的情况下保持平衡，有赖于中枢神经系统控制下的感觉系统和运动系统的参与、相互作用和整合。躯体感觉、视觉、前庭三个感觉系统在维持平衡过程中各自扮演不同的角色。

（1）躯体感觉系统的作用 平衡的躯体感觉输入包括皮肤感觉（触、压觉）输入和本体感觉输入。皮肤触觉、压力觉感受器向大脑皮质传递有关体重分布情况和身体重心位置的信息；分布于肌梭、关节的本体感受器则向大脑皮质输入随支持面变化，如面积、硬度、稳定性以及表面平整度等，出现的有关于身体各部位的空间定位和运动方向的信息。这些感受器在人体支持面受到轻微干扰时能够迅速做出反应。因此，皮肤感觉输入和本体感觉输入及其反馈，对于姿态运动起到重要的作用。

（2）视觉系统的作用 通过视觉，能够看到某一物体在特定环境中的位置，判断自身与物体之间的距离，同时也知道物体是静止的还是运动的。视觉信息准确与否影响站立时身体的稳定性。当身体的平衡因躯体感觉受到干扰或破坏时，视觉系统在维持平衡中发挥着重要作用，通过颈部肌肉收缩使头保持向上直立位和保持水平视线，使身体保持或恢复到原来的直立位，从而获得新的平衡。如果去除或阻断视觉输入，如闭眼或戴眼罩，姿态的稳定性将较睁眼站立时显著下降。

（3）前庭系统的作用　头部的旋转刺激了前庭系统中两个感受器。其一是前、后、外三个半规管内壶腹嵴的运动位置感受器，感受头部在三维空间中的运动角加速减速变化而引起的刺激；其二是前庭迷路内的椭圆囊斑和球囊斑，感受静止时的地心引力和直线加速减速的变化引起的刺激。无论体位如何变化，通过头的立直反射，改变颈部肌肉张力来保持头的直立位置是椭圆囊斑和球囊斑的主要功能。躯体感觉和视觉系统正常时，前庭冲动对于控制人体重心位置的作用很小。当躯体感觉和视觉信息输入受阻时，前庭系统的感觉输入在维持平衡中变得至关重要。

（4）中枢系统的整合　当体位或姿态变化时，中枢神经系统将三种感觉信息进行整合，迅速判断，从中选择准确定位信息的感觉输入，放弃错误的感觉输入。中枢神经系统整合感觉信息的这个过程被称为感觉组织。正常情况下，人体以躯体感觉输入为主保持身体的直立姿势，如果躯体感觉受阻，视觉成为中枢神经系统判断和利用的主要来源，当躯体和视觉均被干扰时，前庭系统发挥调节平衡的作用。当三个系统同时出现障碍时，失去平衡的状况将不可避免。

（5）支撑面　支撑面的改变直接影响维持平衡的能力。支撑面大，体位稳定性好，则容易维持平衡；随着支撑面的变小、身体重心的提高，体位的稳定就需要较强的平衡能力来维持。不同体位下支撑面的改变对人体维持平衡力的影响不同。

3. 平衡功能的分类

平衡可分为静态平衡和动态平衡两种。静态平衡是指人体在无外力的作用下，保持某一静态姿势，自身能控制及调整自身平衡的能力，主要依赖肌肉的等张收缩及关节两侧肌肉协同收缩来完成。动态平衡是指在外力作用于人体或身体的原有平衡被破坏后，人体需要不断地调整自己的姿势来维持新的平衡的一种能力，主要依赖肌肉的等张收缩来完成，如平衡板上的站立训练。

日常生活动作的完成，很大部分都要依赖静态平衡和动态平衡的维持能力。静态平衡是动态平衡的基础，没有静态平衡的稳定，就没有动态平衡的发展。

（二）协调功能

1. 基本概念

协调功能是人体的自我调节，完成平滑、准确且有控制的随意运动的一种能力。所完成运动的质量应包括按照一定的方向和节奏，采用适当的力量和速度，达到准确的目标等几个方面。协调性是正常运动活动的最重要组成部分，也是体现运动控制的有力指标。既使是很简单的动作也需要许多肌肉的参与，在动作的不同阶段担任主动肌、协同肌、拮抗肌或固定肌。准确完成动作的过程中，协调功能主要协调各组肌群的收缩与放松，多组肌群共同参与并相互配合，和谐地完成动作。动作过程是否准确流畅取决于这些肌肉在速度、幅度和力量等方面的密切协调，同时体现了神经系统在不同的时间内对各组肌肉运动单位的动员数目和冲动频率的控制作用。

协调的姿势控制，如站、走、跑、跳以及日常动作的基本条件是完成精细运动和技能的必要条件。中枢神经系统在对多种感觉信息进行分析整合后下达运动指令，运动系统以不同的协同运动模式控制姿势变化，将身体重心调整回原范围内或重新建立新的平衡。多组肌群共同协调完成一个运动被称为协同运动。自动姿势性协同运动是下肢和躯干肌以固定的组合方式，并按一定的时间先后顺序和强度进行收缩，用以保护站立平衡的运动模式，它是人体为回应外力或站立支持面的变化而产生的三种对策或姿势性协同运动模式，即踝关节模式、髋关节模式和跨步动作模式。

2. 维持协调功能的因素

（1）反射　一般将受到刺激后所表现出来的某种形式比较简单固定的、无意识的运动称为反射运动。反射运动从某种意义上讲是一种简单运动，经过综合、统一，并受上位中枢指令性的调节才逐渐形成复杂运动。反射是一种单纯的运动，但是反射始终进行着一些重要的协调或统一工作，如回返性抑制回路和高尔基腱感受器参与的抑制。

（2）上位中枢的调节　无论哪种运动都有调节机构在起作用，没有调节的运动是不存在的，甚至是最简单的反射运动也存在着反射中枢进行调节和统一。只有通过上位中枢的调节和统一，才能进行高级和复杂的运动。皮层的躯体运动调节功能是通过椎体系统和椎体外系统完成的。所谓椎体系统，是指大脑皮质中央前回运动区域的椎体细胞，及其轴突构成的皮质脊髓束，中间不更换神经元直达脊髓前角运动神经元的系统，支配随意运动。椎体外系统是直接或间接影响脊髓、脑干的运动神经元、包括椎体系统以外的所有下行传导通路系统，也就是包含了大脑基底核、红核、前庭核、网状结构、小脑以及联络它们的大脑皮质等多突触的下行途径。因此，并非本来就有一个椎体外系统存在，而是将许多传导路径集中在一起的概念。椎体系和椎体外系，虽然途径不同，但功能上是相互渗透的。

（3）大脑基底节　大脑基底节是位于大脑半球深部的灰白质集团，包括纹状体、屏状核、杏仁体。这些核群参与的纤维结合情况极其复杂，很多部分还不清楚。如果用电刺激大脑基底节，发现肌紧张和刺激大脑皮质所产生的运动受到抑制，可见大脑基底节对于抑制性运动的调节起着很重要的作用。基底节的功能相当于“运动程序发生器”，与可随意控制速度的平稳运动的产生有关。基底节对肢体、躯干和头部的运动有重要作用，基底节可增强运动皮质的激活，而当情况要求运动反应推迟发生时，又可抑制运动皮质的激活。它使皮质发动的运动形式与各种感觉信息相协调而产生正确的眼球和体轴朝向反应。基底节还可通过黑质－顶盖－脊髓通路，在个体进行活动时调节体轴和肢体近端肌肉的收缩活动。

（4）小脑对运动的调节　小脑可对肌紧张进行抑制性调节，可控制随意运动，抑制和停止必要的运动及控制精细的运动。小脑和基底节都相当于随意运动的函数发生器。小脑半球的开式回路与快速随意运动的程序编制有关。小脑还具有类似稳定器的作用，使得通过快速随意运动而达到的位置能够保持稳定。一方面，小脑又对大脑皮质编制程序和发动的运动进行调整；另一方面，对不能通过反馈进行及时调整的快速运动进行预编程序。

（5）*大脑皮质*　人体所有的动作都是通过肌肉收缩而发生的，但是在进行随意运动时，往往只是意识到行动的过程，面对实现这个行动过程中各个肌肉的收缩并不自觉。越是完善的动作，其执行过程越不为意识所察觉。大脑运动皮质作为进行随意运动的基本结构，通过椎体束直接作用于脊髓的运动神经元，后者引起肌肉的收缩，但大脑并非运动的原动者，而只是在大脑皮质广泛区域以及小脑、基底节等部位进行与运动有关的复杂神经整合过程的最后换元站。随意动作的发生是在大脑皮质按一定时空构型进行处理的结果。经过皮质广泛区域内大量神经元的活动后才产生有关动作的指令，最后集中至运动区皮质。运动皮质选择性地调节那些需要本体感觉信息参加的动作。运动皮质最主要的传入为本体感觉传入，其次为前庭传入。

（6）*感觉传入*　所有运动都是在一定姿势下发生的，为了进行正确的运动，个体必须掌握头、躯干和各个肢体原来姿势的情况，这主要通过外周传入的感觉信息。本体感觉和视觉对运动的调节具有重要作用。触觉对粗大的运动没有太大的影响，但手指末端的触觉对手的精细运动却有着不可忽视的作用。前庭觉对运动控制也有重要影响。

3. 神经系统的训练效果

（1）*动作的学习和提高*　动作有随意动作、冲动动作和反射动作。学习新的运动技术并能巧妙地运用，就是通过学习使技术得以提高。初学动作阶段因选择性较差，常常全部神经进入活动状态，而引起一些不必要的动作。随着学习的深入，由于大脑皮质运动区有抑制活动的参与，积极抑制了动作中不必要的肌肉，多余动作消失。更进一步学习能顺利完成一连串想做的动作。由于神经元有可塑性，使动作处于定型状态。幼儿奔跑动作的步幅、步频和速度，随年龄而增长，2 岁幼儿已经能够完成跑这种动作的形式，每秒钟的步频约为 4 次，且不再随年龄的增长而发生变化，即使是优秀运动员也大约只有5 次/秒；但是随着学习，步幅增大、速度提高，逐渐能完成以快速为目的的动作。这种情况除了随着发育机体能产生更多能量做功，另外也是掌握了协调的跑步方法的结果。

（2）*反应时间*　以灵敏性为指标的反应时间是指感觉神经和运动神经通过大脑皮质为媒介进行反应的时间。反应时间是否能通过训练而缩短是体育运动中的一个非常重要的问题。由于运动项目不同而出现的反应时间及反射时间的差异，是由先天素质决定还是受训练的结果影响尚不明确。但是，经常参加锻炼者的反应时间要短于非锻炼者。

二、平衡协调功能障碍

（一）平衡功能障碍的原因

维持好的平衡能力需要一系列条件，无论哪一个条件受到损害，都会影响平衡的维持。包括：（1）视觉；（2）前庭功能；（3）本体感受效率；（4）触觉的输入和敏感度，尤其是手部和足部的感觉；（5）中枢神经系统的功能；（6）视觉及空间感知能力；（7）主动肌、拮抗肌的协调动作；（8）肌力与耐力；（9）关节的灵活度和软组织的柔韧度。

在运动康复技术的应用范畴内，以下几项损伤将严重影响患者的平衡能力，会导致日常活动能力受到限制。

1. 肌力和耐力的低下

特别是躯干和下肢的肌力低下，将大大影响患者的平衡功能。平衡的维持需要一定的躯干、双侧上肢及下肢的肌力来调整姿势。当人的平衡被破坏时，若全身能做出及时的、相应的保护性反应，便可维持身体的平衡，不致跌倒而导致损伤。而对于肌力低下的患者，若不能及时调整身体的反应能力，不能做出相应的保护性反应，如双上肢的保护性反应，患者的坐位平衡将受到破坏；而下肢肌力若不够，患者的立位平衡不能维持，不能出现跨步、跳跃反应等，患者就很容易摔倒并受伤。

2. 关节的灵活度和软组织的柔韧度下降

平衡的维持除了需要躯干及上下肢的肌力加以维持外，肢体关节活动范围是否正常灵活也是非常重要的。如果关节活动范围受到限制甚至出现其他关节的代偿，这将大大影响患者的平衡功能。对于患者来说，仅有良好的关节活动范围是不够的，还要有肌肉的柔韧性以及伸展度，特别是跨两个关节的长肌肉。

3. 中枢神经系统功能的障碍

对于脑卒中患者，维持平衡功能正常的三大因素皆有可能受损而导致平衡失调，从而保持姿势、调整姿势及维持动态稳定的功能均下降。正常情况下，当人体失去平衡时，身体会自然产生平衡反应。例如，身体往相反方向倾倒时，上肢将伸展或下肢踏出一步，以保持身体平衡，防止跌倒，这些复杂的反应是由中枢神经和肌肉及骨骼系统控制的。而脑卒中患者因中枢神经系统损伤，则会出现明显的平衡功能障碍。

（二） 协调功能的障碍

运动神经系统由末梢神经、脊髓、脑干、大脑基底核、大脑边缘系统和大脑皮质等各个阶层和将其上下联接起来的命令系统所构成，若是其中的任何一个环节发生障碍，都会带来运动异常。

1. 运动瘫痪

运动瘫痪是在随意运动下行通路的某处发生障碍引起的。这种情况往往是障碍部位和瘫痪部位、瘫痪特征之间存在着某种关系。末梢神经（下运动神经元）障碍会引起其支配区域内的肌肉群瘫痪，这种瘫痪表现为肌张力下降，叫做迟缓性瘫痪。如是轻度瘫痪并持续一段时间后，会引起肌肉萎缩。皮质脊髓束和皮质延髓束（上运动神经元，锥体束）引起的障碍现象稍微复杂一些。当锥体束受到障碍时，锥体束以外的纤维也会发生障碍。

2. 肌张力异常

肌张力是指肌肉持续的、轻度的、不随意的收缩状态，是由支配肌肉的末梢神经和中枢以及肌肉本身的特征（收缩性、弹性、伸展性）等综合起来而产生的。维持肌张力并起着基本作用的是牵张反射。肌张力异常增加时，会出现痉挛或挛缩和肌强直。

3. 过度运动症

多神经元调节系统（锥体外系）对伸肌或屈肌起着抑制或促进作用，从整体上整合、统一运动的协调进行。如其中抑制系统发生障碍，就会引起异常过多的运动。过度运动症在大脑基底核和小脑障碍时可以看到，至于那种过度运动症因哪个部位的异常造成的，其详细情况还不十分明了。

4. 协调运动障碍

小脑在保持体位、调节与姿势运动有关的肌肉紧张和随意运动的协调上起着重要的作用。小脑的正中部发生障碍时，体位的保持和姿势运动就会失调，走路时像醉酒、易摔倒；小脑半球部发生障碍时，就会破坏随意运动中的协调性，运动笨拙，不能进行调节，在运动中出现震颤，除此之外，拿桌子上的东西时与目测距离的误差较大，肌张力降低。

5. 协调功能障碍的分类

协调功能的障碍称为共济失调。共济失调有三种，即前庭性、感觉性和小脑性共济失调。共济失调常见于小脑半球或其与对侧额叶皮质间联系的损害（病变偶然在额叶内），在其他部位的病变中也可能产生。

三、适应证与禁忌证

（一） 平衡功能

1. 适应证

主要适用于因神经系统或前庭器官病变引起的平衡功能障碍患者。

2. 禁忌证

中枢性瘫痪伴有重度痉挛者；精神紧张导致痉挛加重者；对伴有高血压、冠心病的患者要在治疗师的监督下进行。

（二） 协调功能

1. 适应证

大脑性、小脑性、前庭迷路性、深感觉性协调运动障碍及帕金森病和不自主运动等疾病；上运动神经元疾病及损伤（如脑血管意外、脑外伤、脊髓损伤及脊髓炎等）引起的偏瘫。截瘫或四肢瘫痪；下运动神经元疾病及损伤（多发性神经炎、脊髓灰质炎等）引起运动及协调运动障碍；运动系统伤病患者。

2. 禁忌证

疾病的急性期或亚急性期；有急性炎症存在，发热在38℃以上，白细胞计数明显增高者；有心功能不全或失代偿者；全身状况较差、功能失代偿者；外伤后有明显的急性期症状、骨折愈合尚不充分或手术未拆线者；有剧烈伤痛的患者。

第二节 平衡协调功能训练的操作方法

平衡训练可以加强关节的本体感受，刺激姿势反射，常用于因神经系统或前庭器官病变而引起的平衡功能障碍患者。根据平衡功能的分类，可将平衡训练分为静态平衡训练和动态平衡训练两种。

一、静态平衡训练

（一）长坐位

患者取长坐位，姿势镜置于患者前方，患者和治疗师可随时调整坐位的姿势。初始阶段治疗师对患者施加保护和支持（图 6－1），随着训练进程逐步减少辅助力量（图 6－2），由保护状态逐渐过渡到非保护状态，逐渐使患者能独立维持坐位平衡（图 6－3）。当患者能完成以上训练后，可指示患者将双上肢抬起至水平位以增加难度，保持长坐位平衡（图 6－4）。为增加训练的难度，可让患者增加上肢抬起的次数和延长上肢抬起的时间，治疗师也可给予患者一定的外来力量，破坏患者维持平衡的能力；可收拢两腿，通过减少双腿之间的角度即减少支撑面积的方法来增加训练难度；可使患者置于平衡垫等不稳定支撑面上来增加训练难度。（图 6－5）

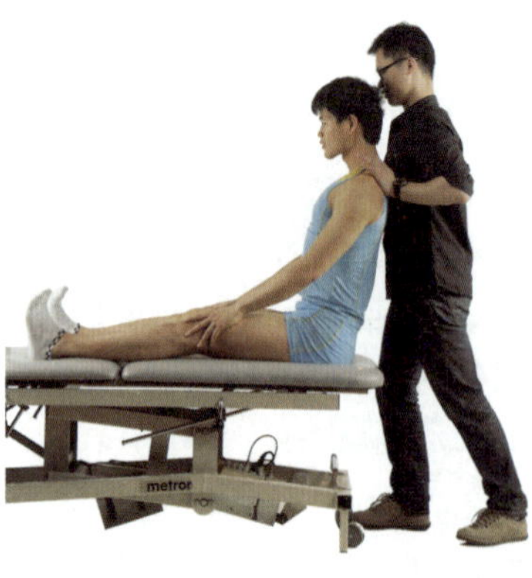

图 6－1 长坐位，治疗师施加保护

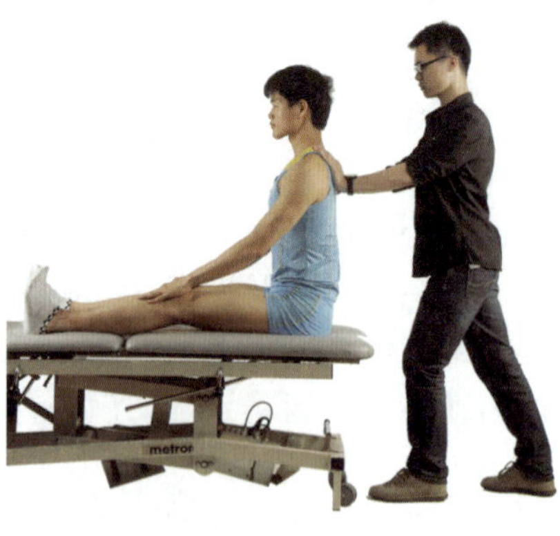

图 6－2 长坐位，治疗师逐步减少辅助力量

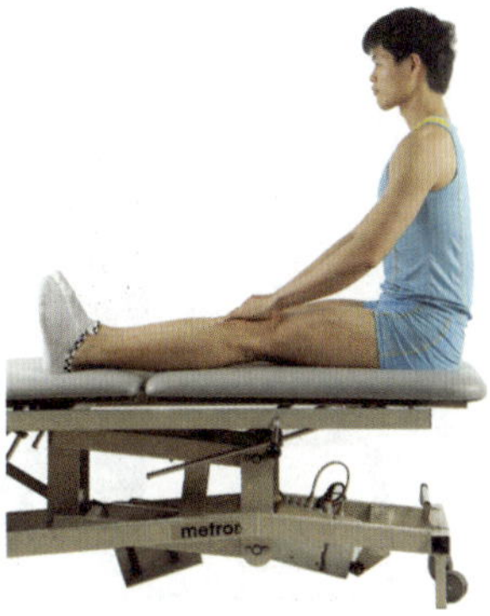

图6－3 长坐位，患者独立维持平衡

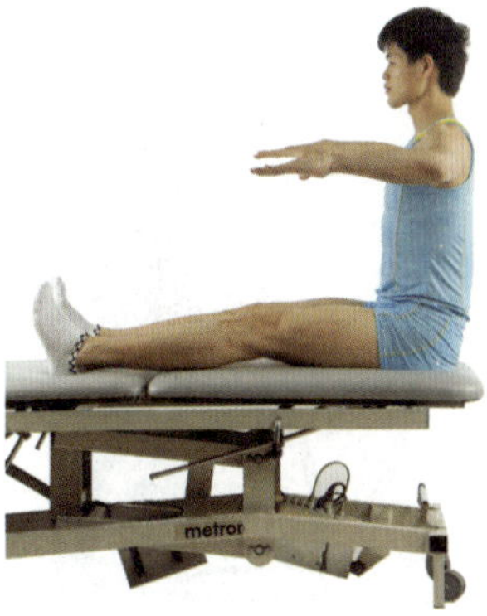

图6－4 长坐位，患者抬起上肢独立维持平衡

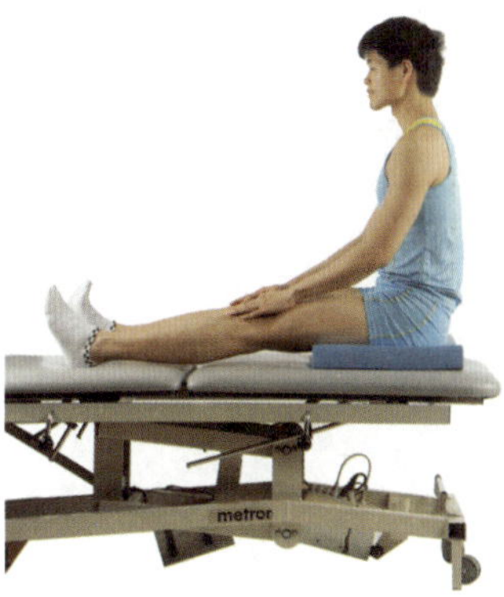

图6－5 长坐位，患者置于平衡垫上独立维持平衡

（二）坐 位

偏瘫患者多采用坐位进行平衡训练。患者是否能独立保持坐位，是将来能否步行的判断标准。坐位平衡训练的渐进过程与长坐位类似，初始阶段治疗师对患者施加保护和支持（图6－6）。当患者能独立完成坐位平衡时，即从前后左右推动患者，患者能维持体位，则可认为患者已经具有了保持平衡的能力（图6－7、图6－8）。当完成以上训练后，可使用不同的方法和手段增加难度，如使患者坐于平衡垫等不稳定支撑面上。（图6－9）

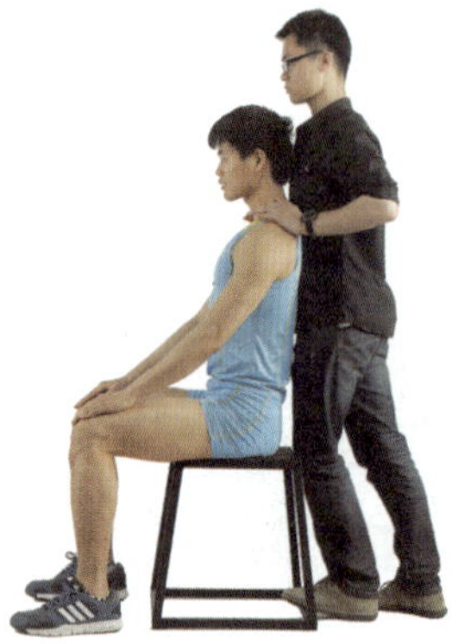

图 6－6　坐位，治疗师施加保护

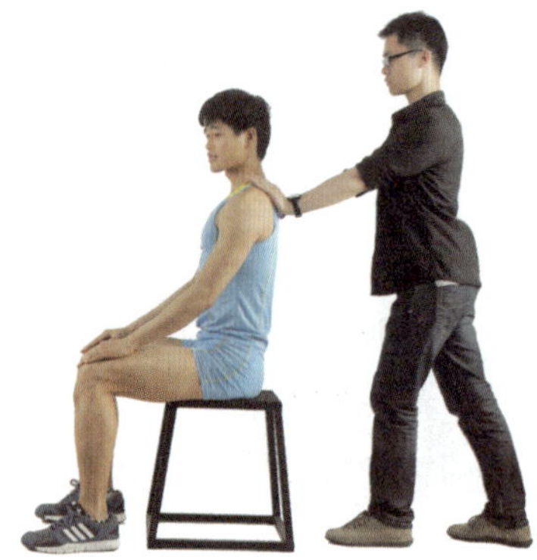

图 6－7　坐位，治疗师前后推动患者独立维持平衡

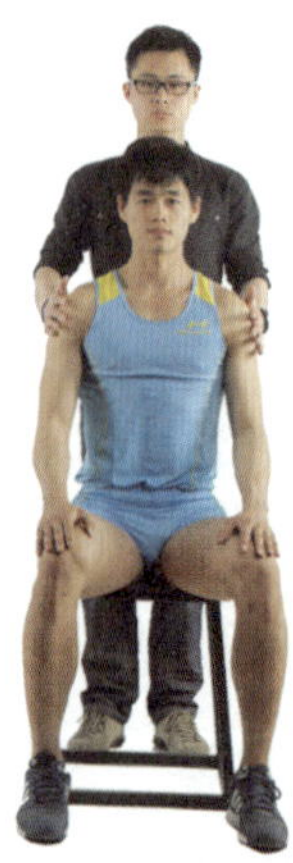

图 6－8　坐位，治疗师左右推动患者独立维持平衡

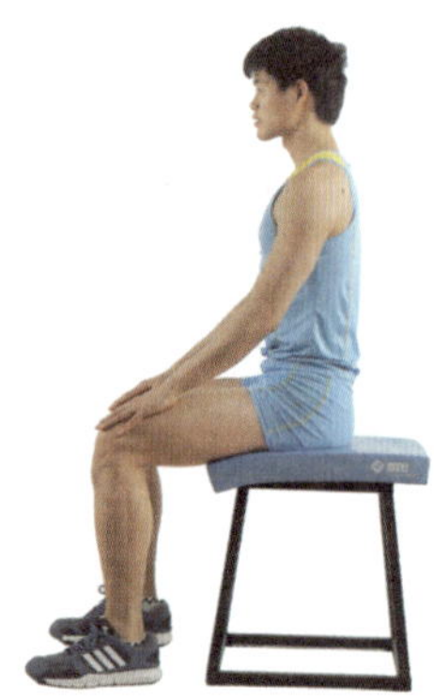

图 6－9　坐位，患者置于平衡垫上独立维持平衡

利用瑞士球可以在坐位姿态下进行较多的平衡训练。初始阶段治疗师对患者施加保护和支持（图 6－10），当患者逐步获得瑞士球上独立维持坐位平衡能力后，治疗师可以施加干扰，从前后左右推动患者，让患者排除干扰保持平衡（图 6－11）。双脚离开地面坐于瑞士球上保持平衡，对核心区的稳定与控制有很大挑战。在治疗师的帮助下可以逐步增强平衡能力（图 6－12），直到独立维持平衡（图 6－13）。瑞士球的坐位平衡训练可以帮助患者更好地进入跪位平衡训练。

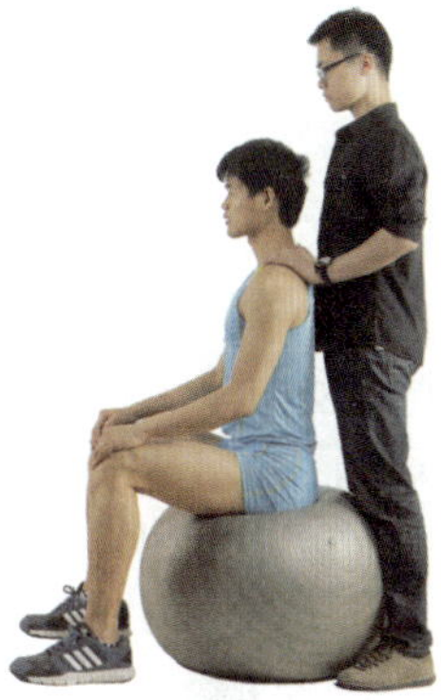

图 6－10　瑞士球坐位，治疗师施加保护

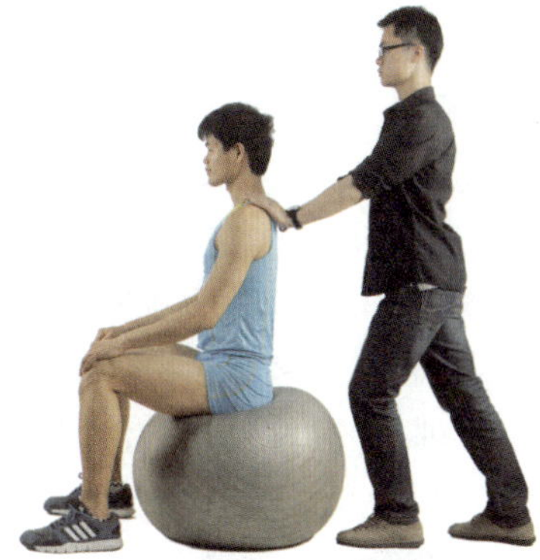

图 6－11　瑞士球坐位，治疗师前后推动患者独立维持平衡

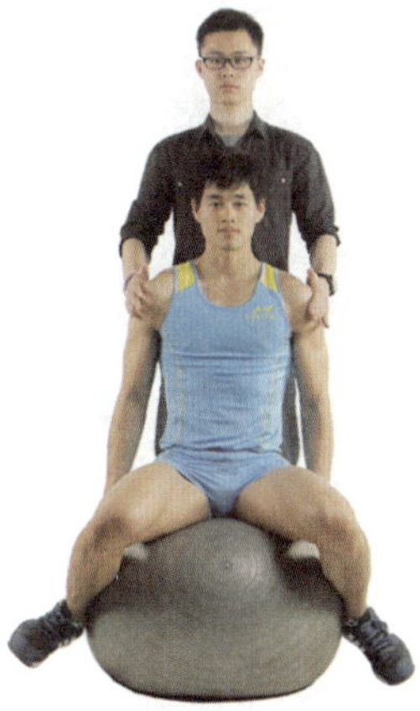

图 6－12　双脚离地的瑞士球坐位，治疗师施加保护

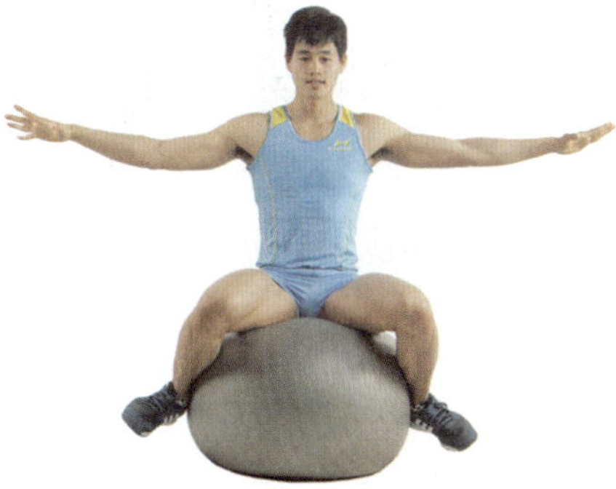

图 6－13　双脚离地的瑞士球坐位，患者独立维持平衡

（三）手膝位

此训练可作为站立位平衡训练和平地短距离移动动作前的准备训练。患者手膝位，在能控制静止姿势的情况下，进行身体前后及左右的移动动作。当能较好地控制姿势体位后，指示患者将一侧上肢或一侧下肢抬起，随着稳定性的加强，再将一侧上肢和另一侧下肢同时抬起并保持姿势的稳定，以增加训练的难度。为了增加的难度与训练的乐趣，也可以使用瑞士球进行相关练习（图 6－14），但是瑞士球练习难度相对较大，对部分患者不适用，在临床操作中需要根据实际情况安排。

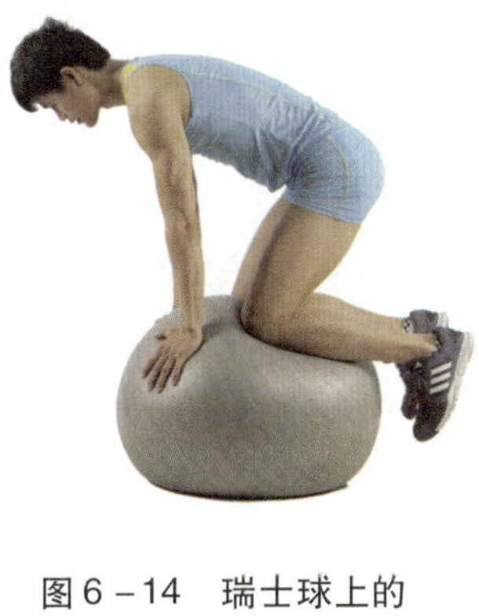

图 6－14　瑞士球上的手膝位姿态维持

（四）跪 位

跪位平衡难度比坐位平衡难度大，这是由于身体的支撑面积减少，以及身体重心与支撑面的距离也相应提高，所以，平衡维持的难度也增加。跪位平衡与手膝位训练的目的和适应证相同，此训练除了具有头与躯干的控制能力以外，还增加了躯干与骨盆的控制能力。同样，瑞士球在跪位平衡训练中也可以很好的应用。在获得跪位平衡能力后，可以使患者在瑞士球上进行跪位平衡训练增加难度。初始阶段治疗师需要对患者施加保护（图 6－15），随着训练的进行，患者逐步获得独立维持跪位平衡的能力。（图 6－16）

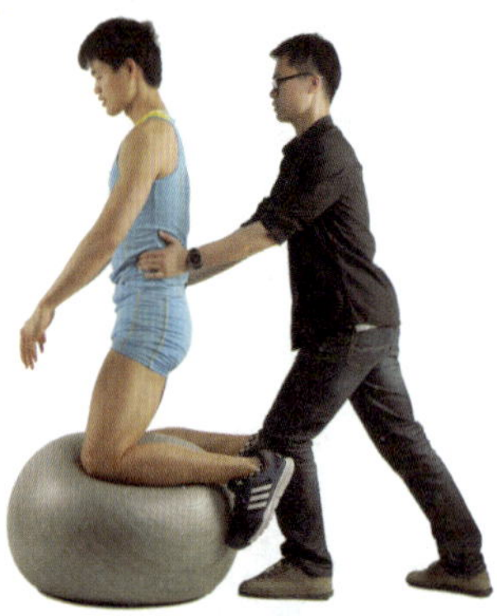

图 6－15　瑞士球上跪位，治疗师施加保护

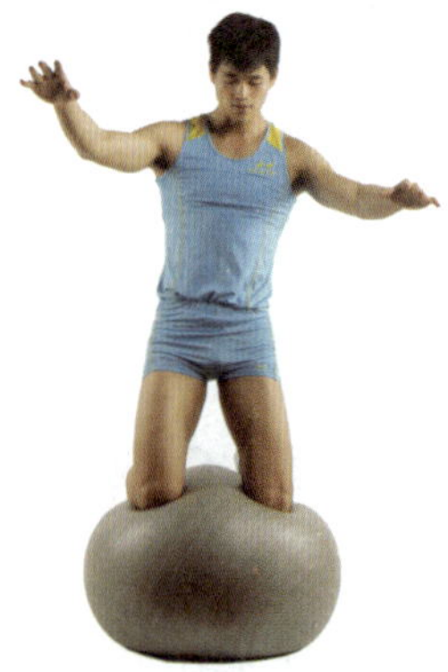

图 6－16　瑞士球上跪位，患者独立维持平衡

（五）站立位

当患者坐位平衡、跪位平衡及耐力改善后，就应开始站立位平衡训练。站立位时身体的支撑面积小，在站立位维持平衡和进行平衡训练相较于其他姿态难度要大一些。训练时，患者需要面对姿势镜，这可帮助患者了解自己的姿势，并且引导进行自我矫正，保持正确姿势。站立位的静态平衡可以借助各种平衡训练器材增加训练难度，常见的训练器材是平衡板。平衡板上的单脚站立是最常见的站立位平衡训练方法（图 6－17），也可采用双脚站立的方式，但是双脚站立涉及双侧下肢的协调配合，共同完成身体平衡的维持，难度相对较大，在患者刚开始进行双脚站立的平衡板练习时，需要治疗师施加保护(图 6－18)。除了平衡板一类硬质的平衡训练器材，许多软质的训练器材在站立位平衡训练中也有大量的应用，其中包括平衡气垫（图 6－19）、BOSU 球（图 6－20、图 6－21）、迷你蹦床（图 6－22）等。器材应用的主要目的是对前庭功能、本体感受效率、中枢神经系统的功能、主动肌、拮抗肌的协调动作、肌力与耐力、关节的灵活度和软组织的柔韧度等方面提出更高的要求，增大站立位平衡训练的难度，更有效地改善和提高站立位平衡功能。

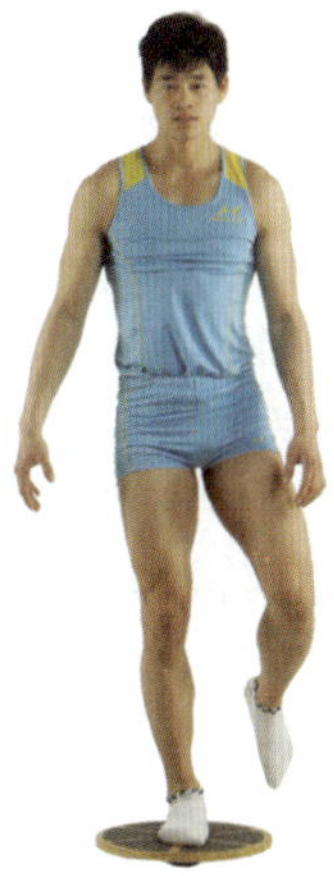

图6－17　平衡板上单脚站立训练

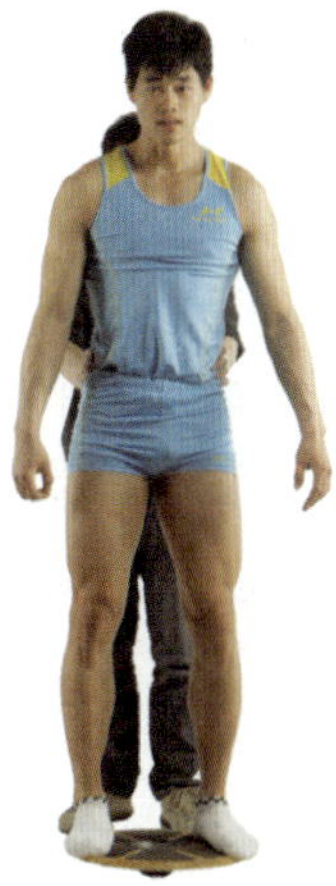

图6－18　平衡板上双脚站立训练，治疗师施加保护

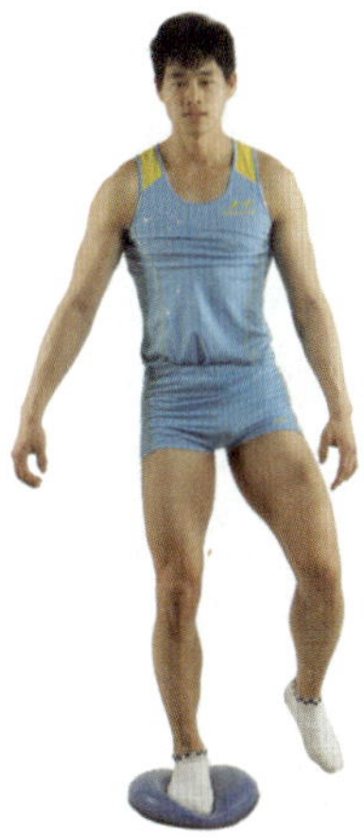

图6－19　平衡气垫上单脚站立训练

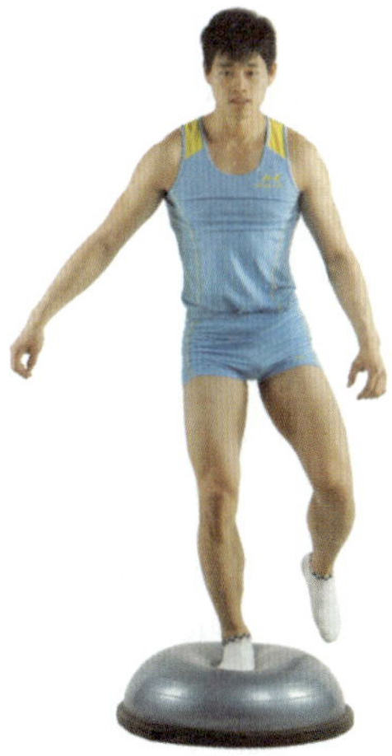

图6－20　BOSU 球上单脚站立训练

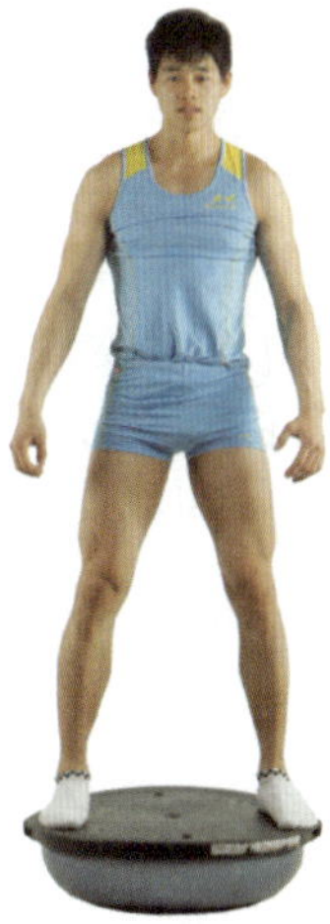

图6－21　BOSU 球上双脚站立训练

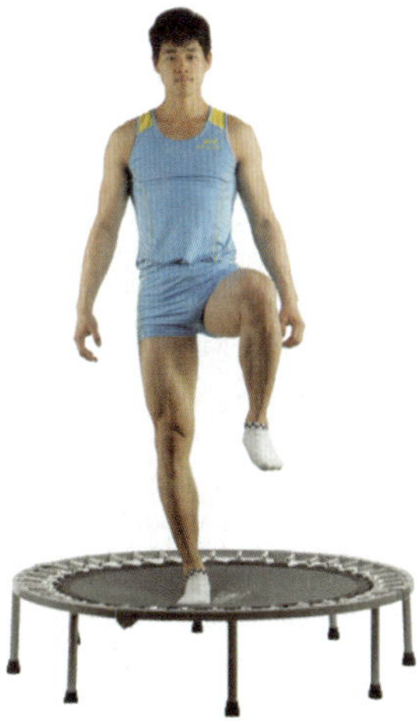

图6－22　迷你蹦床上单脚站立训练

二、动态平衡训练

（一）长坐位

待患者可独立保持静态长坐位平衡后，即当患者在没有任何依靠及帮助的情况下，而且双侧上肢抬起后能够维持一定时间，便可进行长坐位的动态平衡训练。治疗师可位于患者的前方，与患者进行抛球、传球的训练，以增加维持长坐位平衡的难度。此训练不但可加强患者的平衡能力，而且可强化患者双上肢、腹背肌的肌力及耐力。训练时，治疗师与

患者之间的抛球距离与患者的接抛球的能力有关，应随时进行调整，治疗师可从各个方向各个角度向患者抛球，也可通过加强抛球的力度来增加训练的难度，只有当患者能够独立准确地完成抛接球的训练之后，才可进行下一步的训练。

（二）坐　位

待患者已经具有了保持坐位平衡的能力后，应进行一些动态的坐位平衡训练。坐位是人类运动中一个重要的功能姿态，为了获得更好的功能能力，需要进行和强化坐位的动态平衡训练，如从坐位站起到站立位、躯干左右侧屈、躯干前屈和左右旋转运动的练习。

（三）跪　位

待患者已经具有了双膝跪位维持平衡的能力后，可进行身体重心的前后移动动作；再训练患者单膝跪位平衡的保持，当患者单膝静态平衡稳定后，可进行单膝的动态平衡训练，如让患者把一侧下肢抬起的动作；最终是要在单膝立位平稳地进展到立位。

（四）站立位

待患者已经具有了站立位维持平衡的能力后，特别是经过大量使用平衡器材的训练后，可以在站立位进行动态平衡训练。人类大量的功能动作和运动能力是以站立位为基础进行的，如果仅仅具备维持站立位姿态稳定的能力，还不能说已经完成了平衡能力的康复。在站立位姿态下，当平衡受到外力破坏或完成功能动作必须要打破原有平衡状态时，身体有能力在新的姿态保持平衡稳定或回复到原有站立位稳定姿态，患者才能很好地完成大量日常生活中的动作。站立位的动态平衡训练通常也被认为是协调功能训练，是在挑战平衡的基础上完成一定的动作任务，如在站立位完成进行接球和抛球、在单脚站立的条件下对侧下肢完成不同方位触碰标志碗的练习（图 6－23）。同样，在完成这些训练时，也可加入部分平衡器材增加难度，如单脚站立于迷你蹦床上进行接球与抛球（图 6－24）、单脚站立于平衡垫上进行不同方位触碰标志碗的练习（图 6－25）。

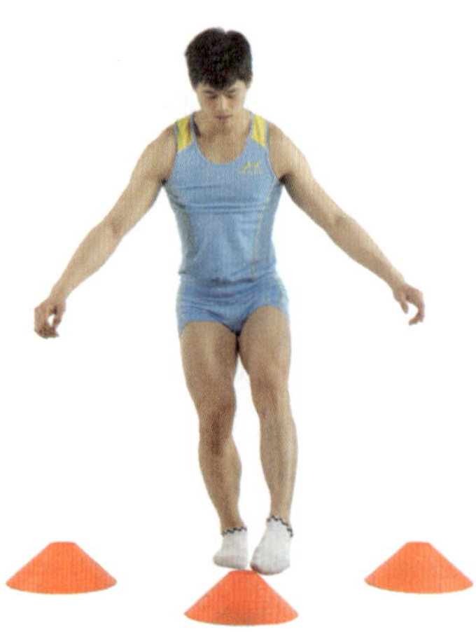

图 6－23　单脚站立位，对侧脚触碰标志碗

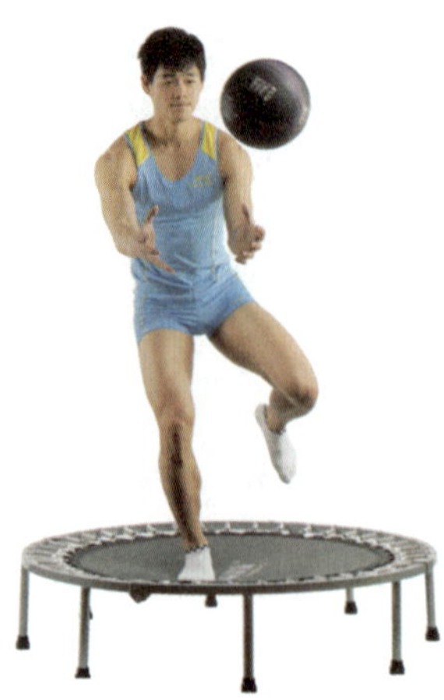

图 6－24　单脚站立于迷你蹦床上，接球

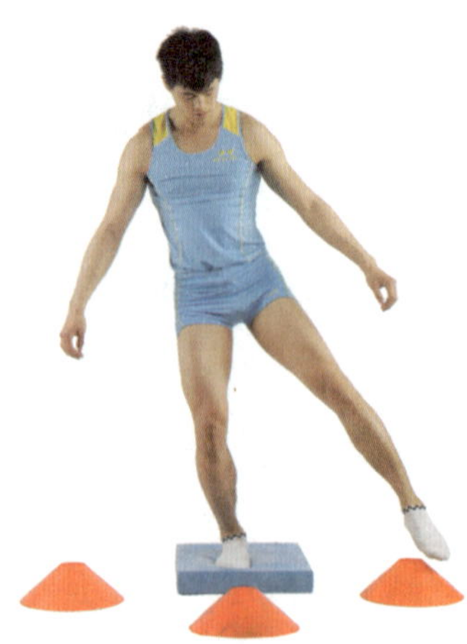

图 6－25　单脚站立于平衡垫上，对侧脚触碰标志碗

三、协调训练

协调训练是让患者在意识控制下，训练其在神经系统中形成预编程序，自动的、多块肌肉协调运动的记忆印迹，使患者能够随意再现多块肌肉协调、主动运动形式的能力，而且比单块肌肉随意控制所产生的动作更迅速、更精确、更有力。协调性训练的基础是利用残存部分的感觉系统以及利用视觉、听觉和触觉来管理随意运动，其本质在于集中注意力进行反复正确的练习。主要方法是在不同体位下分别进行肢体、躯干、手、足协调性的活动训练，反复强化练习。学习控制和协调能力最主要的是重复，如果一种动作重复得足够多，这种过程将被学会并储存，并且在不断重复的过程中，完成这种动作所花费的精力会越来越少。

（一）单一肌肉训练

在临床对患者做单一肌肉控制训练时要按一定的原则和要求进行。

1. 单一肌肉控制训练是一个需要精力高度集中及密切合作的再学习过程，训练应在安静的环境中进行，要求患者情绪要稳定、注意力完全集中、密切合作。当患者感到疲劳或不能集中注意力进行训练时，应暂时停止。

2. 训练时，患者保持一个放松、舒服、安全的体位。

3. 患者应具有完好的本体感受器或距离感受器功能，以便对整个训练过程中肌肉的活动进行监控，训练的重点是本体感觉。如果有本体感觉受损，训练的每个动作均要让患者观察到，以便利用视觉反馈进行监控。

4. 患者应在关节活动范围内无疼痛感。

5. 为帮助患者尽快地达到目标，可用肌电生物反馈法来加强原动肌的动作或抑制不需要的其他肌肉的动作。当患者意识不能启动原动肌或难以收缩单块肌肉时，应用简单的或专门的促进方法，一旦原动肌能主动收缩，在协调训练之前就应停止这种方法。

6. 训练中负荷应小，要求患者不要过度用力。只有在小负荷的情况下，才能使活动局限于单块肌肉，使用最小的力使原动肌收缩的同时，应给予最大的助力而不是阻力。过度用力易引起兴奋向其他神经元扩散，从而引起其他肌肉收缩，使运动不协调。

7. 在整个训练过程中，应避免出现代偿性动作。必须完成单块肌肉控制能力训练后，方可进行更复杂的协调运动训练。

8. 训练需要在治疗师的正确指导和监督下进行。训练指示或口令应准确、清晰，也应便于患者理解、执行。随时调整、纠正不正确的训练方法。

（二）多块肌肉协调动作的训练

协调训练是一种复杂、综合的系统训练过程，因此，要求按一定的训练原则进行。

1. 应从最初的卧位渐进过渡到坐位、站位训练；前一训练动作熟练后，再进行下一个动作的训练。

2. 从简单、单一的动作逐渐过渡到有多块肌肉协调运动的复杂动作训练；从一侧的单一训练到两侧复杂动作的训练，最后进行难度最大的两侧同时运动的协调动作训练。

3. 从最初广泛的快速动作开始，随着训练熟练程度的提高，再转移到范围小的慢速的动作的训练。

4. 最初睁眼做动作，以利用视觉反馈进行调整。等动作熟练后再交替睁眼和闭眼，最后闭眼做动作。

5. 对复杂的动作应逐项分解，单独逐项训练，直到准确。熟练地执行一个复杂动作的各分解动作后，方可将各分解动作合并在一起训练，直到能准确完成整个复杂的动作。训练中对所做的动作要求要准确，重复训练才可能获得运动协调能力。

大量的动态平衡训练方法包含了很多协调性的内容，在平衡训练的基础上加入完成动作的任务目的，是较为常见的多块肌肉协调动作的训练。例如，在单脚站立下，按照一定要求或顺序用手触摸标志桶（图 6－26）。为了增加动作难度，更好地发展多块肌肉的协调性，可以增加维持平衡的难度，如使用平衡垫（图 6－27）或 BOSU 球（图 6－28）。此外，在不稳定支撑条件下完成上肢的功能练习（图 6－29），也是常见的协调功能训练方式。

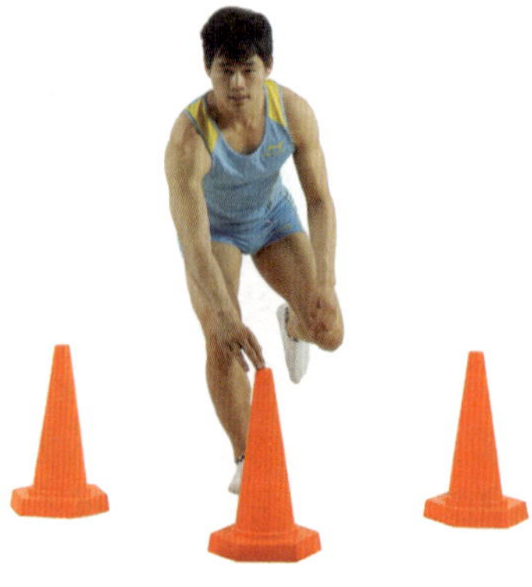

图 6－26　单脚站立，手触摸标志桶

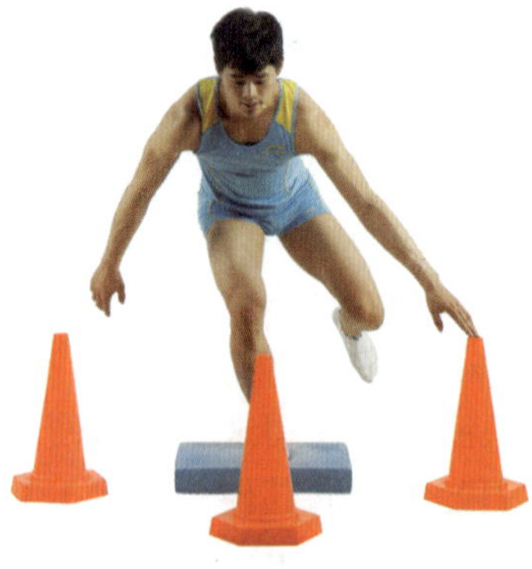

图 6－27　平衡垫单脚站立，手触摸标志桶

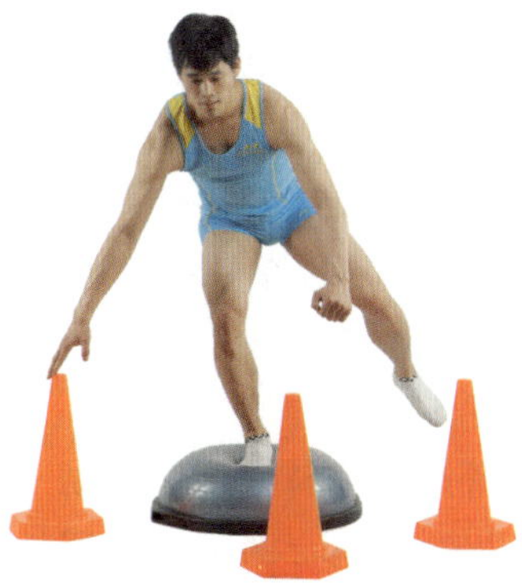

图 6－28　BOSU 球单脚站立，手触摸标志桶

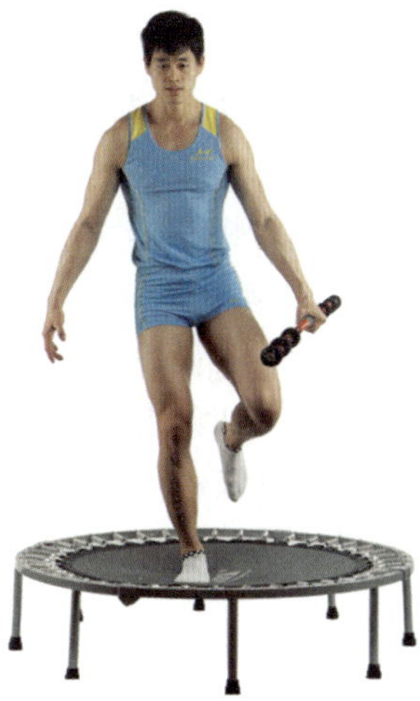

图 6－29　迷你蹦床单脚站立，手持平衡杆上举

第三节　平衡协调功能训练的应用

一、平衡功能训练

（一）训练原则

1. 平衡训练的基本原则

（1）支撑面积由大变小　通过身体在运动中的支撑面积由大逐渐变小来进行训练，即从最稳定的体位通过训练逐步进展至最不稳定的体位。患者在进行平衡训练时，初始阶段应选择支撑面较大的、辅助器具较多的体位开始进行训练，当患者的平衡稳定性提高之后，支撑面积要逐渐变小，辅助器具也逐渐减少。例如，先让患者在仰卧位下进行训练，然后转至侧卧位进行训练，或从仰卧位至坐位再到站立位，或从双足站立位到单足站立位再到足尖站立位等，逐步加大平衡训练的难度。

（2）从静态平衡到动态平衡　平衡训练应首先从维持稳定、静态的姿势开始，之后逐步过渡到动态的平衡。在这种原则指导下，患者有可能在坐位或立位的姿势下灵活自如地完成日常的生活动作。例如，开始时只是在安静状态下要求保持平衡，继而要求患者在动态运动中也能保持平衡，以逐步加大平衡难度，可进行破坏性的站立平衡训练和平衡板上训练，以诱发患者的平衡反应。训练方法要领包括：逐步缩减人体支撑面积和提高身体重心；在保持稳定性训练的前提下，增加头颈和躯干运动；从睁眼时训练逐步过渡到闭眼时训练。

（3）身体重心逐步由低到高　治疗师可改变患者的训练体位来变换身体重心的高度，初期平衡训练可在仰卧位下进行，逐步进展至坐位、手膝位、双膝跪位，再进展至站立位。身体的重心随着训练体位的改变而逐渐提高，平衡训练的难度也将逐步加强。

（4）从维持平衡到平衡被破坏时的姿态维持　在初始阶段，只是要求患者在不同的支撑面大小、不同的重心高度等条件下，维持身体的平衡。在逐步提升平衡功能后，治疗师在患者平衡训练中加以干扰，以破坏患者的平衡状态。患者需要在平衡被破坏时控制身体，重新找回平衡状态，维持姿态稳定。在施加干扰时，治疗师要注意，干扰方式要适当和及时进行保护，防止跌倒等情况的发生，避免二次伤害。

（5）在注意力集中的情况下保持平衡和在不注意的情况下保持平衡的训练　在训练的早期阶段，治疗师可以先告诉患者在推动时要求其保持平衡；随着训练的发展，在不告知患者、患者不注意的情况下突然发力推动患者，要求患者继续保持平衡。

（6）视觉屏蔽　在训练的初始阶段，患者正常地进行平衡功能的训练；然后逐步在训练中由睁眼过渡到闭眼，屏蔽视觉的影响。

（7）破坏前庭器官的平衡来保持身体的平衡　这一方法可进一步提高患者的平衡能力，常常用来治疗晕车、晕船等。例如，要求患者在转动身体后继续保持平衡，或迅速由卧位到站立时保持平衡（可在睁眼或闭眼下进行训练），或让患者在大转轮中进行训练等。这些训练应在采取严密的保护措施下进行。

2. 平衡训练的顺序

（1）根据功能体位系统进行　从坐位平衡到手膝位平衡、双膝跪位平衡，最终是要恢复站立位平衡。

（2）从易到难，渐进增加难度　从最稳定体位到最不稳定体位，从大支撑面到小支撑面，从低身体重心到高身体重心，从静态平衡训练到动态平衡训练，从睁眼训练到闭眼训练，从无头颈参与活动到有头颈参与活动。

（二）注意事项

1. 训练时，对患者要通过镜子进行姿势矫正。

2. 患者姿势发生改变时，治疗师需要应用口令指导矫正。

3. 患者姿势向一侧倾斜时，治疗师不要立即施加保护，可以轻轻地向倾斜方向推患者，以诱发姿势反射而使患者直立。

4. 训练坐位平衡时，如果患者躯干不能直立，治疗师应推其两肩或使头部向下，给予抵抗，与此相对应的，患者的躯干则伸展。

5. 部分患者进行长坐位训练时，由于屈髋运动受限或腘绳肌缩短，易倒向后方。此类患者应首先进行髋、膝关节的伸展训练，然后再进行长坐位平衡训练。

二、协调功能训练

（一）训练要点

1. 一定要完成具体的练习任务

例如，如果行走是主要目标，那么患者无论采用什么方法或使用什么辅助器械，行走是必须练习的。不必担心最初做出的动作是否正确或协调，如果行走目标难以完成，则应降低标准，确保能够完成，直到这一练习充分掌握时，再完成更高水平的目标。

2. 单个动作练习

将任务分成多个部分，在连贯完成之前先进行单个动作的练习。例如，在行走之前，患者先练习行走的各个分解动作，诸如脚的位置、腿的摆动、脚触地、平衡以及重心转移练习。直到每个动作完成得满意时再进行行走训练。训练任务越复杂，就应划分得越细，当单个动作练习得满意时再完成整体连贯动作。

3. 相关动作练习

在完成用以提高控制和协调能力的具体任务之前，先进行一些相关的动作练习。例如，行走之前，患者先进行脚、踝、髋运动协调性的练习，进行多个肌群拮抗或促进模式的练习，直到满意时再进行行走练习。需要注意的是，整体与部分的总和不完全相同，机能恢复不可能完全依赖部分的简单累加。

（二）注意事项

1. 训练前，要求患者学会放松，减少紧张或恐惧心理。如有肌肉痉挛，要先设法缓解。

2. 密切监控以防意外。一定要让患者有安全感，避免因害怕、紧张而诱发患者全身痉挛或其他问题。

3. 对下肢运动失调的患者应特别注意防止跌倒。

4. 操作时切忌过分用力，以免引起兴奋的扩散，因为兴奋扩散往往会加重不协调。

5. 严格掌握运动量，疲劳不但影响训练的继续，还可能造成运动不协调加重。

（三）影响协调训练效果的因素

控制和协调能力的适当发展，需要存在特定的组织机构，即包括运动、感觉控制与存储中枢、联系中枢和终末效应器官的完整的神经通路。

感觉印象的建立是控制与协调的最初目标，因此感觉反馈尤其关键。在训练过程中应特别强调位置觉和触压觉。如果不具备正常的感觉，那么必须利用未受损的感觉进行代偿。当患者不能进行主动运动时，被动运动可提供本体感觉的传入。视觉和听觉的暗示可使肌肉兴奋，肌电反馈也有一定的帮助。如果患者缺乏足够的力量、耐力和关节活动度，需要通过其他康复训练方法和手段改善，也可在协调功能训练中施加相应的帮助。

许多因素，诸如心理年龄、注意力、洞察力及调动性，也会影响协调功能训练的效果。所以，有必要通过减轻干扰、增强运动的趣味性、降低复杂程度来减轻上述因素的不良影响。同时，避免过劳和不适，创造一种安全和放松的环境也是非常重要的。要形成准确的感觉印象，运动练习必须明确，应避免替代或超负荷练习，尽量减少自发练习，给予充分的支持、采用一定的姿势和器械，减少不理想的练习。

总之，对于协调功能训练的基本练习方法可以概括为：明确要完成的运动或任务，不断重复这种行为，同时纠正出现的错误，直到形成恰当的感觉印象和运动模式。

思考题

1. 平衡功能与协调功能的定义是什么？
2. 维持平衡功能的因素有哪些？平衡功能如何分类？
3. 平衡协调功能康复训练的适应证和禁忌证都有哪些？
4. 如何设计静态平衡和动态平衡训练？
5. 如何设计多块肌肉的协调动作训练？
6. 平衡训练的基本原则是什么？协调训练的要点是什么？

参考文献

[1]纪树荣．运动疗法技术学[M]．北京：华夏出版社，2004.

[2]C Kisner，L Colby. *Therapeutic Exercise(fifth edition)*[M]. F. A. Davis Company，Philadelphia，PA：2007.

[3]P Comfort，E Abrahamson. *Sports Rehabilitation and Injury Prevention*[M]. UK：John Wiley & Sons，Ltd，Chichester，West Sussex，2010.

[4]W Prentice. *Rehabilitation Techniques for Sports Medicine and Athletic Training(fifth edition)*[M]. New York，NY：McGraw – Hill，2011.

[5]李晓捷．人体发育学(第二版)[M]．北京：人民卫生出版社，2014.

[6]G Cook. *Movement Functional Movement Systems：Screening，Assessment and Corrective Strategies*[M]. Aptos，CA：On Target Publications，2010.

第七章 本体感觉神经肌肉易化技术

本章提要

PNF一般被译为“本体感觉神经肌肉易化技术”，是以人体发育学和神经生理学原理为基础，根据人类正常状态下日常生活的功能活动中常见的动作模式创立的一种神经发育学治疗技术。最初用于对各种神经肌肉瘫痪患者的治疗，被证实非常有效，后来证明它可以帮助许多肌肉力量、运动控制、平衡和耐力有问题的患者，如脊髓损伤、骨关节和周围神经损伤、脑外伤和脑血管意外等。本章主要介绍PNF的基本原理、动作模式、一般技术和特殊技术，并以肌肉放松和偏瘫为例，介绍治疗思路，便于学生掌握PNF的基本治疗思路，并应用于康复实践。

第一节 概 述

一、本体感觉神经肌肉易化技术的定义及发展历史

（一）本体感觉神经肌肉易化技术的定义

本体感觉神经肌肉易化技术（Proprioceptive Neuromuscular Facilitation，简称 PNF）是一种治疗理念，是利用牵张、关节压缩和牵引、施加阻力等本体刺激和应用螺旋、对角线状运动模式（Spiral and Diagonal Pattern）来促进运动功能恢复的一种治疗方法。螺旋、对角线型的运动模式是 PNF 技术的基本特征。其基本原理是：所有人类，包括那些有功能障碍的伤病患者，都具有尚未被利用的潜能（Kahat，1950）。

- 本体感觉：提供躯体运动和体位信息的感觉。
- 神经肌肉：涉及的神经和肌肉。
- 易化：使之变得更加容易。

（二）PNF 的发展历史

PNF 技术是由美国康复治疗师 Herman Kabat（赫尔曼·卡巴特）于 20 世纪 40 年代提出，他运用了螺旋和对角线的组合模式，并将它命名为“本体感觉促进技术”，并于 1940—1954 年在华盛顿首先开始使用 PNF 治疗技术。后与其同事 Margaret Knott（玛格丽特·诺特）和 Dorothy E Voss（桃乐西·E. 沃斯）合作，Kabat 首先创立了 PNF 的概念，强调最大的抗阻与牵张反射。

1951 年，Maggie 和 Kabat 对所有螺旋和三维模式进行细致分析，Kabat 基于 Charles Scott Sherrington（查尔斯·斯科特·谢灵顿）的结果和原则：连续诱导、交互抑制和扩散现象，创立了不同的技术（节律性启动、慢速反转等）。

1952 年，Dorothy E Voss 也加入进来，她在“本体感觉促进”前，加入了一个新的词语“神经肌肉”，形成了现在的全称——PNF。

自 1952 年开始，3 个月和 6 个月的 PNF 学习班在美国开展，从此 PNF 开始在全球范围内发展。

国际 PNF 协会（International PNF Association，IPNFA）成立于 1990 年，是一个国际性的协会。网址：www. ipnfa. org。培训经过协会认证的 PNF 治疗师。

1956 年，第一本 PNF 的专著出版，随后 PNF 被进一步发展；英文第二版 1999 年出版。《实用 PNF 治疗》（PNF in Practice）于 1993 年第一次出版，2008 年出版了第三版，是 PNF 治疗技术的主要指导书籍。

二、基本原理

PNF 技术是以人体发育学和神经生理学原理为基础，根据人类正常状态下日常生活的功能活动中常见的动作模式创立的。

（一）神经生理学原理

1. 后续效应（After Discharge）

一个刺激的效应在该刺激停止后仍然继续存在。随着刺激强度和时间的增加，刺激的后续效应也随之增加。在维持肌肉静力收缩后，其后续效应使肌肉力量得以增加。

2. 时间总和（Temporal Summation）

发生在短时间内连续的弱（阈下）刺激的组合（总和）所引起的兴奋。

3. 空间总和（Spatial Summation）

同时作用于身体的不同部位的弱（阈下）刺激的组合（总和）所引起的兴奋。时间和空间总和可以组合获得更大的活动。

4. 扩散（Irradiation）

这是一种反应的传播和强度的增加。刺激的数量或强度增加时，扩散效应也随之增加。该反应可以是兴奋性的，也可以是抑制性的。

5. 连续诱导（Successive Induction）

拮抗肌的刺激（收缩）之后，会引起主动肌的兴奋性增加。涉及拮抗肌反转的技术，使用了这一原理（诱导，刺激，增加兴奋性）。主动肌强烈的兴奋之后，可引起拮抗肌的兴奋。

6. 交互支配（交互抑制）（Reciprocal Innervation，Reciprocal Inhibition）

主动肌与拮抗肌之间的相互作用。主动肌收缩的同时，伴随着对拮抗肌的抑制。交互支配是协调运动必要的成分。放松技术使用了这种特性。

（二）人体发育学原理

1. 充分调动人体运动发育的内在潜能。所有个体都有尚未开发的潜能，这是 PNF 技术的基本原则，患者的能力和潜能成为减轻残障的方法。

2. 遵循运动功能发育顺序。正常运动发育按照从头到脚，由近到远的顺序发展。肢体运动及稳定性的发育按照从近端至远端的方向进行，运动的协调性发育是由远端至近端的方向进行。在治疗中，首先应注意是头颈的运动发展，然后是躯干，最后是四肢，肢体功能恢复是按照近端向远端的顺序。因此，只有改善了头、颈、躯干的运动之后，才可能改善四肢的功能；只有控制了肩胛带的稳定性之后，才有可能发展上肢的精细动作技巧。

3. 利用反射调整各种活动。早期运动由反射活动控制，成熟运动通过姿势反射增强。例如，伸肘肌力较弱时，可以让患者注视患侧，通过非对称性紧张性颈反射来增强。反之，也可以通过反射影响姿势，如当患者从侧卧位坐起时，可借助身体的调整反射。

4. 人类各种功能性运动都是由屈、伸肌相互作用完成的，先由屈曲性动作逐渐发展到伸展性动作。早期的动作是在屈肌和伸肌优势交替转换中向前发展的。在治疗中，如伸肌张力过高，就选择屈肌优势动作。例如，婴儿学习向前爬行的动作时，手和脚的伸肌占优势，向后爬时，屈肌占优势；偏瘫患者上肢多以屈肌占优势，应以训练伸肌为主；下肢多以伸肌占优势，则应以训练屈肌为主。

5. 正常运动具有规律性的程序（如由坐到站），但各部分之间可以相互交叉重叠。早期动作是有节律性的，如可逆转的自发性屈伸动作。在治疗中要注意到两个方向的动作，例如，训练患者从椅子上站起的同时，也要训练由站到坐下；同样，在日常训练中，如更衣训练时，患者必须练习更衣和脱衣这两方面。逆向运动有助于重建拮抗肌之间的平衡与相互作用，如果患者不能进行逆转动作，其功能活动肯定受到限制。因此，在治疗中必须进行方向节律性逆转，这样可使主动肌与拮抗肌重新建立平衡。

6. 正常的运动和姿势都是依靠肌群间的相互平衡与协调收缩完成的。这一原则强调了 PNF 技术的主要目标，即发展拮抗肌的平衡，治疗的关键是预防和矫正主动肌与拮抗肌之间的不平衡状态，采用各种手法技术预防和纠正拮抗肌之间的不平衡是 PNF 疗法的目标。伸屈肌优势交替发展是建立姿势稳定性和保持平衡的基础。例如，坐位姿势的发育以屈、伸肌优势交替发育为特征，正常的发育顺序为：从不能独立保持坐位→以屈肌优势为主的坐姿→以伸肌优势为主，能够保持独立坐姿→再次以屈肌优势为主，从仰卧位坐起并保持对称性坐位。脑外伤患者，由于躯干伸肌占优势而出现平衡障碍，难以维持坐位平衡。又如，偏瘫患者手指屈肌占优势而出现手指屈肌痉挛，治疗时，必须首先抑制痉挛，也就是说，当存在痉挛时，先抑制痉挛，后促进拮抗肌的收缩，而后促进反射和姿势。

7. 运动行为的发育表现为运动和姿势总体模式的规律性程序，包含在综合性活动中。总体活动模式的发展包括：双侧对称性模式→双侧非对称性模式→双侧交互性模式→单侧模式→对侧模式→斜线反转模式。例如，婴儿先学会爬、滚，最后才学会站立和行走。在此学习过程中，婴儿也学会了在不同的动作模式中和不同姿势下使用四肢完成功能性动作。协同运动和动作方向的发展也是有一定顺序的，因此，在治疗中应遵循发展的观念。

8. 动作的发育具有一定的规则和顺序，但并非按部就班，其间可有跳跃和重叠。在治疗中，并非要等患者的坐位平衡很好才能够进行站立训练。发育训练可以帮助治疗师找到患者治疗的开始位置和姿势。一般来讲，患者稳定并且能够成功地移动的姿势就是治疗师开始治疗的准备姿势。

9. 在本体感觉刺激的同时可增加其他感觉的刺激。动作的学习可由感官刺激得到加强，这包括视觉、听觉和触觉的刺激。在治疗中，PNF 强调不断重复地刺激肌肉，同时加强感官刺激信号，直至条件反射发生。

10. 强调多次、反复的学习和练习，巩固治疗效果，发展肌力和耐力。就像任何成人学习一种新技能一样，患者需要刺激与训练的机会，以便巩固学习过的动作。

11. 借助促进技术加强有目的性的活动。借助 PNF 技术可以加快日常生活动作的学习，因此，PNF 技术强调与功能活动相关的动作和模式的训练。例如，对平衡失调的患者，通过挤压肩关节和骨盆，提高稳定，以便能完成站立洗漱的动作。目标的完成常由一些方向相反的动作组成（如进食动作、坐站动作），均由组合运动模式来实现目标。组合运动模式，即是多关节、多轴位的综合活动，同时应把组合活动模式贯穿在日常生活训练中进行。

三、基本操作方法及技术

（一）基本技术

1. 手法接触（Manual contact）

治疗师用手法接触患者的皮肤暴露部位，朝着运动方向摆放，手放在同一平面，即患者手或足的掌面或背面。PNF 技术主要通过本体感受刺激达到促进神经肌肉的作用，其中治疗师手的握法是促进的关键，治疗师采用蚓状抓握的手部姿势，即可以提供三维空间的阻力，又不会因为压力过大而引起疼痛。通过治疗师的接触刺激皮肤感觉，让患者理解运动的方向，注意手只能放在皮肤的暴露平面，即患手或足的掌面或背面，不能同地方在两个表面上。（图 7－1、图 7－2）

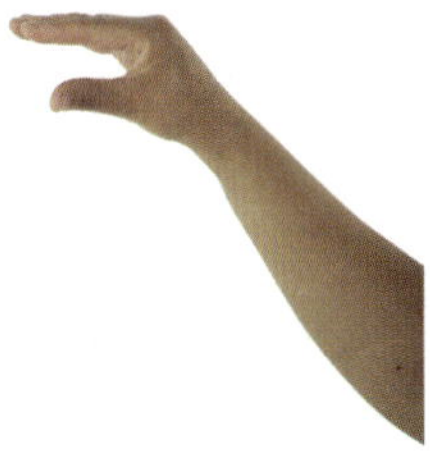

图 7－1　蚓状抓握

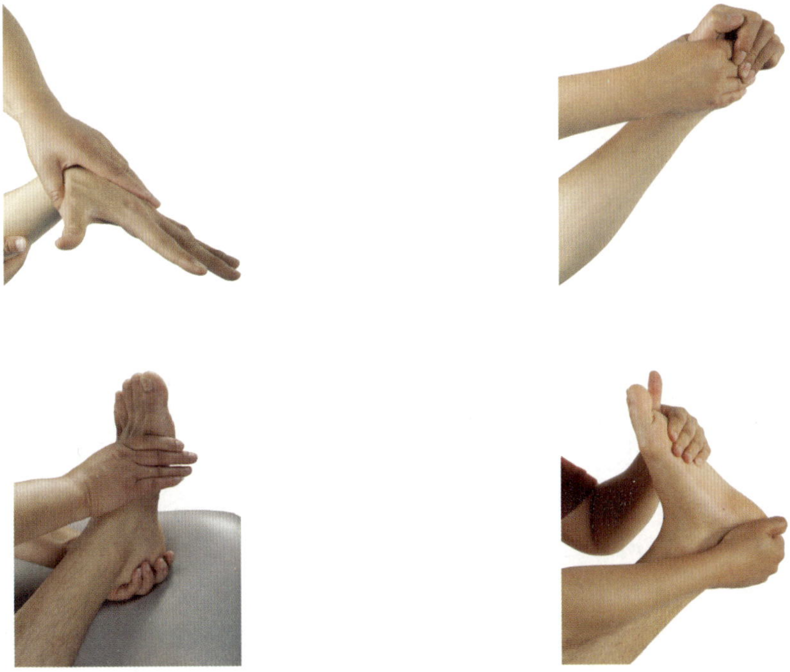

图 7－2　手法接触

2. 牵拉（Stretch）

牵拉刺激可引起肌肉产生牵张反射。在每一动作模式开始时，可采用快速牵拉来施加阻力以提高肌张力；牵张反射一旦产生，即使完全性瘫痪的肌肉，也可能在牵拉松弛的肌肉之后产生收缩。牵张反射可用于激发自主运动；增强较弱肌肉的力量和反应速度，牵张反射的平衡对于姿势的控制也是必要的。

3. 牵引（Traction）

对关节进行牵拉为牵引，可增加关节间的间隙，使关节面分离激活关节感受器，刺激关节周围的肌肉收缩。一般来讲，牵引主要用于关节的屈曲运动。

4. 挤压（Approximation）

对关节进行挤压，使关节间隙变窄，可激活关节周围伸肌肌肉利于关节伸展，促进关节稳定性与姿势的反应。患者在立位或坐位姿势下，持续挤压常用于刺激产生躯干反射性伸展。

5. 最佳阻力（Resistance）

治疗师所给予患者的阻力，能使患者自身产生运动，且使关节能顺利地通过整个运动范围，阻力的大小可以有变化，以不能阻碍完成整个关节运动范围的动作为宜。阻力不能引起疼痛和不必要的疲劳，治疗师和患者都应避免屏息，有节奏和有控制的吸气和呼气都能增加患者的力量和主动活动度。

阻力可以是等长（静态）的，即患者和治疗师均没有运动肢体的意图，也没有产生相应的运动；也可是等张（动态）的，即患者有意图去运动肢体，又可以分为向心性收缩、离心性收缩和稳定等张收缩。向心性收缩，即主动肌缩短引起肢体活动，离心性收缩，即主动肌收缩的同时被有控制地拉长，以完成肢体控制动作；稳定等张收缩，即患者有运动肢体的意图，但是受到外力的阻挡，没有产生相应的运动。

所加阻力可能的方向应与运动相反。最佳阻力可刺激肌肉产生运动，增强肌肉的力量、耐力和协调性，矫正拮抗肌之间的不平衡，肌肉在最大阻力之后的完全的松弛。

高位脊髓损伤的患者，必须严格控制阻力，否则将导致肌张力过高。对于脑卒中、脑外伤早期软瘫而言，最大阻力可能仅是一些轻微接触，并没有给予真正的阻力。

6. 口令交流（Verbal commands and communication）

口令的对象是患者，不是身体的某一部位。治疗师在适当的时候发出口令，可刺激患者的主动运动，提高动作完成质量。要求口令简短、清晰、精确，并与动作的要求相配合。当要求最大运动反应时，可以给予高声命令；鼓励进行平衡运动时，应采用柔声细语，口令应简短明了；常采用的两个词组是“用力”和“放松”。预备口令，清楚明白；动作中口令必须简短、准确，时间应掌握好；纠正的口令应及时、准确、达到目的。

7. 时序（Timing）

正常的运动发育过程应先出现近端的控制，然后向远端发展，而正常的运动顺序是从远端到近端发生的，所以在治疗过程中，先易化远端肌肉收缩，再易化近端的肌肉收缩。

8. 强化（Reinforcement）

刺激身体的各个部位均可引出有目的的协调运动，称为强化。对一侧肢体或颈、躯干采用抗阻法进行一定形式的活动时，常可强化其他肢体或颈、躯干肌的收缩，这一作用是建立在反射水平和处于应激的功能上。同样，也可做颈或躯干肌的抗阻活动来强化肢体的活动能力。

9. 视觉刺激（Vision）

在完成头、颈、躯干上部动作模式时，视觉可以引导正确的运动方向。令患者的眼睛注视肢体运动方向，双眼的运动带动头部运动，头部运动带动躯干的动作，使动作更容易完成，有助于动作的发展与协调。因此，做易化模式应尽量让患者注视运动方向。（图7－3）

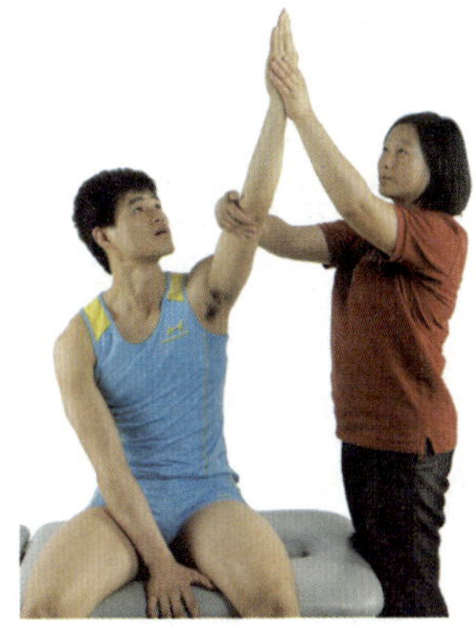

图7－3 视觉刺激

10. 治疗师体位与身体力学（Body position and body mechanics）

治疗师采用的基本体位是弓箭步，即前脚与运动方向平行放置，膝关节微屈以增加灵活性，后脚与前脚成90°放置，给予稳定的支撑。在这种体位下，保持身体与对角线运动方向平行一致，不会干扰患者追踪运动的视线。另外，治疗师应尽可能地接近患者，让自己的背部尽可能地直立，不致产生过度疲劳或扭伤腰背部。治疗师应学会利用自己的身体来促进运动模式，利用体重来增加阻力和进行牵伸或挤压。

（二） 特殊技巧

1. 节律性启动（Rhythm initiation）

特点：在要求的范围内做节律性运动，从被动运动开始，逐渐增加力量，最后转向主动抗阻运动。

目的：帮助运动起始，改善协调和运动感觉，使运动速度正常化（增加或降低），指导运动，帮助患者放松。

适应证：起始困难，运动过慢或过快，不协调或运动缺乏节律性，全身性紧张。

方法：治疗师在关节活动范围内做被动运动，节律适当；然后让患者向要求的方向做主动运动，返回时由治疗师被动完成；之后治疗师对主动运动施加阻力，用口头指令保持节律；结束时患者应该能独立完成该运动。

2. 等张组合（Combination of isotonics）

特点：融合向心、离心和稳定等张的肌肉收缩，中间不做休息。治疗时，从患者肌力或协调性最好的地方开始。

目的：运动的主动控制，协调，增加主动活动度，增强肌力，离心运动控制的功能性训练。

适应证：离心收缩运动的控制降低，缺乏协调或向需要的方向运动的能力不足，主动关节活动度降低，在关节活动度中缺乏主动运动。

方法：治疗师在整个关节活动度内使患者进行主动抗阻运动（向心性收缩）。在关节活动度末端，治疗师使患者停留在此位置（稳定性收缩）。当达到稳定位置后，治疗师让患者缓慢地向起始位置运动（离心性收缩）。在不同的肌肉活动之间，没有放松，治疗师的手保持在相同的位置。

3. 拮抗肌反转（Reversals of antagonists）

拮抗肌反转技术分为动态反转、稳定性反转、节律性反转、反复牵拉（反复收缩）。

（1）动态反转（Dynamic reversals）

特点：主动运动从一个方向（主动肌）转变到其相反方向（拮抗肌），不伴有停顿或放松。

目的：增加主动关节活动范围，增强肌力，发展协调性（平稳的运动反转），预防或减轻疲劳，增加耐力。

适应证：主动关节活动范围下降，主动肌无力，运动方向改变，能力降低，锻炼的肌肉开始疲劳。

方法：治疗师在患者活动的一个方向上施加阻力，通常是更强的或更好的方向。达到理想的活动度末端时，治疗师换手把阻力加在运动部分的远端，并发出一个准备改变方向的指令。在理想的活动度末端时，治疗师给患者改变方向的指令，不要放松，并在远端新的运动方向上施加阻力。当患者开始向反方向运动时，治疗师变换新的抓握，使所有阻力均加在新的方向上。

（2）稳定反转（Stabilisation reversals）

特点：施加足够的阻力对抗交替等张收缩以防止运动。指令是动态的命令（如“推我的手”），但治疗师只允许很小的运动出现。

目的：增加稳定和平衡，增加肌力，增加主动肌与拮抗肌之间的协调性。

适应证：稳定性降低，肌无力，患者不能做等长肌肉收缩。

方法：治疗师给患者施加阻力，在最强壮的方向开始，同时让患者对抗阻力，不允许有运动出现，挤压或牵拉应该用于增加稳定。当患者达到最大抵抗力之后，治疗师用一只手在另一方向上施加阻力。当患者对新方向的阻力有反应后，治疗师用另一只手在新的方向上施加阻力。

（3）节律性稳定（Rythmic stabilization）

特点：交替的等长收缩对抗阻力，不存在有意识的运动。

目的：增加主动和被动关节活动度，增强肌力，增强稳定和平衡，减轻疼痛。

适应证：关节活动度受限，疼痛，特别是运动时关节不稳，拮抗肌群无力，平衡能力降低。

方法：治疗师对主动肌群的等长收缩施加阻力，患者保持这一位置不动。缓慢增加阻力，使患者产生同样大的对抗力。当患者充分反应时，治疗师用一只手在远端对拮抗肌的运动施加阻力。当阻力改变时，治疗师和患者都不放松。同时使用静态指令，如“保持在这里”“不要被我推动”。新的抗阻能力慢慢产生。当患者有反应时，治疗师用另一只手也施加阻力于拮抗肌。反转地重复进行，次数视需要而定；也可以配合牵拉和挤压。（表7－1）

表 7－1 稳定反转和节律性稳定的异同

	稳定反转	节律性稳定
肌肉收缩方式	等张收缩	等长收缩
运动形式	有意识的运动	无意识的运动
指令性质	动态指令	静态指令
动态活动	允许从身体的一处转到另一处	只治疗身体的一部分
肌肉活动	主动肌—拮抗肌—主动肌—拮抗肌	主动肌和拮抗肌的活动（可能共同收缩）

4. 反复牵伸（Repeated stretch）

反复牵伸又可以分为起始范围的反复牵伸、全范围的反复牵伸。（图 7－4）

（1）起始范围的反复牵伸

特点：利用肌肉被拉长的张力，引出牵张反射。值得注意的是，只让肌肉处于紧张状态，不要牵拉关节结构。

目的：促进运动的起始，增加主动的关节活动度，增强肌力，防止或减轻疲劳，在需要的方向上指导运动。

适应证：肌无力，由于肌无力或强直而不能起始运动，疲劳，运动知觉降低。

禁忌证：关节不稳，疼痛，骨折或骨质疏松致骨骼不稳，肌肉或肌腱损伤。

方法：通过拉长肌肉，产生牵拉刺激。通过拉长肌肉以及拍打，产生牵张反射。具体方法：治疗师给患者一个准备指令，同时做这个模式的最大范围的拉长肌肉，要特别注意旋转；然后快速拍打肌肉，以进一步拉长肌肉并诱导出牵张反射。在牵拉的同时，治疗师发出指令，使患者主动收缩被牵拉的肌肉，与牵张反射联系起来。对引起的反射和主动肌收缩施加阻力。

（2）全范围的反复牵伸

特点：从肌肉收缩紧张状态引出牵张反射。

目的：增加主动关节活动度，增加肌力，防止或减轻疲劳，在需要的方向上指导运动。

适应证：肌无力，疲劳，需要的运动知觉降低。

禁忌证：关节不稳，疼痛，骨折或骨质疏松致骨骼不稳，肌肉或肌腱损伤。

方法：治疗师对一个运动模式施加阻力，使所有的肌肉收缩和紧张，可以从起始牵张反应开始。接下来治疗师发出预备指令使牵张反射与患者新的、加大的用力相协调。同时治疗师通过施加瞬间强阻力以轻度拉长牵拉肌肉。让患者做更强的肌肉收缩，同时施加阻力。随着患者通过关节活动范围的运动，反复牵拉以加强收缩，或改变方向。在给予下一个牵拉反射之前，必须让患者运动。牵拉过程中，患者不能放松，也不能改变运动方向。

5. 收缩—放松（Contract—relax）

（1）收缩—放松：直接治疗

特点：对拮抗肌等张收缩施加阻力，随后放松并运动到增加的活动范围。

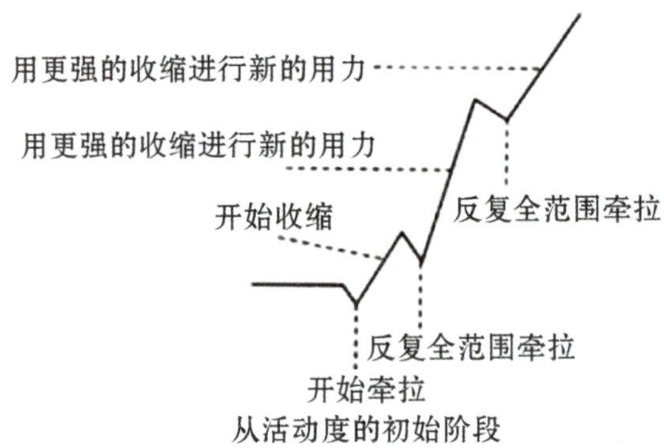

图7－4　通过全范围的反复牵拉
牵拉反射在活动度的初始阶段，通过全范围反复牵拉反射

目的：增加被动关节活动度。（图7－4）

适应证：被动关节活动度降低。

方法：治疗师或患者使关节或身体某部分活动到被动关节活动度的末端，能进行主动运动或抗少许阻力最好。治疗师让患者的拮抗肌强力收缩5～8秒；然后治疗师和患者都放松。患者主动或治疗师被动地将患者关节或身体某部分置于新的受限位置，拮抗肌再次抗阻收缩5～8秒，重复3～5次，直到被动活动范围不再增加为止。

（2）收缩—放松：间接治疗

方法：通过主动肌收缩以替代短缩的拮抗肌。

指征：当受限肌肉疼痛剧烈或太弱而不能产生有效的收缩时，可以使用间接方法。

6. 保持—放松（Hold—relax）

（1）保持—放松：直接治疗

特点：拮抗肌（短缩肌肉）放松后进行抗阻等长收缩。

目的：增加被动关节活动度，减轻疼痛。

适应证：被动关节活动度下降，疼痛，患者等张收缩太强，治疗师无法控制。

禁忌证：患者不能做等长收缩。

方法：增加关节活动范围：治疗师或患者将关节或身体某部分置于被动关节活动度或无痛关节活动度的末端，最好是主动运动，如果不引起疼痛，治疗师可给予阻力。治疗师用加强的旋转让患者受限的肌肉或拮抗肌进行等长收缩，保持5～8秒。缓慢增加阻力。发力过程中，患者或治疗师都不要试图进行运动；然后患者和治疗师都逐渐放松。把关节或身体某部位主动或被动放置于新的受限位置，如无疼痛，主动运动更好；如运动不引起疼痛，可施加阻力。在新的受限范围，重复上述步骤3～5次。

减轻疼痛：患者处于舒适的体位，治疗师在能引起疼痛的节段，使患者肌肉进行等长抗阻收缩。

（2）保持—放松：间接治疗

在使用间接治疗时，治疗师施加阻力于缩短或疼痛肌的协同肌，而引起该肌肉疼痛。

如果这样仍然疼痛，就应该采用拮抗肌收缩的间接治疗模式。

指征：受限的肌肉收缩时疼痛明显。

方法：患者置于舒适的体位，治疗师在无痛的范围内使患者主动肌进行抗阻等长收缩，逐渐增加阻力并保持在不引起疼痛的水平，放松时阻力缓慢减小。

7. 重复（Replication））

特点：一种促进功能活动的运动学习的技术，教患者一个运动或活动的结果对功能性工作和自理活动是非常重要的。

目的：教患者运动的末端位置（运动的结果）。当主动肌收缩时，评价其保持收缩的能力。（图 7－5）

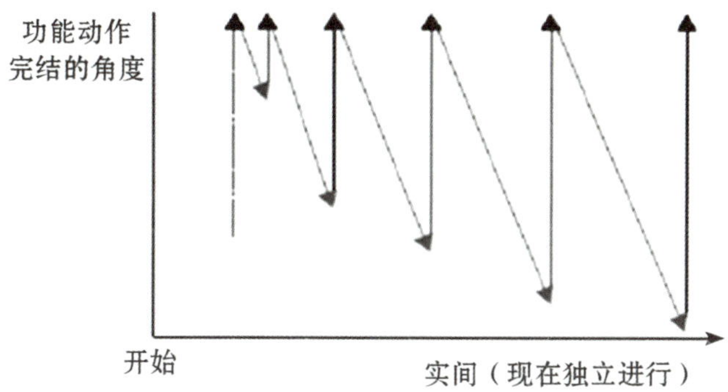

图 7－5　重复技术的起止范围

方法：把患者置于所有主动肌被缩短的活动位置的“末端”。使患者保持在这一位置，同时治疗师抵抗其收缩力，其间可以使用其他基本程序以促进肌肉收缩；然后放松。被动将患者向反方向移动少许距离，然后让其返回到“末端”位置。每次运动的重复开始于向运动的开始端方向，以进一步增加其关节活动度。

（三） PNF 技术及治疗目的

PNF 技术可以用于达到某一特定目的，概括如下：

1. 起始运动

节律性启动，起始范围的反复牵伸。

2. 学习一个运动

节律性启动，等张组合，起始范围的反复牵伸，全范围的反复牵伸，重复。

3. 改变运动速率

节律性启动，动态反转，起始范围的反复牵伸，全范围的反复牵伸。

4. 增强肌力

等张组合，动态反转，节律性启动，稳定反转，起始范围的反复牵伸，全范围的反复牵伸。

5. 增加稳定性

等张组合，稳定反转，节律性稳定。

6. 增加协调和控制

等张组合，节律性启动，动态反转，稳定反转，节律性稳定，起始范围的反复牵伸，重复。

7. 增强耐力

动态反转，稳定反转，节律性稳定，起始范围的反复牵伸，全范围的反复牵伸。

8. 增加关节活动度

稳定反转，节律性稳定，起始范围的反复牵伸，收缩—放松，保持—放松。

9. 放　松

节律性启动，节律性稳定，保持—放松。

10. 减轻疼痛

节律性稳定（或稳定性反转），保持—放松。

四、适应证与禁忌证

（一） 适应证

PNF 技术应用广泛。适用于多种神经疾患，如中风后偏瘫、脑瘫、脑外伤、脊髓损伤、帕金森、脊髓灰质炎后的运动功能障碍，也适用于骨关节疾病、软组织损伤等疾患、骨折、手外伤后等。

（二） 禁忌证

PNF 技术的应用有所限制，如合并骨折的部位，骨折未愈合或有开放性损伤部位的患者，不能应用牵伸手法；持续抗阻的重复收缩不能用于脑血管病急症期；有以下情况的患者也不适宜使用 PNF 技术：伤口和手术刚缝合部位，皮肤感觉缺乏部位，听力障碍的患者，对口令不能准确反映的婴幼儿患者，无意识的患者，骨质疏松症患者，血压非常不稳定的患者，关节不稳定，本体感觉障碍的部位。

五、注意事项

1. PNF 技术是一整套技术的总和，治疗师需专门学习，熟练掌握后方可应用。

2. 在应用 PNF 时，初始肢体位置的放置非常重要，关系到训练效果。因此 PNF 技术强调训练体位和起始肢体位置。一般采用卧位进行，有时也采用坐位训练。

3. PNF 技术强调肢体功能活动模式中最大限度地刺激本体感觉的同时，积极运动视、听、触觉多种感觉同时作用于患者，最大程度地促进肌肉随意活动与控制，恢复肌力及关节活动度。

4. PNF 整个操作过程始终要求患者默契配合，不断反馈活动信息，调整肌肉活动。

5. PNF 技术在增强肌力的同时，完善肌肉活动的协调性和加强关节稳定性是其突出优势。

6. PNF 技术的效果就是不断提高患者自主的随意活动能力。

第二节　本体感觉神经肌肉易化技术的操作方法

一、上肢 PNF 技术

（一）概　述

上肢有两条对角线：

1. 屈曲—外展—外旋和伸展—内收—内旋
2. 屈曲—内收—外旋和伸展—外展—内旋

上肢抬高超过头部动作被称为屈曲模式；反之，则为伸展模式。每一种模式根据运动的方向和结束的位置进行命名，某一种模式的结束位置便是其拮抗肌模式的起始位置。以肩关节为轴心，上肢有四种基本模式。（图 7 –6）

D1F 屈：屈曲—内收—外旋

D1E 伸：伸展—外展—内旋

D2F 屈：屈曲—外展—外旋

D2E 伸：伸展—内收—内旋

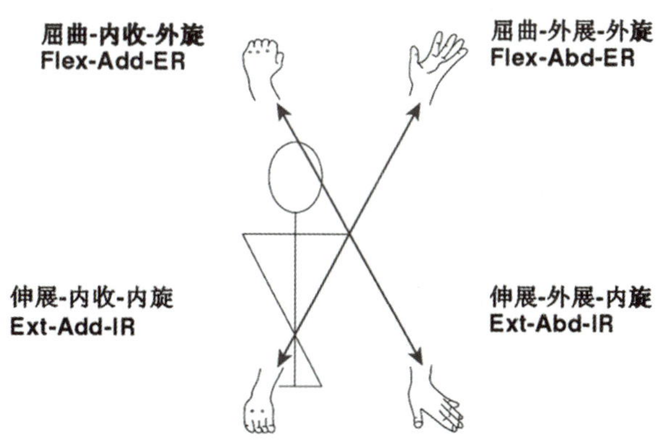

图 7 –6　上肢四种基本模式

（二）D2F屈：屈曲—外展—外旋（图7－7）

关节	运动	主要肌肉
肩胛	向后上提	斜方肌，肩胛提肌，前锯肌
肩关节	屈曲，外展，外旋	三角肌前束，肱二头肌长头，喙肱肌，冈上肌，冈下肌，小圆肌
肘关节	伸展（姿势不变）	肱三头肌，肘肌
前臂	旋后	肱二头肌，肱桡肌，旋后肌
腕关节	伸展，桡偏	桡侧腕长伸肌，桡侧腕短伸肌
手指	伸展，桡偏	指长伸肌，骨间肌
大拇指	伸展，外展	拇长伸肌，拇短伸肌，拇长展肌

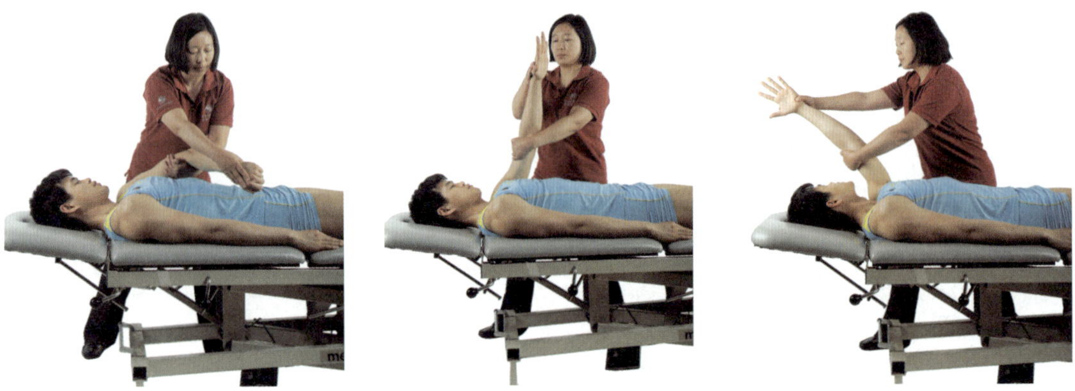

图7－7　D2F屈

1. 抓　握

远端的手（右手）：治疗师的右手抓握患者的手臂，手指放在桡侧，治疗师的大拇指在患者左手第五掌骨处施加压力，不要接触手掌。

近端的手（左手）：从患者左侧前臂的下面，握住前臂下端，使用蚓状抓握，避免在掌面施加压力。

2. 起始姿势

类似“插剑”动作。患者腕关节屈曲尺偏，前臂旋前。当肩关节伸展、内收时，腕和手的位置保持不变。治疗师轻柔地牵拉肩和肩胛，上臂跨越身体中线到右侧，手掌朝向右侧髂骨。保持这个姿势可使患者躯干向右侧屈曲。

3. 身体力学

治疗师靠近患者肩部，跨步站立或在患者肩关节上方站立。左脚在前，面向运动线。起始时，身体重心在左脚，随着患者的动作幅度，重心逐渐转移到右脚，但身体仍面向运动线。

4. 牵 拉

同时牵拉肩关节和手。治疗师近端的手在肩关节和肩胛旋转时做快速的牵拉，远端的手牵引腕关节。注意要在掌骨线上牵引腕关节，不要用力使腕过度屈曲。

5. 指 令

“手腕伸展，把手抬高”。“抬高!”

6. 运 动

当腕关节运动至桡侧伸展时，手指和拇指伸展。手向桡侧带动肩关节运动至屈曲伴外展和外旋。肩胛向后上提。持续此运动以达到伸长左侧躯干的目的。

7. 阻 力

治疗师远端的手（左手）通过伸腕持续牵拉，同时用旋转阻力向桡侧偏。前臂旋后，肩外旋和外展的阻力来自腕关节的旋转阻力。牵拉力抵抗腕关节伸展和肩关节屈曲的运动。治疗师近端的手（右手）同时提供牵拉力和旋转阻力。阻力方向朝向起始方向。保持牵拉力可以引导阻力的方向在恰当的弧线中。通过肱骨在肩关节活动末端使用挤压，以抗阻肩关节上提并稳定肩关节。

8. 结束姿势

肱骨完全屈曲，手掌与冠状面呈45°角，肩胛向后上提。肘关节保持伸展，腕关节完全伸展，并桡侧偏，手指和拇指伸展。

9. 强调顺序

治疗师可以在肩关节屈曲开始时或活动度的中间段，施加阻力，锻炼腕关节、手和手指。

（三） D2E伸：伸展—内收—内旋（图7－8）

关节	运动	主要肌肉
肩胛	向前下压	前锯肌下段，胸小肌，菱形肌
肩关节	伸展，内收，内旋	胸大肌，大圆肌，肩胛下肌
肘关节	伸展（姿势不变）	肱三头肌，肘肌
前臂	旋前	肱桡肌，旋前圆肌，旋前方肌
腕关节	屈曲，尺偏	尺侧腕屈肌
手指	屈曲，尺偏	指深屈肌，指浅屈骨，蚓状肌，骨间肌
拇指	屈曲，内收对掌	拇长屈肌，拇短屈肌，拇内收肌，拇对掌肌

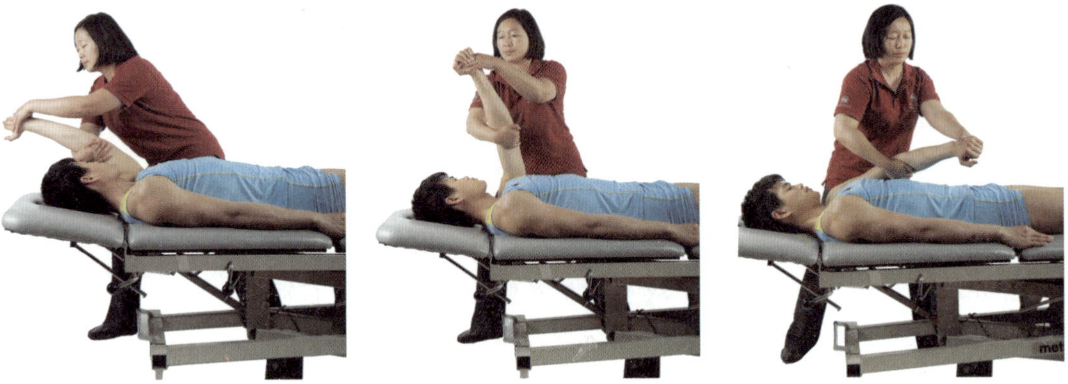

图 7－8　D2F 伸

1. 抓　握

远端的手（左手）：治疗师的左手接触患者手的掌面，手指在第 2 掌骨处，拇指抵住患者左手的第五掌骨缘，不要接触手背，也不要紧握患者的手。

近端的手（右手）：自患者前臂桡侧握住前臂下端近腕关节处，手指接触尺骨，拇指在桡骨处。

2. 起始姿势

类似“拔剑”动作。患者腕关节伸展、桡偏，前臂旋后。当肩关节屈曲外展时，腕和手的位置保持不变。治疗师轻柔地牵拉肩和肩胛，手掌与冠状面呈 45°角。牵引肩胛向后上提。继续牵拉使患者躯干从左到右被对角拉长。如果患者刚刚完成 D2F 屈（屈曲—外展—外旋）模式，则从该模式的结束动作开始。

3. 身体力学

靠近患者肩部，跨步站立或在患者肩关节上方站立。左脚在前，面向运动线。起始时，身体重心在右脚，随着患者的动作幅度，重心逐渐转移到左脚，但身体仍面向运动线。

4. 牵　拉

同时牵拉肩关节和手。治疗师近端的手在肩关节和肩胛旋转时做快速牵拉，远端的手牵引腕关节。注意不要使肩关节过度屈曲，要在掌骨线上牵引腕关节，不要用力使腕过度屈曲。

5. 指　令

“握紧我的手，向下拉到对侧的裤口袋”。“向下拉!”

6. 运　动

当腕关节运动至尺侧屈曲时，手指和拇指屈曲。手向桡侧带动肩关节运动至伸展伴内收和内旋。肩胛向前下压。持续此运动，带动患者躯干屈曲伴颈向右侧屈曲。

7. 阻　力

治疗师远端的手（左手）通过屈腕持续牵拉，同时用旋转阻力向尺侧偏。前臂旋前，肩内收和内旋的阻力来自腕关节的旋转阻力，腕关节的牵拉力抵抗腕关节屈曲和肩关节伸展的运动。治疗师近端的手（右手）同时提供牵拉力和旋转阻力，阻力方向朝向起始方向。保持牵拉力可以引导阻力的方向在恰当的弧线中。通过肱骨在肩关节活动末端使用挤压，以抗阻肩关节下压并稳定肩关节。

8. 结束姿势

肩胛向前下压。肩关节伸展，内收并内旋，上臂通过身体中线至右侧。肘关节伸展，前臂旋前，腕关节和手指屈曲，掌面朝向右侧髂骨。

9. 强调顺序

治疗师应阻止肩关节开始伸展时的运动，或使肩关节达到中间位置，并训练腕关节、手和手指。为训练手和拇指，治疗师近端的手移到腕关节的远端以施加阻力。治疗师远端的手也可以共同地或单独地训练手指。

（四）D1F 屈：屈曲—内收—外旋（图 7－9）

关节	运动	主要肌肉
肩胛	向前上提	前锯肌（上段），斜方肌
肩关节	屈曲，内收，外旋	胸大肌（锁骨部），三角肌前束，肱二头肌，喙肱肌
肘关节	伸展（姿势不变）	肱三头肌，肘肌
前臂	旋后	肱桡肌，旋后肌
腕关节	屈曲，桡偏	桡侧腕屈肌
手指	屈曲，桡偏	指深屈肌，指浅屈肌，蚓状肌，骨间肌
大拇指	屈曲，内收	拇长屈肌，拇短屈肌，拇内收肌

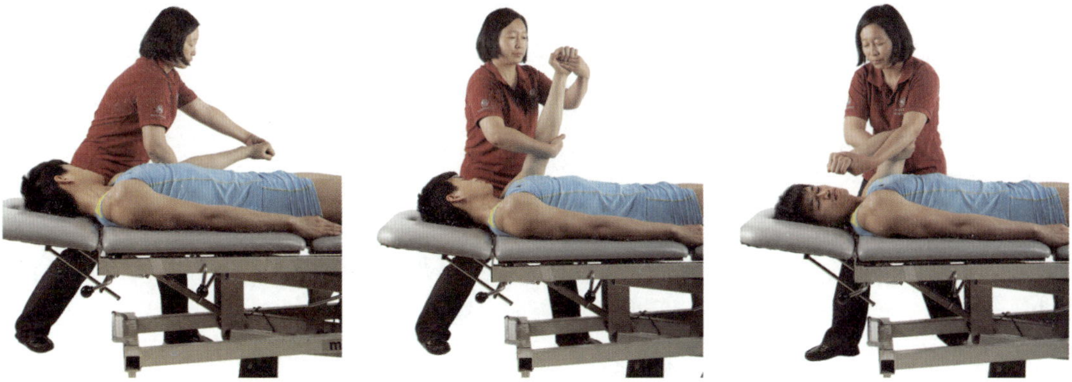

图 7－9　D1F 屈

1. 抓　握

远端的手（左手）：治疗师的左手抓握患者的手掌，手指在尺侧第 5 掌骨处，大拇指放在桡侧第 2 掌骨处施加阻力。不要接触手背。

近端的手（右手）：从患者前臂的下面抓握前臂远端，手指在桡侧，拇指在尺侧。

2. 起始姿势

类似“下插安全带”的动作。患者腕关节伸展尺偏，前臂旋前。当肩关节伸展内收时，腕和手的位置保持不变。手掌面朝向身体呈 45°角。牵拉肩胛向后下压，继续牵拉患者左侧躯干。肩关节过度外展会影响躯干活动，并使肩胛外移。过度内旋会使肩胛向前倾斜。

3. 身体力学

在患者肘关节水平跨步站立，面向患者的脚。患者肩关节屈曲和外旋的同时，治疗师转身，斜对患者头部。随着患者的运动，治疗师的重心从后脚移到前脚。靠近患者肩部，跨步站立或在患者肩关节上方站立。左脚在前，面向运动线。起始时，身体重心在左脚，随着患者的动作幅度，重心逐渐转移到右脚，但身体仍面向运动线。

4. 牵　拉

同时牵拉肩关节和手。治疗师近端的手在肩关节和肩胛旋转时做快速的牵拉，远端的手牵引腕关节。注意要在掌骨线上牵引腕关节，不要用力使腕过度伸展。

5. 指　令

“握紧我的手，拉到对侧的耳朵上。”“握紧，拉！”

6. 运　动

当腕关节运动至桡侧屈曲时，手指和拇指屈曲。手向桡侧带动肩关节运动至屈曲伴内收和外旋。肩胛向前上提。持续此运动以达到伸长躯干、向右侧旋转的目的。

7. 阻　力

治疗师远端的手（左手）通过屈腕持续牵拉，同时用旋转阻力向桡侧偏。前臂旋后，肩关节内收和外旋的阻力来自腕关节的旋转阻力。牵拉力抵抗腕关节和肩关节伸展的运动。运动末端治疗师可能需要用远端的手给予挤压以稳定肘关节于伸展位。治疗师近端的手（右手）同时提供牵拉力和旋转阻力。阻力方向朝向起始方向。保持牵拉力可以引导阻力的方向在恰当的弧线中。

8. 结束姿势

肩胛向前上提。肩关节屈曲、内收伴外旋，肱骨过身体中线，在患者面部正上方。前臂旋后，肘关节伸直，腕关节和手指屈曲。持续这一动作，将引起患者躯干旋转并向右侧屈曲。

9. 强调顺序

治疗师可以在肩关节屈曲开始时或活动度的中间段，施加阻力，锻炼腕关节、手和手指。

（五）D1E 伸：伸展—外展—内旋（图 7－10）

关节	运动	主要肌肉
肩胛	向后下压	菱形肌
肩关节	伸展，外展，内旋	背阔肌，三角肌中束、后束，肱三头肌，大圆肌，肩胛下肌
肘关节	伸展（姿势不变）	肱三头肌，肘肌
前臂	旋前	肱桡肌，旋前圆肌，旋前方肌
腕关节	伸展，尺偏	桡侧腕屈肌
手指	伸展，尺偏	指长伸肌，蚓状肌，骨间肌
大拇指	伸展，外展	拇短展肌

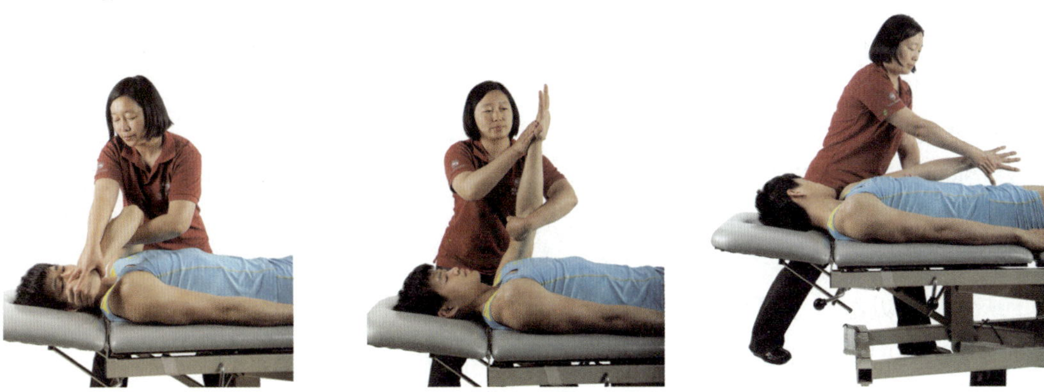

图 7－10　D1E 伸

1. 抓　握

远端的手（右手）：治疗师的右手抓握患者的手背，手指在尺侧第 5 掌骨处，大拇指放在桡侧第 2 掌骨处施加阻力。不要接触手掌，也不要紧握患者的手。

近端的手（左手）：从患者前臂的前面抓握前臂远端，拇指在桡侧，手指在尺侧。

2. 起始姿势

类似"上拉安全带"的动作。患者腕关节屈曲桡偏，前臂旋后。当肩关节屈曲和内收时，腕和手的位置保持不变。使用轻柔的牵引带动肩胛向前上提并帮助拉长肩带肌肉。肱骨越过患者的鼻子，手掌朝向患者的右耳。继续此运动会牵拉患者的躯干，伴向右侧旋转。假如患者刚刚完成 D1F 屈（屈曲—内收—外旋），则从该模式的结束姿势开始。

3. 身体力学

治疗师面向患者的手，在运动线上跨步站立。开始时治疗师重心在前脚上，患者推动治疗师，使治疗师的重心移到后脚上。当患者上肢接近终末范围时，治疗师的身体转向左侧，使手臂能运动，并用远端抓握控制旋前。当患者手臂接近关节活动末端时，治疗师身体转动以面向患者的脚。

4. 牵　拉

同时牵拉肩关节和手。治疗师近端的手在肩关节和肩胛旋转时做快速的牵拉，远端的手牵引腕关节。注意要在掌骨线上牵引腕关节，不要用力使腕过度屈曲。

5. 指　令

“伸手，把手推到身体旁边。”“推下来!”

6. 运　动

当腕关节运动至尺侧伸展时，手指和拇指伸展。手向尺侧带动肩关节运动至伸展伴外展和内旋。肩胛向后下压。持续此运动向下达左侧足跟，躯干左侧屈曲。

7. 阻　力

治疗师远端的手（右手）通过伸腕持续牵拉，同时用旋转阻力向尺侧偏。前臂旋前，肩关节外展和内旋的阻力来自腕关节的旋转阻力。牵拉力抵抗腕关节和肩关节伸展的运动。治疗师近端的手（左手）同时提供牵拉力和旋转阻力。阻力方向朝向起始方向。保持牵拉力可以引导阻力的方向在恰当的弧线中。当患者上肢接近伸展的终末范围时，双手从牵引变为挤压。

8. 结束姿势

肩胛向后下压。肩关节伸展、外展伴内旋，手掌与冠状面呈45°角。腕关节伸展尺偏，手指尺偏伸展，拇指伸展和外展，与手掌成直角。

9. 强调顺序

治疗师可以在肩关节伸展开始时或活动度的中间段，施加阻力，锻炼腕关节、手和手指。治疗过程中，患者应该注视自己的手。

二、下肢PNF技术

（一）概　述

下肢有两个对角线：

1. 屈曲—外展—内旋和伸展—内收—外旋
2. 屈曲—内收—外旋和伸展—外展—内旋

下肢向前超过身体冠状面被称为屈曲模式；反之，则为伸展模式。每一种模式根据运动的方向和结束的位置进行命名，某一种模式的结束位置便是其拮抗肌模式的起始位置。以髋关节为轴心，下肢有四种基本模式。（图7-11）

D1F屈：屈曲—内收—外旋

D1E伸：伸展—外展—内旋

D2F屈：屈曲—外展—内旋

D2E伸：伸展—内收—外旋

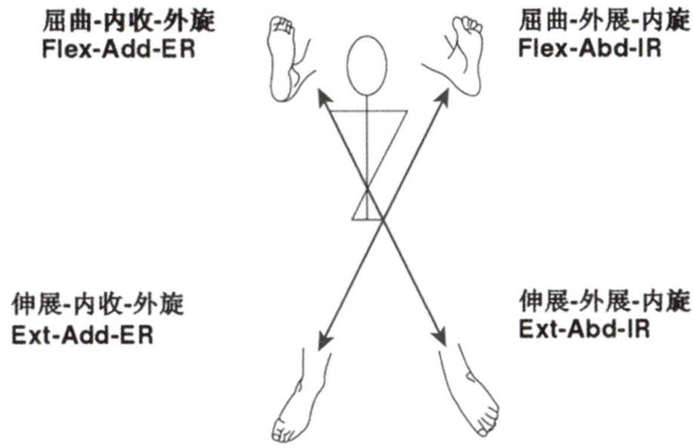

图7－11　下肢四种基本模式

（二） D2F 屈：屈曲—外展—内旋 （图7－12）

关节	运动	主要肌肉
髋关节	屈曲，外展，内旋	阔筋膜张肌，股直肌，臀中肌前束，臀大肌
膝关节	伸展（位置不变）	股四头肌
踝关节	背屈，外翻	胫前肌，第三腓骨肌
脚趾	伸展，外侧偏	拇伸肌，趾伸肌

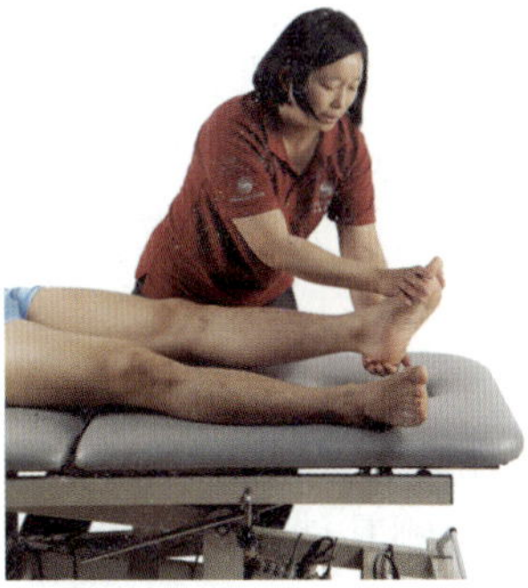
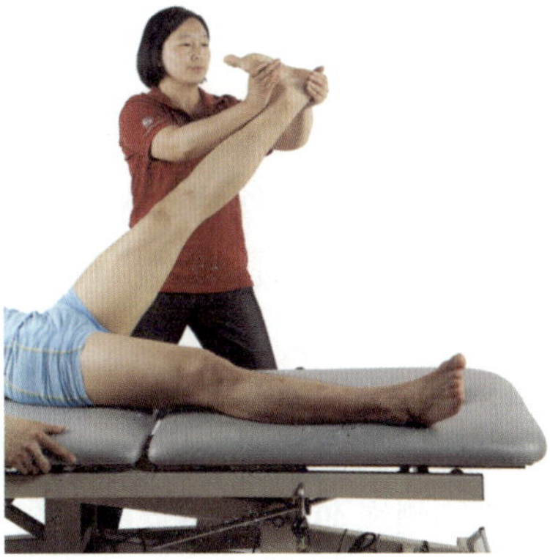

图7－12　D2F 屈

1. 抓 握

远端的手（右手）：治疗师的右手抓握患者的足背。手指在内侧缘，拇指在外侧缘。握住足的侧面，不接触足背。抓握在跖趾关节近端，避免阻碍脚趾的运动，也不要用力握或捏足部。

近端的手（左手）：治疗师左手置于大腿的前外侧面近膝关节处。手指在上面，拇指在外侧面；或置于足跟处。

2. 起始姿势

类似于“芭蕾五位脚”的动作。治疗师把足置于跖屈和内翻时，牵引整个肢体。把髋关节置于伸展（接触治疗台）及内收位时，继续牵引并保持外旋。下肢与治疗台平行，大腿越过中线，左侧躯干被拉长。如果髋关节内收或外旋的活动范围受限，患者的骨盆就会右移。如果髋关节伸展受限，骨盆将前倾。

3. 身体力学

治疗师在患者左髋关节旁跨步站立，左脚在前，右脚在后。面向患者的足部，治疗师的身体与运动线在一条直线上。开始时重心在前脚，让患者腿的运动推动治疗师的重心移到右腿上。如果患者下肢较长，治疗师重心向后转移较多时，左腿可以向后跨步，继续面向运动线，以保持身体稳定。

4. 牵 拉

双手同时做踝、足及髋的快速牵拉和旋转。

5. 指 令

“脚向上抬，腿向上抬，向外。”“向上抬!”

6. 运 动

脚趾伸展，踝关节背屈和外翻，足外翻促进髋关节内旋，这些运动几乎同时发生。在第五跖骨处引导髋关节活动至屈曲伴外展和内旋。继续这个运动引导躯干屈曲伴左侧弯。

7. 阻 力

治疗师远端的手（右手）对足外翻施加阻力，并通过背屈的足进行牵引。髋关节外展和内旋的阻力来自抗阻外翻的力。牵引抗阻踝背屈和髋关节屈曲。治疗师近端的手在股骨线上牵引，并有一个旋转的力以抗阻内旋和外展。注意髋关节屈曲的阻力不宜过大，否则会引起脊柱损伤。

8. 结束姿势

足背屈伴外翻。膝关节完全伸展，髋关节完全屈曲伴充分的外展和内旋，使膝、足跟、左肩的外侧缘在一条直线上。腘绳肌的长度以及大腿后侧其他结构可能会限制髋关节屈曲，注意不要让骨盆后倾。

9. 强调顺序

在抗阻髋关节屈曲开始时，活动和训练足与脚趾。

（三）D2E 伸：伸展—内收—外旋（图7－13）

关节	运动	主要肌肉
髋关节	伸展，内收，外旋	大收肌，臀大肌，腘绳肌，外旋肌
膝关节	伸展（位置不变）	股四头肌
踝关节	跖屈，内翻	腓肠肌，比目鱼肌，胫骨后肌
脚趾	屈曲，内侧偏	拇屈肌，趾屈肌

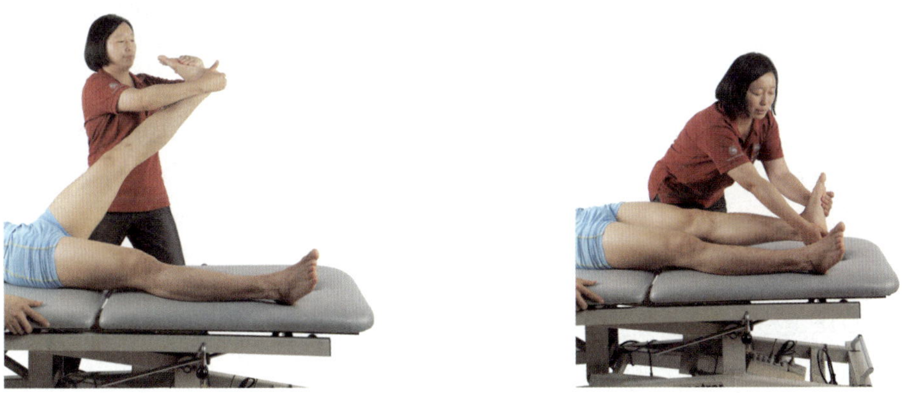

图7－13　D2E 伸

1. 抓　握

远端的手（右手）：治疗师的右手抓握患者的足底。拇指在脚趾底部以促进足趾屈曲，注意不要固定足趾。其余手指在足的内侧缘，用掌根沿外侧缘施加压力。注意不要用力握或捏足部。

近端的手（左手）：治疗师的左手置于大腿后面近膝关节处，从外侧面到内侧面握住后面。或置于足尖处。

2. 起始姿势

类似于“滑雪橇”动作。治疗师把足置于背屈和外翻时，牵引整个肢体。当抬高腿至屈曲和外展时，持续牵拉并内旋。如果患者刚完成 D2F 屈（屈曲—外展—内旋），则从该模式的结束动作开始。

3. 身体力学

治疗师在患者左髋关节旁跨步站立，面向患者的右脚。治疗师内侧的脚在前，靠近治疗床，身体重心在后脚。开始时重心在后脚，让患者腿的运动推动治疗师的重心移到前脚上。当治疗师重心已经转移到前脚上时，后脚可向前跨步将重心前移，以保持身体稳定。

4. 牵　拉

治疗师近端的手通过快速牵引大腿而牵拉髋关节。当牵拉患者的足至背屈、外翻时，治疗师用远端手的前臂通过胫骨向上牵引。注意不要使髋关节过度屈曲。

5. 指　令

“脚趾向力，向下踩，向内踩”“向下踩”。

6. 运　动

脚趾屈曲，踝关节跖屈和内翻，足内翻促进髋关节外旋，这些运动几乎同时发生。在第五跖骨处引导髋关节活动至伸展伴内收和外旋。继续这个运动引导躯干伸展。

7. 阻　力

治疗师远端的手（左手）对足内翻施加阻力，并对足底挤压。挤压力抗阻踝跖屈和髋关节伸展。抗阻外翻的力也可以抗阻髋关节内收和外旋。治疗师近端的手朝向起始位抬高大腿，抬高可抗阻髋关节伸展和内收。治疗师的手应由外向内放置，抗阻外旋。在髋关节接近完全伸展时，治疗师远端的手继续对足给予挤压，近端的手挤压大腿。

8. 结束姿势

足跖屈伴内翻，脚趾屈曲。膝关节完全伸展，髋关节完全伸展（接触治疗床）伴充分的外旋，大腿内收跨过身体中线到右侧。

9. 强调顺序

在活动范围的末端固定髋关节，并训练足和脚趾。

（四）D1F 屈：屈曲—内收—外旋（图 7 – 14）

关节	运动	主要肌肉
髋关节	屈曲，内收，外旋	腰大肌，髂肌，内收肌，缝匠肌，耻骨肌，股四头肌
膝关节	伸展（位置不变）	股四头肌
踝关节	背屈，外翻	胫前肌
脚趾	伸展，外侧偏	拇伸肌，趾伸肌

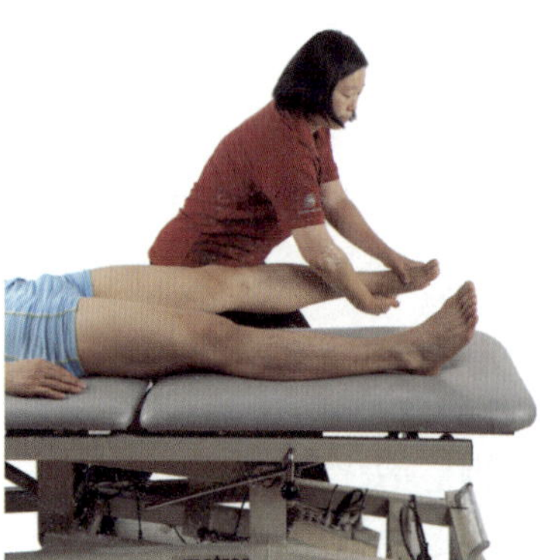

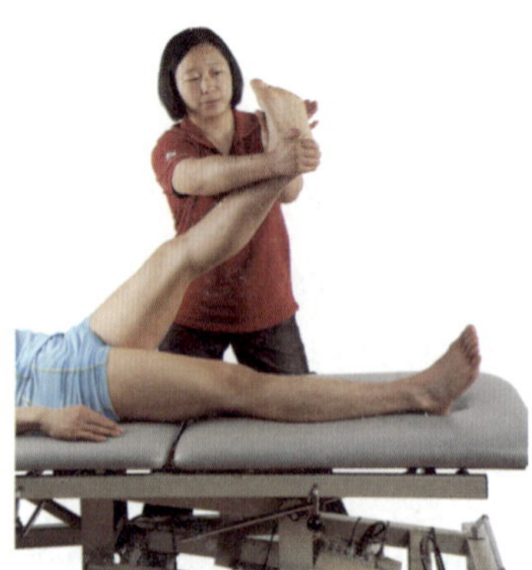

图 7 – 14　D1F 屈

1. 抓　握

远端的手（左手）：治疗师的左手在跖趾关节近端抓握患者足的外侧面，手指在外侧缘，拇指在内侧缘施加压力。但不接触足背，不要固定足趾，也不要用力握或捏足部。

近端的手（右手）：治疗师的右手置于大腿前内侧面近膝关节处；也可置于足跟处。

2. 起始姿势

类似于“足趾离地”动作。治疗师把足置于跖屈和内翻时，牵引整个肢体。当把腿置于过伸和外展位时，持续牵拉并内旋。躯干由右向左对角伸长。如果髋关节伸展受限，骨盆会前倾；如果外展受限，骨盆会向左侧移动。

3. 身体力学

治疗师在患者旁跨步站立，面向患者的右足。治疗师内侧的脚在前，靠近治疗床，外侧脚在后，身体与患者的运动力线一致。开始时重心在前脚，让患者腿的运动推动治疗师的重心移到后脚上。如果患者下肢较长，治疗师重心向前转移较多时，治疗师可以跨步，继续面向运动线，以保持身体稳定。

4. 牵　拉

双手同时做髋、踝、足的快速牵拉和旋转。

5. 指　令

“脚向上抬，腿向上抬，向内。”“向上抬！”

6. 运　动

脚趾伸展，踝关节背屈和外翻，足内翻促进髋关节外旋，这些运动几乎同时发生。在大拇趾处引导髋关节活动至屈曲伴内收和外旋。继续这个运动引导躯干向右侧屈。

7. 阻　力

治疗师远端的手（左手）对足内翻施加阻力，并通过背屈的足进行牵引。髋关节内收和外旋的阻力来自抗阻内翻的力。牵引力抗阻踝背屈和髋关节屈曲。治疗师近端的手在股骨线上牵引，并有一个旋转的力以抗阻外旋和内收。注意髋关节屈曲的阻力不宜过大，否则会引起脊柱损伤。

8. 结束姿势

足背屈伴内翻。膝关节完全伸展，髋关节完全屈曲伴充分的内收和外旋，使膝、足跟、右肩的外侧缘在一条直线上。腘绳肌的长度以及大腿后侧其他结构可能会限制髋关节屈曲，注意不要让骨盆后倾。

9. 强调顺序

在抗阻髋关节屈曲开始时，活动和训练足与脚趾。

（五）D1E伸：伸展—外展—内旋（图7－15）

关节	运动	主要肌肉
髋关节	伸展，外展，内旋	臀大肌上部，臀中肌，腘绳肌
膝关节	伸展（位置不变）	股四头肌
踝关节	跖屈，外翻	腓肠肌，比目鱼肌，腓骨长肌，腓骨短肌
脚趾	屈曲，外侧偏	拇屈肌，趾屈肌

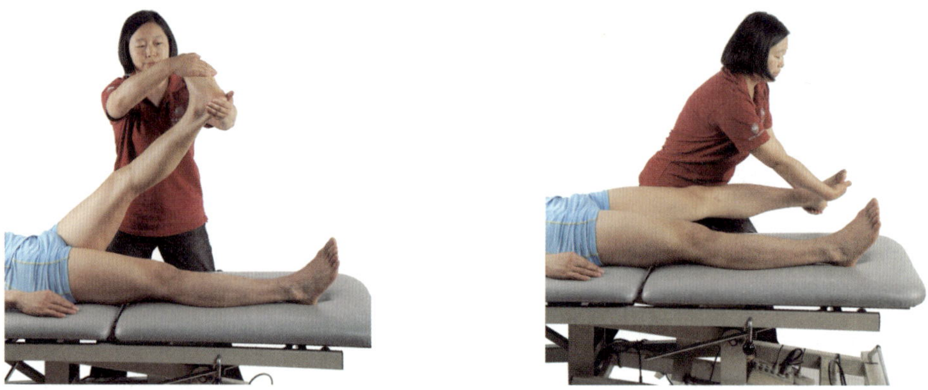

图7－15　D1E伸

1. 抓　握

远端的手（左手）：治疗师的左手抓握患者的足底。拇指在脚趾底部以促进足趾屈曲，注意不要固定足趾。其余手指在足的内侧缘，用掌根沿外侧缘施加压力；也不要用力握或捏足部。

近端的手（右手）：治疗师的右手置于大腿后外侧面近膝关节处；也可置于足尖处。

2. 起始姿势

类似于“踢球”动作。治疗师把足置于背屈和内翻位时，牵引整个肢体。当抬高腿至屈曲和内收时，持续牵拉并外旋。如果腘绳肌的长度限制了髋关节屈曲，不要用力牵拉肌肉，否则会引起骨盆后倾。如果患者刚完成D1F屈（屈曲—内收—外旋）的动作，则从该模式的结束动作开始。

3. 身体力学

治疗师在患者左髋关节旁跨步站立，面向患者的右髋。治疗师外侧的脚在前，身体重心在前脚。让患者腿的运动推动治疗师的重心移到后脚上。治疗师肘关节靠近身体，使用身体和下肢的力量来施加阻力。

4. 牵　拉

治疗师近端的手通过快速牵引大腿而牵拉髋关节。当牵拉患者的足至背屈、内翻时，治疗师用远端手的前臂通过胫骨向上牵引。注意不要使髋关节过度屈曲。

5. 指　令

“脚趾用力，向下踩，向外踩”“向下踩”。

6. 运　动

脚趾屈曲，踝关节跖屈和外翻，足外翻促进髋关节内旋，这些运动几乎同时发生。大腿向下运动，髋关节活动至伸展伴外展和内旋。继续这个运动引导躯干伸展伴左侧屈。

7. 阻　力

治疗师远端的手（左手）对足外翻施加阻力，并对足底挤压。挤压力抗阻踝跖屈和髋关节伸展；抗阻外翻的力也可以抗阻髋关节外展和内旋。治疗师近端的手朝向起始位抬高大腿，抬高可抗阻髋关节伸展和外展。治疗师的手应由侧面向后面放置，抗阻内旋。在髋关节接近完全伸展时，治疗师远端的手继续对足给予挤压，近端的手挤压大腿。

8. 结束姿势

足跖屈伴外翻，脚趾屈曲。膝关节完全伸展，髋关节完全伸展（接触治疗床）伴充分的外展和内旋。

9. 强调顺序

在活动范围的末端固定髋关节，并训练足和脚趾。

三、骨盆 PNF 技术

（一）概　述

肩胛带和骨盆带的作用在参与肢体运动和稳定方面的功能不完全相同。

肩胛骨和锁骨作为一个整体参加上肢的活动，不是人体的负重结构。但肩胛带的控制会影响颈椎和胸椎的功能。上肢的功能既需要肩胛骨的运动，也需要它的稳定。

肩胛模式的治疗可以起到以下作用：单独锻炼肩胛的运动和稳定性，训练躯干肌肉，训练功能性活动，促进颈椎运动和稳定，促进上臂的运动和稳定性，通过扩散间接治疗躯干下部。

骨盆带直接附着在脊柱上，是负重的结构。骶骨是腰椎的延伸，功能与脊柱一致，作为脊椎功能的延伸参与下肢的活动；而髋骨是下肢的延伸，参与下肢的功能性活动。而骶髂关节是脊柱和下肢之间重要的连接和过渡。因此，骨盆模式直接通过骶骨延伸到腰椎，而下肢模式通过髋骨延伸到骨盆带。因此，骨盆的运动和稳定对于保持躯干和下肢良好的功能是必不可少的。

骨盆模式的治疗可以起到以下作用：锻炼骨盆的运动和稳定，促进躯干运动和稳定，锻炼功能性活动（如翻身），促进腿的运动和稳定，通过间接扩散治疗上部躯干和颈部。

（二） 对角运动

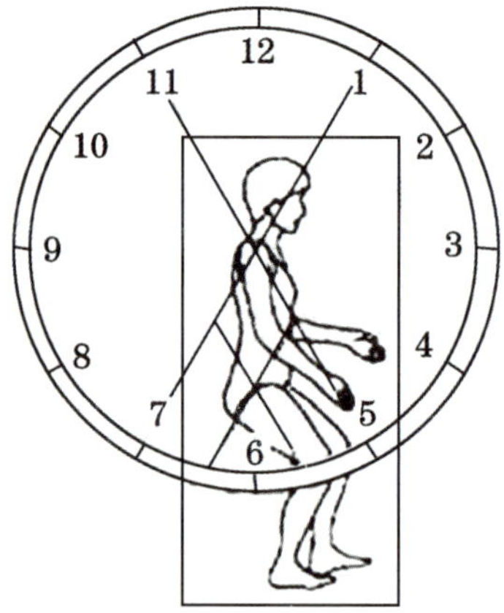

图7－16　对角运动

肩胛和骨盆模式有两种对角运动：向前上提—向后下压，向后上提—向前下压。对角运动沿着患者躯干的曲线而形成一条弧线。肩胛或骨盆在进行对角运动时，患者不应向前或向后摇摆，也不应出现脊柱旋转。

当患者左侧卧位时，患者头部位于12点，脚部位于6点，3点在前面，9点在后面。在做右肩胛或右骨盆活动时，向前上提向1点方向运动，向后下压向7点方向运动，向后上提向11点方向运动，向前下压向5点方向运动。

当患者右侧卧位时，患者头部仍位于12点，脚部位于6点，3点在后面，9点在前面。在做左肩胛或左骨盆活动时，向前上提向11点方向运动，向后下压向5点方向运动，向后上提向1点方向运动，向前下压向7点方向运动。（图7－16）

（三） 肩胛的对角运动

运动	主要参与肌肉
向前上提	肩胛提肌，菱形肌，前锯肌
向后下压	前锯肌（下部），菱形肌，背阔肌
向后上提	斜方肌，肩胛提肌
向前下压	菱形肌，前锯肌，胸小肌，胸大肌

1. 向前上提（图7－17）

（1）身体力学　患者右侧卧位，治疗师站于患者身后，面向患者肩部。治疗师保持手臂放松，身体重心从后腿移到前腿，用身体给予阻力。

（2）抓握　治疗师一只手放在盂肱关节前面，手指蚓状抓握住肩峰，另一只手放在前一只手上给予支持。用手指接触患者肩部，而不要用手掌接触。

（3）起始姿势　将整个肩胛向后下，即向下部胸椎方向牵拉（向后下压）。确定盂肱结节位于腋中线后侧，治疗师应该看到和感到患者颈前部肌肉紧张。牵拉不应过度，否则会使患者头部抬起。持续在肩胛上的压力不应使患者向后翻转或使脊柱旋转。

（4）指令　“向鼻子方向耸肩。”“用力！”

（5）运动　肩胛朝向患者鼻子方向运动，向前上运动。

（6）阻力　阻力线随患者身体曲线呈一条弧线。开始时治疗师肘屈曲放低，前臂与患者前部平行，终末时肘伸直并使身体直立。

（7）结束姿势　肩胛向前上移动，肩峰向患者鼻子靠近，肩胛后缩和下拉的肌肉被拉紧。

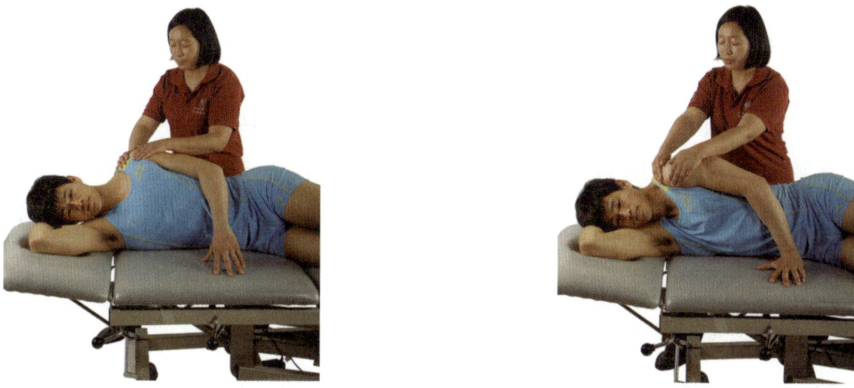

图 7－17　肩胛向前上提

2. 向后下压（图 7－18）

（1）身体力学　患者左侧卧位，治疗师站于患者身后，面向患者肩部。治疗师屈肘，使前臂与阻力线平行。身体重心在后脚，肘部随患者肩胛向后下移动而逐渐向下。

（2）抓握　治疗师一只手掌根部放在肩胛骨内侧缘，另一只手放在前一只手上。手指放在肩胛骨上并指向肩峰，所有的压力低于肩胛的脊椎平面。

（3）起始姿势　将整个肩胛向前上推，直到看到和感到低于肩胛脊柱面的后部肌肉紧张为止。持续在肩胛上的压力不应使患者向前翻转或使脊柱旋转。

（4）指令　"将您的肩胛向下顶向我。""向下顶!"

（5）运动　肩胛向下（脚部方向）向后（内收），即向下部胸椎移动。

（6）阻力　阻力线随患者身体曲线呈一条弧线。开始时将肩胛向患者鼻子方向上提，随着肩胛向后下移动，外加阻力向前，并且与治疗床平行。运动终末时，阻力向前向上，朝向天花板方向。

（7）结束姿势　肩胛下压后缩，同时盂肱结节位于腋中线之后，肩胛内缘与脊柱平行，而不外旋。

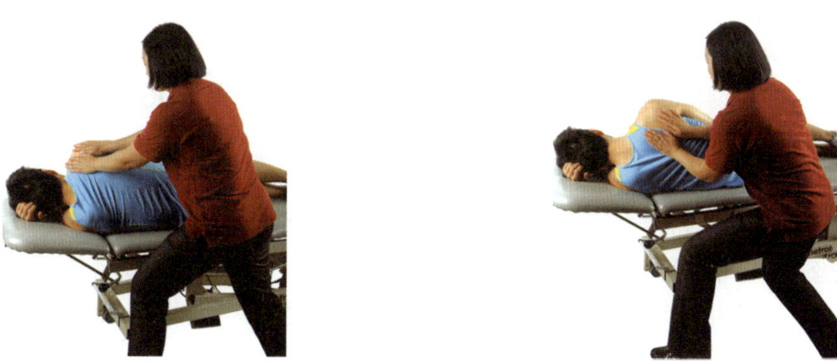

图 7－18　肩胛向后下压

3. 向前下压（图 7－19）

（1）身体力学　患者右侧卧位，治疗师站于患者头部后面，面向患者腹部。身体重心在后脚，随患者用力而移向前脚。

（2）抓握　治疗师一只手放在肩手，用手指把住肩胛外侧缘，另一只手在肩前握住胸大肌腋缘和喙突，双手手指指向对侧髂骨，前臂保持在同一方向的力线上。

（3）起始姿势　将整个肩胛向后上拉，即向头后中线方向牵拉。盂肱结节位于腋中线后，治疗师应看到和感到从同侧肋弓到对侧骨盆的腹壁肌肉紧张为止。持续在肩胛上的拉力不应使患者向后翻转或使脊柱旋转。

（4）指令　“将您的肩胛向肚脐方向拉。”“拉！”

（5）运动　肩胛向前下，即向对侧髂前上棘方向运动。

（6）阻力　阻力线随患者身体曲线呈一条弧线。模式结束时治疗师站起，使前臂与患者前胸平行。

（7）结束姿势　肩胛向前旋、下压和外展。盂肱结节位于腋中线之前。

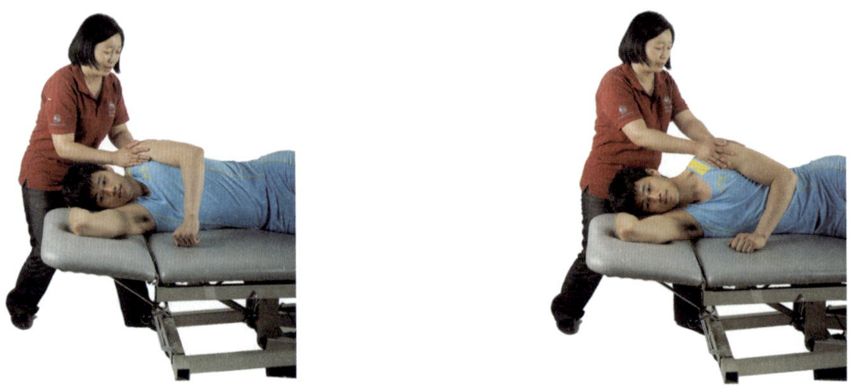

图 7－19　肩胛向前下压

4. 向后上提（图 7－20）

（1）身体力学　患者右侧卧位，治疗师站于患者头部后面，面向患者腹部。身体重心在前脚，随患者用力而移向后脚。前臂与阻力方向平行。

（2）抓握　治疗师双手放在斜方肌上面，保持在肩胛骨脊柱缘的上方，根据需要双手重叠，手指与脊柱与第一肋连接处。

（3）起始姿势　将整个肩胛向前下方，即朝向对侧髂骨方向推，直至感觉上部斜方肌被牵拉紧张为止。不要过度用力使患者头部抬起，也不要使患者向后翻转或使脊柱旋转。

（4）指令　“向后耸肩。”“推！”

（5）运动　肩胛向上（头侧）和后侧（内收）耸起，朝向患者头顶中央，盂肱结节向后运动并向上旋。

（6）阻力　阻力线随患者身体曲线呈一条弧线。模式结束时治疗师站起，并稍离开患者头顶。

（7）结束姿势　肩胛抬高并内收，盂肱结节位于腋中线后方。

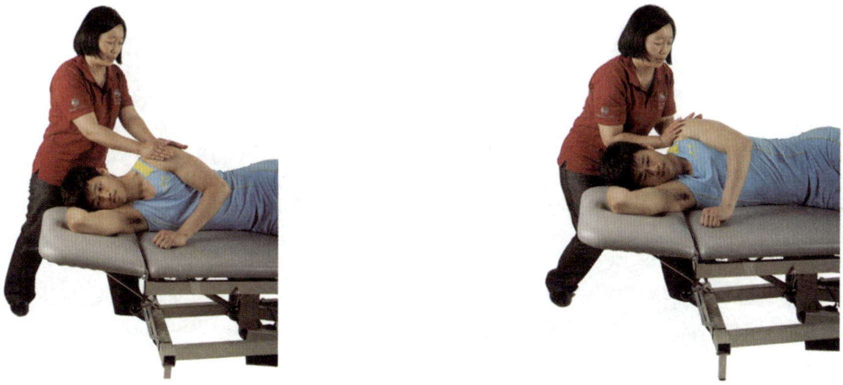

图 7 -20　肩胛向后上提

（四）骨盆的对角运动

运动	主要参与肌肉
向前上提	腹外斜肌，腹内斜肌
向后下压	对侧的腹内斜肌，腹外斜肌
向后上提	腰方肌，背阔肌，髂肋肌腰部，胸长肌
向前下压	对侧的腰方肌，背阔肌，髂肋肌腰部，胸长肌

1. 向前上提（图 7 -21）

（1）身体力学　患者右侧卧位，治疗师站于患者身后，面向患者右肩。开始时治疗师屈肘向下向后牵拉髂嵴，随着患者骨盆的运动，治疗师肘部伸直，并将重心从后脚移到前脚。

（2）抓握　治疗师一只手的手指绕在髂嵴的前半部，另一只手重叠在上。

（3）起始姿势　将骨盆的髂嵴向后下方拉，看到和感到从髂嵴到对侧肋弓的组织拉紧。持续用力，但不引起患者向后翻转或脊柱旋转。

（4）指令　“向上提骨盆。”“上提！”

（5）运动　骨盆向前上移到而不伴有向前或后倾斜，使躯干在左侧前方缩短，引起侧屈动作。

（6）阻力　阻力线随患者身体曲线呈一条弧线。开始时牵拉骨盆向后朝向治疗师，向下朝向治疗床。当骨盆运动到中间位置时，阻力方向几乎直接向后。在运动终末时阻力朝向天花板。

（7）结束姿势　骨盆向上抬起，向前朝向肩下部运动，而不增加骨盆的前倾和后倾。

躯干左侧缩短并侧屈，而腰椎前凸不变。

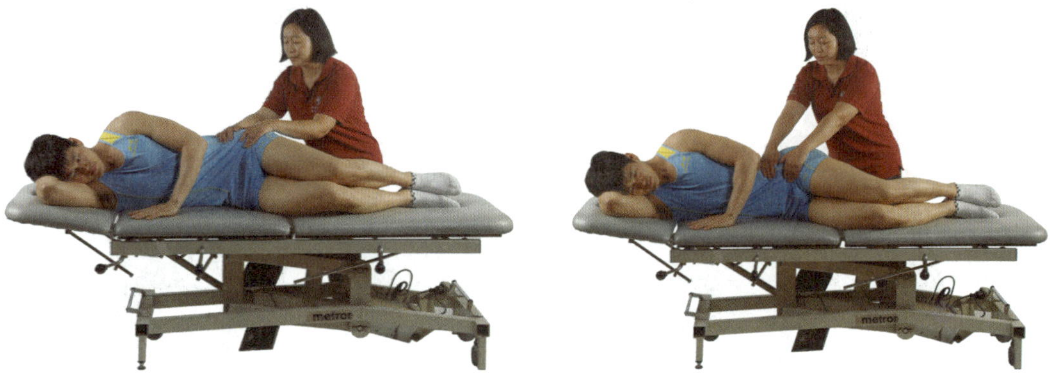

图 7－21　骨盆向前上提

2. 向后下压（图 7－22）

（1）身体力学　患者左侧卧位，治疗师站于患者身后，面向患者左肩。治疗师随着患者骨盆向下移动而屈肘，并将重心从前足移到后足。

（2）抓握　治疗师一只手的掌根部放在坐骨结节，另一只手重叠在上，给予助力。双手手指指向对角线方向。

（3）起始姿势　向前上推坐骨结节，使髂嵴向对侧肋弓靠近。持续用力，但不引起患者向后翻转或脊柱旋转。

（4）指令　“向下坐在我的手上。”“向下坐！”

（5）运动　骨盆向后下运动而不伴有向前或后倾斜，左侧躯干伸长而不改变腰椎曲度。

（6）阻力　阻力线随患者身体曲线呈一条弧线。阻力方向从坐骨结节向上沿对角线方向，向前及头侧。

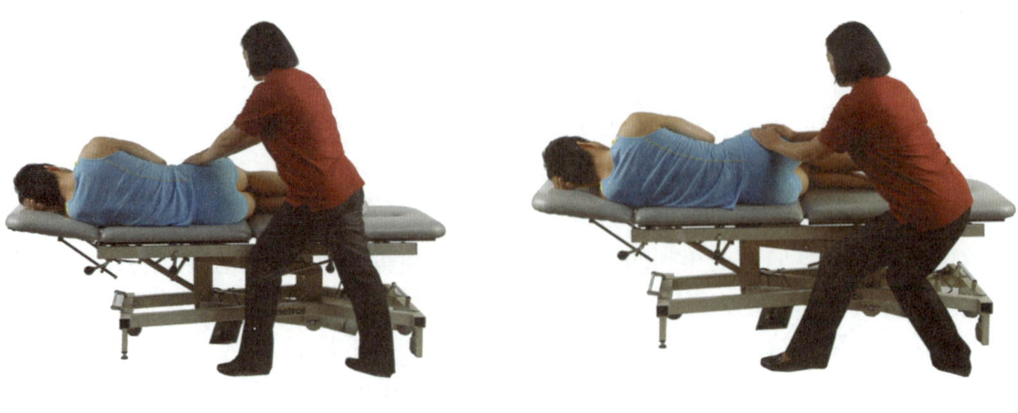

图 7－22　骨盆向后下压

（7）结束姿势　骨盆向下向后运动，而不增加骨盆的前倾或后倾。左侧躯干被拉长而不改变腰椎曲度。

3. 向前下压（图7－23）

（1）身体力学　患者右侧卧位，屈髋约25°左右，适当屈膝。治疗师站于患者身后，面向股骨长轴方向。开始时，治疗师随着患者骨盆向下移动而屈肘，以使前臂与患者背部平行。随后将重心从前足移到后足，并伸直肘关节。

（2）抓握　治疗师一只手放在髂前下棘下方，另一只手扶着患者的膝关节。

（3）起始姿势　患者轻度屈髋，使股骨在阻力线上。治疗师轻柔地将骨盆向上、向后朝向胸椎下段移动（向后上提）。注意不要旋转或压迫脊椎关节。

（4）指令　“用您的膝盖顶我的手。”

（5）运动　骨盆向前向下运动而不伴有向前或后倾斜，同时躯干伸长而不改变腰椎曲度。

（6）阻力　阻力线随患者身体曲线呈一条弧线。开始时牵拉骨盆向后朝向患者的胸椎下段。当骨盆运动到中间位置时，阻力方向几乎直接向后。在运动终末时阻力向后朝向治疗师，向上朝向天花板。

（7）结束姿势　骨盆向前向下运动，而不增加骨盆的前倾或后倾。躯干被拉长而不改变腰椎曲度。

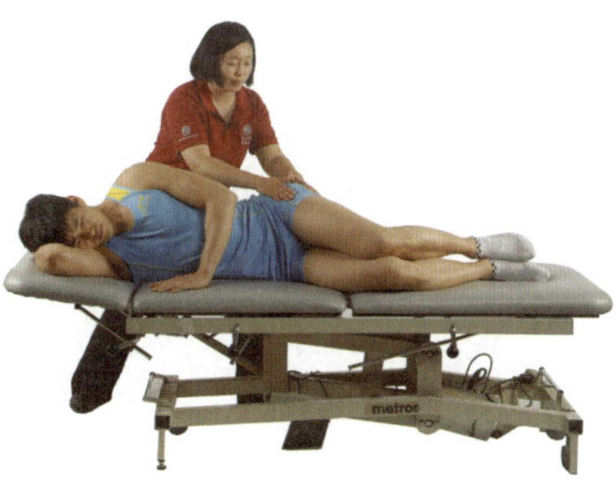

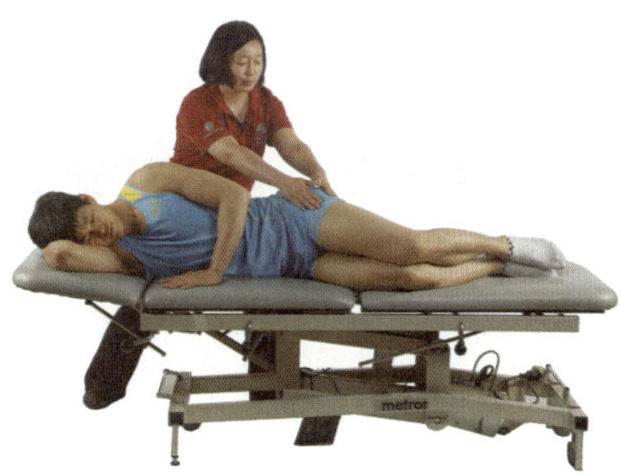

图7－23　骨盆向前下压

4. 向后上提（图7－24）

（1）身体力学　患者右侧卧位，屈髋约25°左右，适当屈膝。治疗师站于患者身后，面向股骨长轴方向。随着骨盆向上向后移动，治疗师将重心从前脚移到后脚。同时屈曲并降低肘部使之朝向治疗床。

（2）抓握　治疗师一只手掌根部放在髂嵴的中线或中线稍后方，另一只手重叠其上，手指不接触。

（3）起始姿势　患者轻度屈髋，使股骨在阻力线上。治疗师轻柔地将骨盆向下、向前推，直到看到和感到身体侧后方组织被拉紧。持续用力，注意不要旋转或压迫脊椎关节。

（4）指令　“将您的骨盆向上、向后上提，慢慢用力。”

（5）运动　骨盆向上、向后而不伴有向前或后倾斜，身体向左侧屈。

（6）阻力　开始时，阻力使髂嵴后部略抬起绕向治疗床前方。运动终末时阻力环绕身体，呈一条弧线，并将髂嵴朝向上提举。

（7）结束姿势　骨盆向上向后运动，而不增加骨盆的前倾或后倾。身体左侧屈，而不改变腰椎曲度。

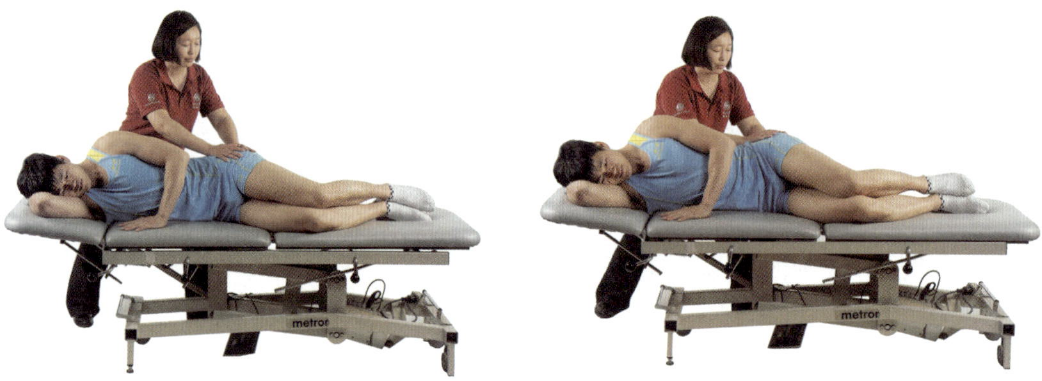

图7－24　骨盆向后上提

第三节　本体感觉神经肌肉易化技术的应用

一、应用思路

（一）治疗前评估

有效的治疗取决于完整和精确的评估，以确定患者的功能和功能障碍的范围。PNF治疗试图帮助每位患者获得尽可能高的功能水平。根据评估结果建立总体的和特殊的目标，既有短期目标，也有长期目标；然后确定治疗计划以达到这些目标。随着患者功能水平的提高，后续的评价可以指导治疗师调整患者的治疗方案。

1. 功能范围的评估

（1）有无疼痛。

（2）肌肉力量水平。

（3）肢体的移动能力和关节的稳定性。

（4）肢体活动的控制能力和协调性。

2. 功能障碍水平的评估

（1）全身功能的丧失：静态的：丧失保持一定体位的能力。
动态的：丧失运动能力和控制运动的能力。

（2）功能丧失的原因：疼痛。
关节活动范围减少：关节受限，肌肉缩短或挛缩。
肌肉无力。
感觉或本体感觉丧失。
视力、听力缺陷。
运动控制能力丧失。
缺乏耐力。

（二）治疗目标

在评估之后，治疗师确定总体的和阶段的治疗目标。总体目标表现为功能性活动。阶段目标是为每个治疗活动要达到的目标，或是一段治疗时间要达到的目标。

治疗目标举例：

1. 静态功能障碍

总体目标：一个脑外伤后不能站立的患者达到保持站立平衡。

阶段目标：患者用手臂帮助能保持稳定的桥式姿势 30 秒。

2. 疼痛引起的动态功能障碍

总体目标：一个右膝疼痛的患者在 6 分钟内跑完 1.6 公里而没有诱发膝部疼痛。

阶段目标：患者左膝伸展，右腿保持单腿桥式姿势 30 秒。

3. 由于丧失运动能力引起的动态功能障碍

总体目标：一个中风偏瘫患者使用手杖和踝—足矫形器，能在 2 分钟内步行 8 米。

阶段目标：在没有任何支持的坐位下，患者的重心能从右侧坐骨结节转移到左侧坐骨结节。

（三）治疗计划和治疗设计

治疗师在检查和评估患者现有功能和治疗潜力的基础上，利用有效的治疗方法，形成最佳的治疗方案。PNF 是利用肌肉收缩来产生治疗效果的，因此，治疗师组合并调整适当的程序和技术，以适合每位患者的功能需要。治疗应该是强化的，可以激活患者的潜能而不引起疲劳或疼痛。

1. 患者的需求，通常包括以下几方面

（1）减轻疼痛。

（2）增加关节活动范围。

（3）增强肌肉力量、协调功能和运动的控制。

（4）增加动态和静态平衡能力。

（5）增加耐力。

2. 治疗的设计

治疗师在设计一种符合患者治疗需要的治疗方案时，要考虑诸多因素。

（1）采用直接治疗，还是间接治疗。

直接治疗主要针对患侧肢体、肌肉或运动治疗技术的应用，以及引导患者的注意力以稳定或激活受累的部分。

间接治疗主要施治于身体未受损或受损较轻的部位，通过治疗师的引导扩散到受损区域，以获得需要的治疗结果；还可以引起患者的注意力和努力针对未受损身体部分的工作。

（2）适当的活动：是运动还是稳定，肌肉采用哪种收缩类型。

（3）患者的最佳体位：主要考虑患者的舒适和安全，重力的作用，双关节肌的作用，治疗的进展，反射促进，视觉的作用，开链动作还是闭链动作，抗痉挛的体位等。

（4）技术和程序，模式和模式的组合。

①疼痛

- 程序：间接治疗，在不引起疼痛或紧张的情况下抗阻用力，等长肌肉收缩，双侧活动，牵引，舒适的体位。
- 技术：节律性稳定，保持—放松，稳定反转。
- 组合：保持—放松后的等张组合；节律性稳定后，继以稳定反转或动态反转，先向疼痛范围运动。

②肌力下降和主动关节活动范围减少

- 程序：适当的抗阻，强调顺序，牵拉，牵引或挤压，患者的体位。
- 技术：在起始范围反复牵拉，在全范围的反复牵拉，等张组合，拮抗肌动态反转。
- 组合：主动肌（弱肌）全范围反复牵拉与拮抗肌动态反转组合；在活动度范围的节律性稳定，继以弱肌反复收缩。

③被动关节活动度减少

- 程序：强调顺序，牵引，适当的抗阻。
- 技术：收缩—放松或保持—放松，拮抗肌的稳定反转，节律性稳定。
- 组合：收缩—放松后继以新的活动范围内等张组合或稳定反转，节律性稳定或稳定反转后继以拮抗肌动态反转。

④协调和控制障碍

- 程序：促进的模式，手法接触，视觉，适当的言语提示。
- 技术：节律性启动，等张组合，拮抗肌的动态反转，稳定反转，重复。
- 组合：节律性启动继以等张组合或拮抗肌反转，等张与稳定反转的组合，等张与动态反转的组合。

⑤稳定与平衡功能障碍

- 程序：挤压，视觉，手法接触，适当的言语提示。
- 技术：稳定反转，等张组合，节律性稳定。
- 组合：拮抗肌动态反转过度到稳定反转，离心性动态反转过度到稳定反转。

⑥耐力下降

- 程序：牵拉反射。
- 技术：拮抗肌反转，反复牵拉或反复收缩。

（5）功能性的和目标导向的作业。

3. 治疗评价

患者的评估和治疗的评价是连续的。通过评价每一次治疗后的结果，治疗师可以对治疗方案和治疗目标做出相应的调整。治疗的调整可能包括：

（1）改变治疗程序或技术。

（2）增加或减少促进：可以通过改变反射、手法接触、视觉提示、言语提示、牵引和挤压而实现。

（3）增加或减少给予的阻力。

（4）在患者的功能位锻炼。

（5）进展到更复杂的活动。

二、操作程序

（一）PNF 牵伸方法

1. 采用保持—放松技术放松肌肉

（1）操作方法：静态拉伸目标肌肉 10 秒—让目标肌肉做等长收缩 6 秒—再次静力拉伸目标肌肉约 30 秒。

（2）举例：以牵拉腘绳肌为例。

	肌肉	收缩种类	感觉	时间	幅度
第 1 步		放松	最大承受能力	10 秒	中
第 2 步	腘绳肌	等长收缩	最大收缩能力的 60% ~70%	6 秒	不变
第 3 步		放松	最大承受能力	30 秒	明显增加

最后的拉伸中，由于自身抑制机制被激活，拉伸的幅度一定明显增加。

2. 保持—放松与拮抗肌收缩的组合

（1）操作方法：静态拉伸目标肌肉 10 秒—让目标肌肉做等长收缩 6 秒—再次静力拉伸目标肌肉，同时主动收缩拮抗肌约 30 秒。

（2）举例：以拉伸腘绳肌为例。

	肌肉	收缩种类	感觉	时间	幅度
第 1 步	腘绳肌	放松	最大承受能力	10 秒	中
第 2 步	腘绳肌	等长收缩	最大收缩能力的 60% ~70%	6 秒	不变
第 3 步	腘绳肌 股四头肌	放松/收缩	最大收缩能力	30 秒	明显增加

3. 采用收缩—放松技术放松肌肉

（1）操作方法：静态拉伸目标肌肉 10 秒—让目标肌肉做等张向心收缩 6 秒—再次静力拉伸目标肌肉，同时主动收缩拮抗肌约 30 秒。

（2）举例：以拉伸腘绳肌为例。

	肌肉	收缩种类	感觉	时间	幅度
第 1 步	腘绳肌	放松	最大承受能力	10 秒	中
第 2 步	腘绳肌	等张向心收缩	最大收缩能力的 60% ~70%	6 秒	全幅度
第 3 步	腘绳肌 股四头肌	放松/收缩	最大收缩能力	30 秒	明显增加

4. PNF 牵伸方法与静态拉伸方法的区别

	静态伸展	PNF 伸展
适用肌肉	一般的肌肉	过分强化的肌肉
优点	安全性较高 受控制程度较高 方便	提升柔韧性明显 互动性好 同时提升力量 改善神经协调
缺点	缺少互动性 过度伸展可能引起受伤 可能降低运动表现	血压升高 受伤的风险
适用人群	适合一般人群 伏案工作的人群	身体姿态问题的客人 神经受损人群
伸展时机	平时 训练前中后	训练结束时 专门的时间

5. 注意事项

（1）练习前一定要有足够的热身，如进行 15 分钟左右的有氧练习和对准备拉伸肌肉的静态伸展，再进行 PNF 练习。

（2）肌肉在受伤的情况下，最好不要选择 PNF 牵伸练习，容易造成拉伸幅度过大而使受伤加重。

（3）在练习的过程中，要思想集中，身心结合，保证动作姿势始终规范，注意力放在被拉伸的肌肉上，控制好拉伸的幅度。第 2 阶段，等张收缩的用力强度控制在最大收缩的 60% ~70% 即可，不宜为爆发性的；第 3 阶段，最大的拉伸幅度以能感觉到肌肉的绷紧酸胀，而不是疼痛感的出现。

（4）发展肌肉力量和柔韧性有时存在一定的矛盾，PNF 伸展由于有效地提高即时柔韧性，增大关节的活动幅度，可能使力量减弱，特别是在有些需要强爆发力、肌肉力量的运动项目和技术动作中。

（5）进行 PNF 牵伸练习时，由于对抗性的肌肉用力主动收缩可能造成心率血压升高，因此儿童和有心血管疾病的成年人或老年人要注意医务监督。同时 PNF 的不同模式对血压的影响也不同，在制定 PNF 治疗方案时要充分考虑针对不同的对象和目的采用不同的方法。

（6）治疗师在等长收缩或等张收缩时只提供阻力，而在静态伸展阶段只提供助力。

（7）未成年和训练水平较差者少做，练习课中可以加大静态伸展的比例，同一肌肉群一周采用 2 次练习即可。

（二） PNF 对偏瘫肩半脱位治疗

1. 可以选择的治疗模式与技术

治疗时利用患侧的 PNF 肩胛带模式和患侧的上肢组合模式进行有针对性的训练，具体方法为：

（1）肩胛向前上提模式：在健侧卧位下，治疗师引导患侧肩胛骨对着患者的鼻尖做向上、向前运动；

（2）肩胛向后下压模式：在健侧卧位下，治疗师引导患侧肩胛骨朝下段胸椎做向下、向后运动；

（3）肩胛向前下压模式：在健侧卧位下，治疗师引导患侧肩胛骨朝着对侧髂嵴做向下、向前运动；

（4）肩胛向后上提模式：在健侧卧位下，治疗师引导患侧肩胛骨朝着对侧髂嵴的相反方向做向上、向后运动。

（5）上肢 D2 屈模式：在仰卧位下，治疗师引导患侧上肢由肩关节伸展—内收—内旋位向肩关节屈曲—外展—外旋位运动；

（6）躯干“上提”模式：在坐位下，患者健手握住患手腕部，在治疗师的引导下健侧上肢由 D1 伸模式运动到 D1 屈模式、患侧上肢由 D2 伸模式运动到 D2 屈模式。

治疗时利用动态反转、稳定反转、节律性稳定、节律性启动等技术，每个模式操作 10

个，上、下午各1次，共计治疗4周。

2. 治疗机制与原理

针对偏瘫肩半脱位的发生机制，从PNF方法中有针对性地选择了部分运动模式对偏瘫肩半脱位进行治疗，以改善肩胛骨和肩关节周围肌肉的活动，增强其肌力，特别是三角肌、冈上肌、冈下肌和小圆肌的力量。如通过肩胛向前上提模式训练肩胛提肌、菱形肌、前锯肌；通过肩胛向后下压模式训练前锯肌（下部）、菱形肌和背阔肌；通过肩胛向前下压模式训练菱形肌、前锯肌、胸大肌和胸小肌；通过肩胛向后上提模式训练斜方肌和肩胛提肌。通过上肢D2屈模式训练三角肌、肱二头肌、喙肱肌、冈上肌、冈下肌和小圆肌；通过躯干上提模式加强对三角肌、冈上肌、冈下肌和小圆肌的训练。同时，在肩胛向前上提模式中通过肩胛骨的向上、向前运动，纠正肩胛骨的位置，恢复肩关节的"锁定机制"。此外，在使用上述运动模式训练时，通过节律性启动技术改善运动的感觉，使运动的节律正常化；通过拮抗肌反转技术减少疲劳、增加力量和主动关节活动度以及协调和平衡功能；通过稳定反转技术有意识地加强对三角肌和冈上肌的训练。

思考题

1. PNF的基本神经学和发育学原理是什么？
2. PNF有哪些基本操作技术和要求？
3. PNF的特殊操作手法有哪些？各自的主要治疗作用是什么？
4. 请简述上肢和下肢的螺旋对角运动的基本模式，各自有哪些主要参与肌肉？
5. 以偏瘫患者为例，如何实现技术和程序，模式和模式的组合，以达到治疗的目的？

参考文献

[1]Susan S. Adler. 实用PNF治疗[M]. 刘钦刚,译. 昆明:云南科学技术出版社,2003.

[2]罗伯特·E. 麦卡蒂,杰夫·沙兰德. 易化牵伸术:简便易学的PNF牵伸及力量训练(第3版)[M]. 矫玮,译. 北京:人民体育出版社,2010.

[3]霍明,陈立嘉. 康复治疗技术:神经肌肉关节促进法[M]. 北京:人民军医出版社,2009.

[4]霍明,秋山纯如. 康复治疗技术:精神肌肉促进法[M]. 北京:人民军医出版社,2007.

第八章　渐进性功能训练

本章提要

渐进性功能训练是基于功能性训练的方法和渐进运动疗法的应用原则的一种新兴的运动康复技术，近年来在骨骼肌肉系统的康复中应用越来越广泛与深入。本章通过介绍渐进性功能训练的概念、分级和注意事项，以上肢、下肢和躯干的主要肌群为例阐述了渐进性功能训练的具体操作方法，使学生通过具体操作方法的学习和实践，理解和掌握渐进性功能训练的核心概念和具体训练方法的设计原则。

第一节 概 述

近年来，渐进性功能训练越来越多地应用于康复领域。康复领域中的渐进性功能训练是随着康复技术的应用与发展，特别是运动疗法的应用与发展逐步建立和完善的。运动疗法作为康复的传统手段与基本技术，在长期的临床应用中逐步建立了较为完整的渐进程序。随着医学与运动科学研究的发展，人体的日常活动与运动中的整体性、功能性越来越受到重视，提出了“功能性训练”的概念。康复领域中的渐进性功能训练，即是在传统的渐进性运动疗法的应用原则基础上，结合功能性训练的理念与技术，正在逐步发展与完成的一种新兴的运动康复技术。

一、渐进性功能训练的定义

渐进性功能训练是基于功能性训练的方法和渐进运动疗法的应用原则的一种新兴的运动康复技术。在功能性训练中，训练肌肉、发展肌肉力量的目的是为了使日常活动变得更容易、更平稳、更安全和更有效率。功能性训练可以独立地改善人体在日常生活中的功能能力，也可以帮助专业运动员提高竞技表现。在渐进运动疗法中，术语“渐进”是指机体的各个系统逐渐地超负荷使机体逐渐地承受更高水平的生理压力，相应的机体会通过达到特定的机能适应对要求做出反应。

渐进性功能性训练基于一种人们熟悉的训练原则——SAID（Specific Adaptation to Imposed Demands）原则，即机体对施加的负荷要求有专一的适应性。根据 SAID 原则，机体会因为适应特定的需求而发生改变，在渐进性功能训练中，通过渐进性地增加练习的难度，肌肉会逐渐地、适应性地变得更强壮，发展到更高的力量和耐力水平，达到更强的神经肌肉控制、协调和功能能力。

在不同类型的训练中，可以通过恰当地控制频率、强度、持续时间和（或）训练模式等变量来实现增加机体负荷。本章涉及的渐进性功能训练着重于训练模式或种类的改变来实现运动负荷的逐渐变化，因此，本章介绍的渐进性功能训练的关键是怎样逐步改变训练模式或特定训练，以产生一个对机体系统逐渐的、适宜的超负荷。本章的渐进性功能训练方法遵循从最简单到最困难的顺序的渐进训练方式。（图 8－1）

“少技巧”，即训练要求较低的平衡、稳定、本体感觉和动作控制能力。一般情况下，这些训练对于绝大部分人来说更加安全，指导者需要提示的部分最少。在连续训练方式的另一端，训练要求很好的运动技能和保持关节完整的能力，包括经常提到的与核心稳定性相关的脊柱关节。核心稳定性主要是保持颈部、脊柱、肩胛和骨盆在理想平面的能力，无论是在多困难的运动中。

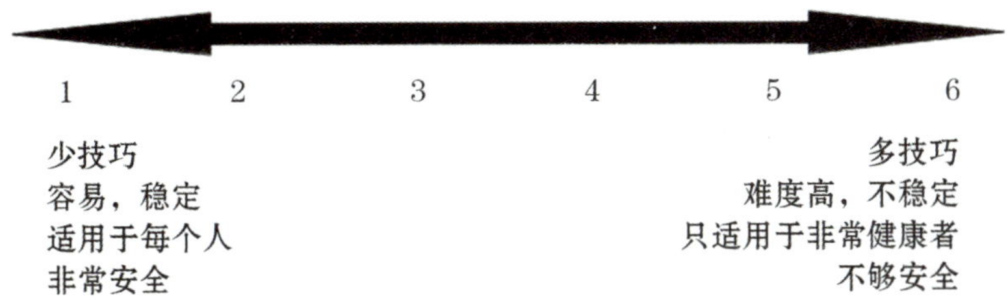

图 8－1　渐渐性功能训练的渐进方式

最困难的训练对机体本体感觉和神经肌肉系统的平稳协调有较高要求。所以，安全地进行挑战性训练的能力取决于训练者的特定技能和全面的体能水平。一些特定的训练方法，如一些困难的、有争议的训练，尽管这些训练通常被认为非常难以进行，同时损伤风险较高，但是实际上一个非常健康的、有优秀技能、体能和核心稳定性的人能安全适宜地进行这些训练。本章涉及每个部分最后的训练方法，有很高的挑战性，只是给少数人来选择，如竞技体育运动员和那些想在锻炼中尝试变化和终极挑战的人。这里的关键问题是适宜性。健身专业人士和运动者必须要选择适宜他们需要和体能水平的训练，安全是第一位的。

二、渐进性功能训练的分级

（一） 第一级： 肌肉独立训练

这是训练的初始阶段，练习者的重点在肌肉独立运动，让练习者学习有选择性的收缩单个肌肉或肌群。由此，练习者通过增加机体意识水平和肌肉功能获得信心。

这个等级的训练通常在仰卧位或俯卧位进行，身体尽可能多地和地板或凳子接触，因此减少了稳定肌参与的需要。所以，通常这些训练很安全；在最小的损伤风险下每个人能有效学会这些训练。为了增强练习者的肌肉意识和机体如何工作的知识，在进行这个级别的训练中重力是唯一被应用的阻力形式。

（二） 第二级： 肌肉独立抗阻训练

在这个等级，通过器械、重量、增加力臂长或弹力带和弹力管产生外部阻力，同时保持稳定肌参与最小化。在许多情况下，实际的训练和第一级一样。应该注意的是，在第一级和第二级，安全和指导者的提示被最小化。所有因素都为一个目的考虑：在保持适宜的姿势或形式下，练习者可以安全、容易、有效地进行这些种类的训练。

（三） 第三级： 加入功能训练体位

在这个等级训练通常使用坐位或站位进行练习。对大部分人来说，这是更有功能性的两个体位。在换成坐位或站位时，练习者的基础支持面减小，所以在训练中增加的难度或挑战是有效地使用稳定肌。在大部分训练方法中，作为完成动作的主要动力来源，目标肌群仍然是单独的。

（四）第四级：功能和阻力的联合增加

在这个等级，由重力、外部附加重量、器械、弹力带或弹力管等联合产生的阻力最大化，同时，训练会在功能位对练习者的核心稳定肌群使用超负荷，使训练方法更加接近人体的日常功能活动。

（五）第五级：对多个肌群增加阻力，挑战核心稳定性

在这个等级，每个训练中同时涉及多个肌群和关节的活动。这要求肌肉机能、平衡、协调和躯干稳定推进到一个更高的程度。

（六）第六级：加入平衡，增加功能性挑战、速度和（或）旋转运动

在这个等级，可能会要求单腿平衡、使用摆动板或平衡球、加入超等长运动、负重合并脊柱旋转或者利用一些与运动专项相关的方式进行练习。由于损伤的潜在风险增加，指导者应小心和谨慎。应该注意，由于每个人疾病史、身体素质和体能水平、参与训练的动机水平不同，许多对象不能完成这个等级中的一些训练。

三、渐进性功能训练的注意事项

作为运动康复技术的一种常用方法，渐进性功能训练在使用时需要秉持的前提是将运动损伤的风险或损害健康的事故的发生率最小化，即安全至上，在渐进性功能训练的方案设计和执行中需要注意以下几点。

（一）在渐进性功能训练的方案设计和执行之前，需要对使用者进行相应的评估。根据评估结果，结合既往损伤史和健康问题设计、执行和调整训练方案。如果可能，首先获得有效的临床诊断。

（二）在进入更高等级的训练之前，练习者应能在使用的方式、到达设定的训练量和强度的前提下，完成所有设定的训练。

（三）为了安全，指导者在必要时需要调整所有训练。这一步可能涉及从连续训练方式中较早的点开始的完全不同的训练。

（四）指导者必须始终考虑训练效果与损伤风险的关系，特别是在高级的训练中，应该根据练习者的主观和客观条件分析训练的益处是否大于潜在的风险。需要注意的是，不是所有的练习者都必需要进行第五级或第六级的功能训练。而且，第五级和第六级中所涉及的训练方法也并不是适合所有人的。

第二节　上肢渐进性功能训练

一、胸大肌和三角肌前束

胸大肌是上肢的主要动力来源，其锁骨部可完成屈曲肩关节，胸骨部可完成内收和伸展肩关节，联合收缩可以完成水平内收肩关节。三角肌前束的主要功能是屈曲肩关节和水平内收肩关节，在功能活动中，常与胸大肌联合作为主动肌群。

（一）第一级：肌肉独立训练

1. 仰卧位短杠杆飞鸟

仰卧位，双膝关节屈曲，脊柱、颈部和肩胛骨保持在中立位。起始姿势为两侧肩关节屈曲90°，上臂保持在垂直位，肘关节屈曲，平稳地向体侧打开上肢，肘关节保持屈曲，到达水平位后肌群收缩，回到起始位置。（图8－2）

2. 仰卧位长杠杆飞鸟

仰卧位，双膝关节屈曲，脊柱、颈部和肩胛骨保持在中立位。起始姿势为两侧肩关节屈曲90°，上肢保持在垂直位，肘关节微屈。平稳地向体侧打开上肢，到达水平位后肌群收缩，回到起始位置。（图8－3）

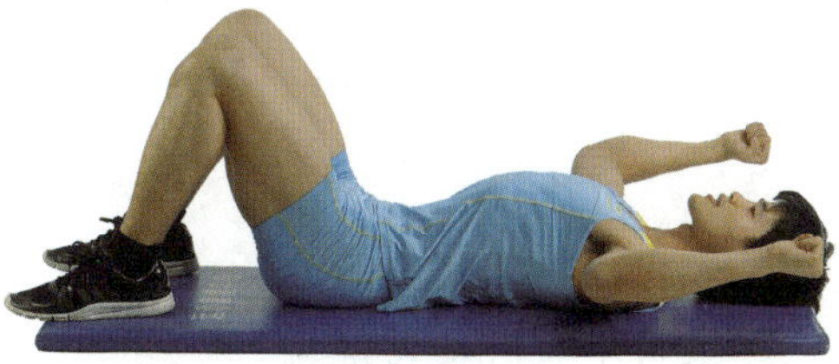

图8－2　仰卧位短杠杆飞鸟

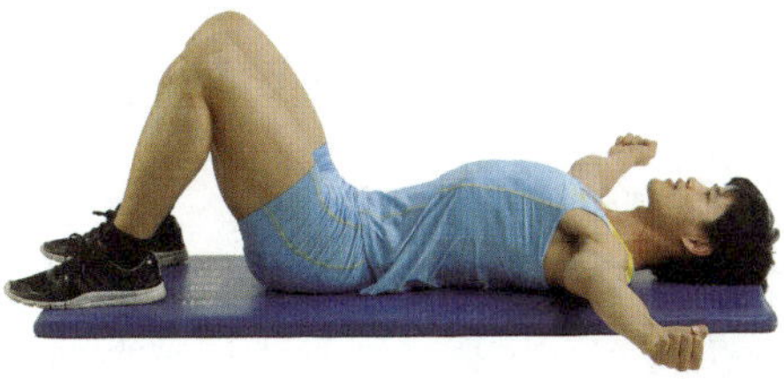

图8－3　仰卧位长杠杆飞鸟

（二）第二级：肌肉独立抗阻训练

1. 仰卧位短杠杆抗阻飞鸟

仰卧位，双膝关节屈曲，脊柱、颈部和肩胛骨保持在中立位。起始姿势为两侧肩关节屈曲 90°，上臂保持在垂直位，肘关节屈曲，双手握哑铃加阻力。平稳地向体侧打开上肢，肘关节保持屈曲，到达水平位后肌群收缩，回到起始位置（图 8－4）。应避免上肢分开过宽。

2. 半卧位抗阻飞鸟

半卧在倾斜支持面（倾斜的角度越大，募集到的三角肌越多），双脚平放在支持面上，腹肌收缩，脊柱、颈部和肩胛骨保持在中立位。从双上肢垂直于地面，肘关节微屈姿势开始，有控制的，缓慢张开，直到上臂与胸部同一水平。收缩胸肌，回到起始位置。应避免运动范围过大，肘关节和腕关节保持伸展。（图 8－5）

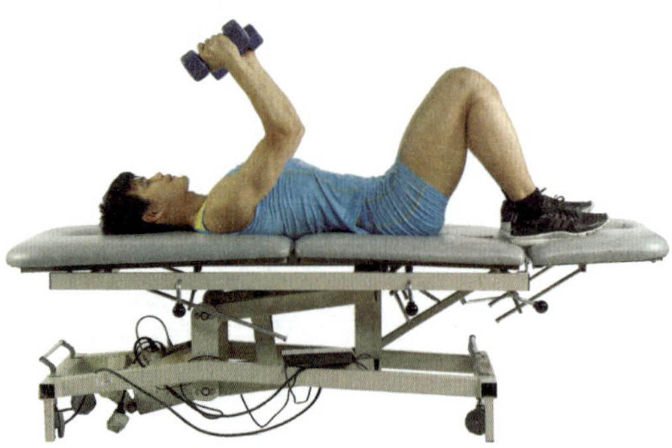

图 8－4　仰卧位短杠杆抗阻飞鸟

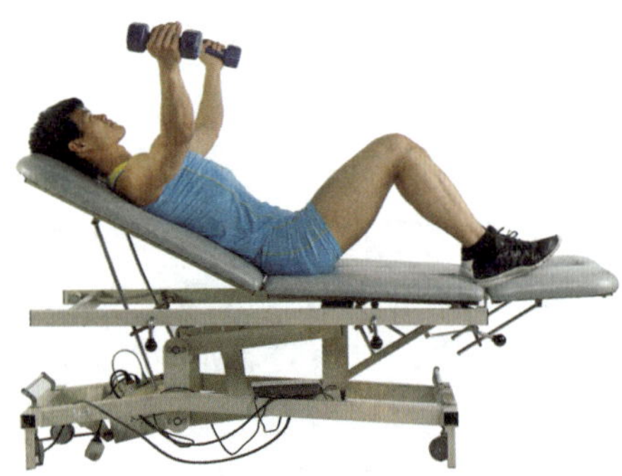

图 8－5　半卧位抗阻飞鸟

（三）第三级：加入功能训练体位

1. 站立位弹力管练习

双手握交叉弹性软管，背对墙面固定点、柱子或者搭档，双足前后分开站立，处于最佳的阻力位置。手握弹性管于肩关节前方，软管置于上臂下方。从背部看，头到脚后跟保持在一条直线上。收缩腹肌，保持脊柱、颈部、骨盆和肩胛骨的中立位。在胸部的水平位向前推出。（图 8－6）

2. 仰卧位瑞士球飞鸟

仰卧于瑞士球上，肩关节、颈部和头靠在球上，与整个下肢保持在平直的位置，臀肌和腹肌收缩。起始，肩关节屈曲 90°，上肢垂直，肘关节微屈。慢慢打开并降低上肢，肘关节保持稳定。收缩胸肌，回到起始位置（图 8－7）。双足并拢可能会增加训练的难度。

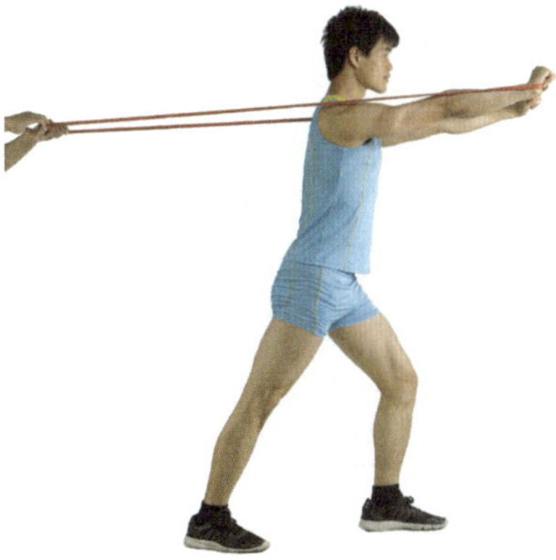

图 8－6　站立位弹力管练习

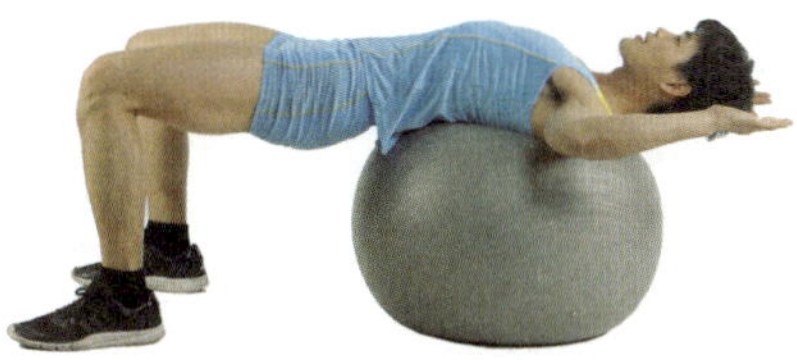

图 8－7　仰卧瑞士球飞鸟

（四）第四级：功能和阻力的联合增加

1. 坐位拉力器练习

坐在板凳上，后背无支撑。脊柱、颈部和肩胛骨保持在稳定的中立位。双上臂平举与胸同高，摆放成飞鸟的位置，将手柄分别拉向对侧，同时收缩胸肌。控制拉长的阶段，避免运动范围过大。保持肩关节下压，远离两耳，不要耸肩。（图 8－8）

2. 站位无轨迹训练器飞鸟

背对训练器站立（使用高位滑轮，拉线交叉），下肢分立。从背部看，保持从头到脚跟的直线。膝关节自然站立。腹肌收缩，脊柱、颈部和肩胛骨保持在中立位，肘关节微屈。在胸部前面将手柄分别拉向对侧，同时收缩胸肌。控制拉长的阶段，避免运动范围过大。（图 8－9）

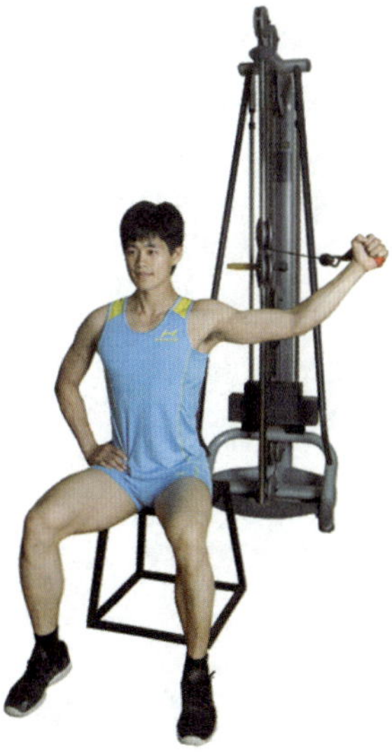

图 8－8　坐位拉力器练习

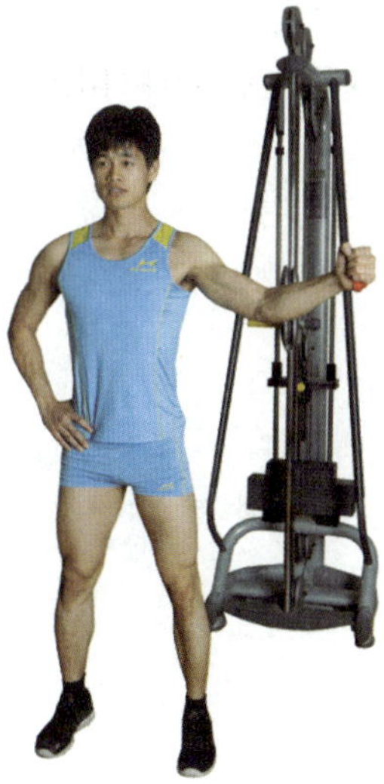

图 8－9　站位无轨迹训练器飞鸟

（五）第五级：对多个肌群增加阻力，挑战核心稳定性

1. 俯卧撑

使身体由头到足保持在一条直线上，整个身体平直，保持中立位。（图 8－10）

2. 瑞士球上的俯卧撑

俯卧于瑞士球上，手支撑走步向前移动成俯卧撑体位，瑞士球在足背（鞋带位置）或脚趾下支撑。俯卧撑起时臀肌和腹肌收缩，身体平直，颈部在中立位（图 8－11）。若要增加训练难度，可以令练习者一侧足支撑在瑞士球上，另一侧悬空，完成俯卧撑。

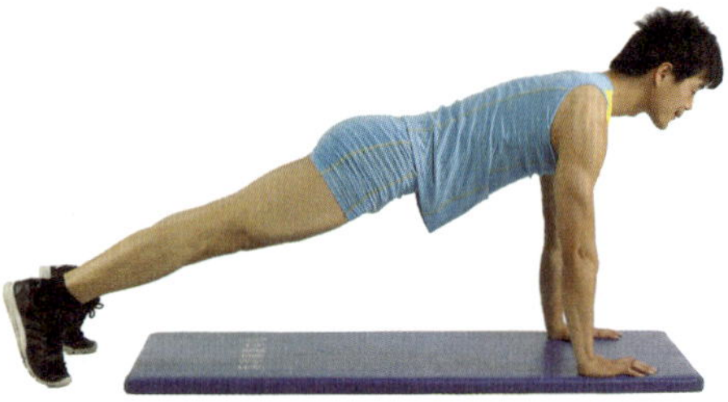

图 8－10　俯卧撑

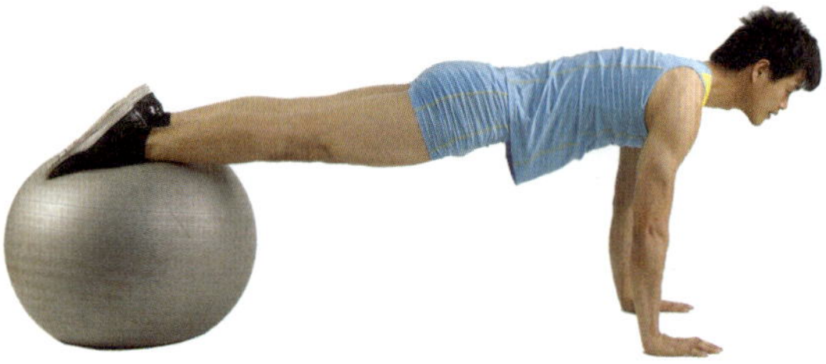

图 8－11　瑞士球上的俯卧撑

（六）第六级：加入平衡，增加功能性挑战、速度和（或）旋转运动

1. 瑞士球上的俯卧撑加下肢屈伸

俯卧于瑞士球上，手支撑向前移动成俯卧撑体位，瑞士球在足背（鞋带位置）下支撑。俯卧撑起时臀肌和腹肌收缩，身体平直，颈部在中立位。俯卧撑起后，屈曲髋关节和膝关节，并带动瑞士球前进，接着伸直髋关节和膝关节，再做俯卧撑。（图 8－12）

2. 俯卧撑加交替转体侧展

在地板上完成一个完整的俯卧撑。撑起，转体侧展身体，由一侧上肢和脚负重支撑。停留并保持平衡，然后回到双手支撑做俯卧撑。交换到另一侧，保持骨盆、脊柱、颈部和肩胛骨在中立位，腹肌收紧。（图 8－13）

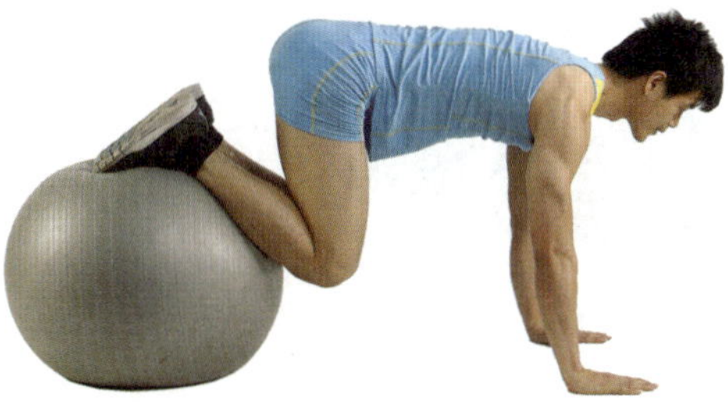

图 8 – 12　瑞士球上的俯卧撑加下肢屈伸

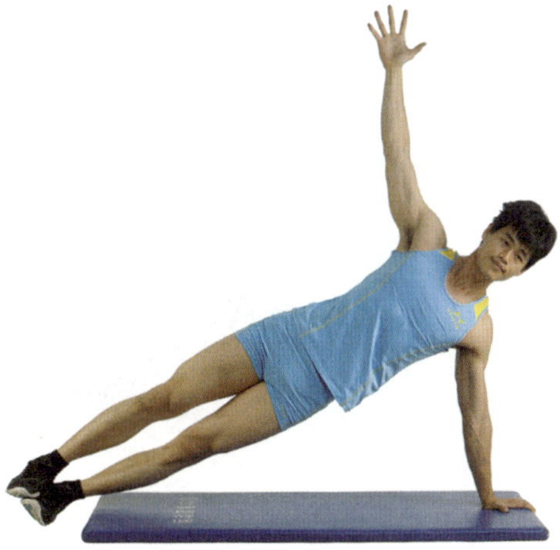

图 8 – 13　俯卧撑加交替转体侧展

二、斜方肌、菱形肌和三角肌后束

斜方肌的主要功能包括上抬、上回旋、后缩和下撤肩胛骨；菱形肌的主要功能包括后缩、上抬和下回旋肩胛骨；三角肌后束的主要功能是伸展和水平外展肩关节。以上肌群对辅助胸廓运动及维持适当的姿势具有重要作用。

（一）第一级：肌肉独立训练

1. 俯卧位短杠杆飞鸟

俯卧位，面部朝下，颈部、脊柱和骨盆在中立位，收腹。上肢外展与躯干成 90°，肘关节屈曲 90°。后缩肩胛骨，双上肢抬离地面。收缩斜方肌中束和菱形肌。（图 8 – 14）

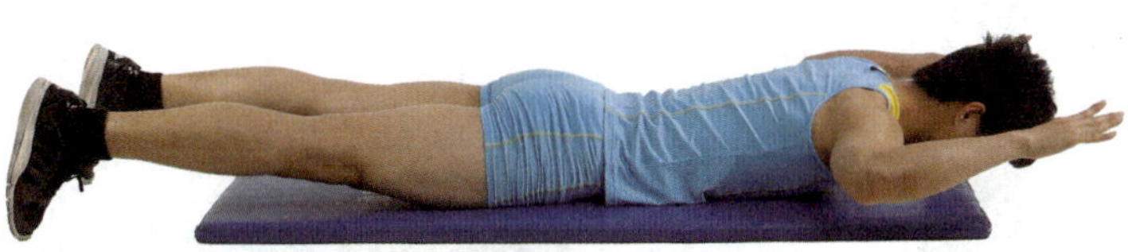

图 8 – 14　俯卧位短杠杆飞鸟

2. 俯卧位长杠杆飞鸟

俯卧位，面部朝下，颈部、脊柱和骨盆在中立位，收腹。上肢外展与躯干成 90°，后缩肩胛骨，双上肢抬离地面。(图 8－15)

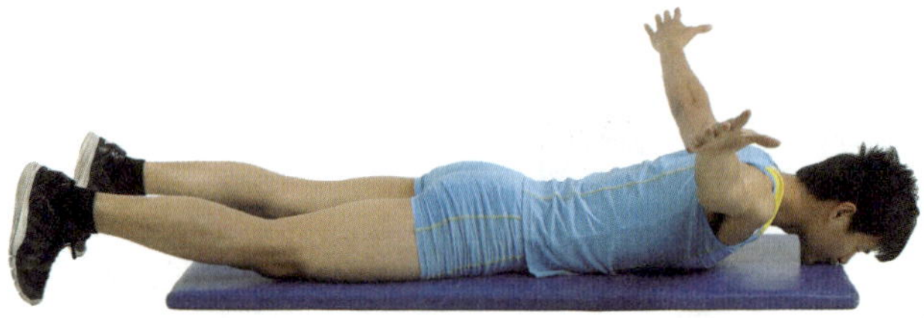

图 8－15　俯卧位长杠杆飞鸟

（二）第二级：肌肉独立抗阻训练

1. 坐位飞鸟

坐位，阻力点与肩同高，肩关节前屈 90°抓握训练器。脊柱和颈部保持在中立位，肩关节水平后伸，收缩斜方肌中束和菱形肌，后缩肩胛骨，避免弯腰。(图 8－16)

2. 俯卧位抗阻飞鸟

俯卧在治疗床，腹肌收缩，肋骨和髋关节与垫子相接触。保持上肢垂直躯干，后缩肩胛带，抬起上肢。在肩胛带后缩（斜方肌中束和菱形肌）时收缩三角肌后束。(图 8－17)

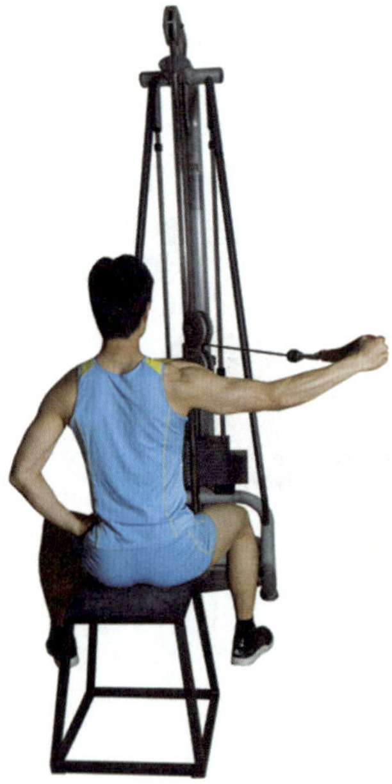

图 8－16　坐位飞鸟

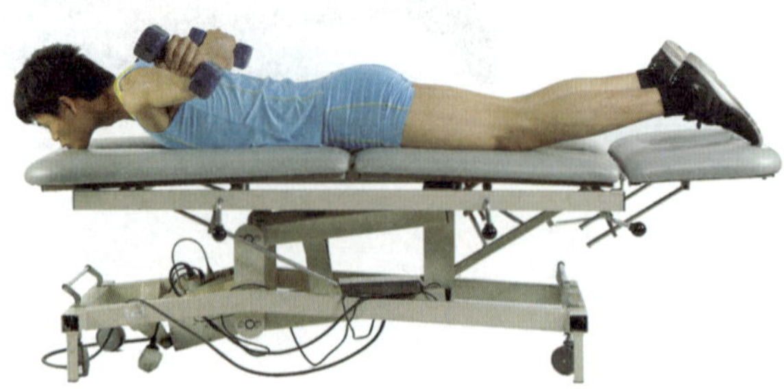

图 8－17　俯卧位抗阻飞鸟

（三）第三级：加入功能训练体位

1. 坐位水平划船

坐位，下肢位于体前，膝关节微屈。保持脊柱和颈部在中立位，可以坐在垫子上。将弹力管环绕于脚底后交叉，手掌向下，肘关节向外，肩关节外展80°～90°，完成水平划船运动并后缩肩胛骨。（图8－18）

2. 瑞士球上的俯身短杠杆飞鸟

俯卧在瑞士球上，由腹部支撑。从头到足保持平直，颈部、脊柱和骨盆在中立位。肩关节外展90°，肘关节屈曲90°。收缩斜方肌中束、菱形肌和三角肌后束，后缩肩胛骨。（图8－19）

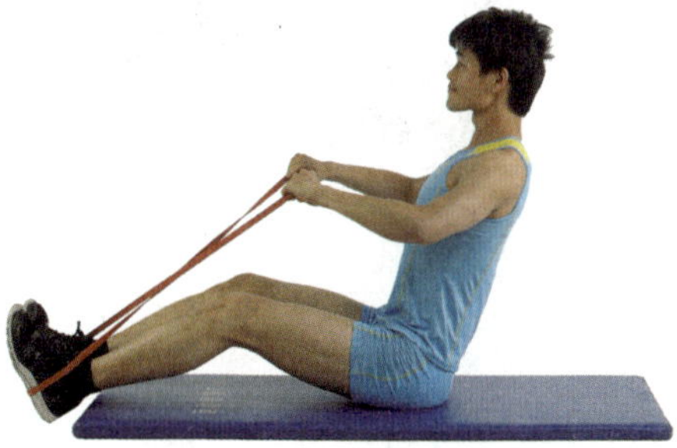

图8－18　坐位水平划船

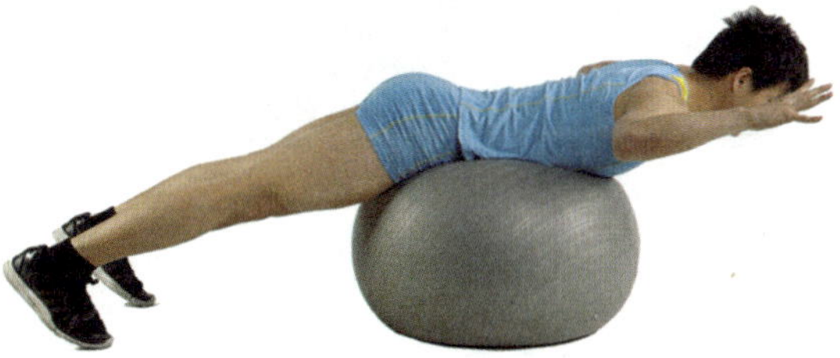

图8－19　瑞士球上的俯身短杠杆飞鸟

（四）第四级：功能和阻力的联合增加

1. 瑞士球上的俯身抗阻飞鸟

俯卧在瑞士球上，由腹部支撑。从头到足保持平直，颈部、脊柱和骨盆在中立位。肩关节外展90°，肘关节微屈，手掌向下并抓哑铃负重（可选对抗自身手臂重量）。收缩斜方肌中束、菱形肌和三角肌后束，后缩肩胛骨。（图8－20）

2. 滑轮单侧俯身飞鸟

双脚平行分开与肩同宽站立在滑轮单元旁边。以髋关节为轴弯曲身体，不运动侧的手可以支撑在同侧大腿上。收缩腹肌，保持脊柱和颈部在中立位。抓住滑轮手柄，完成单侧的俯身飞鸟，保持肘关节微屈，腕关节伸直，肩关节平直。通过飞鸟，进行后缩肩胛骨。（图8－21）

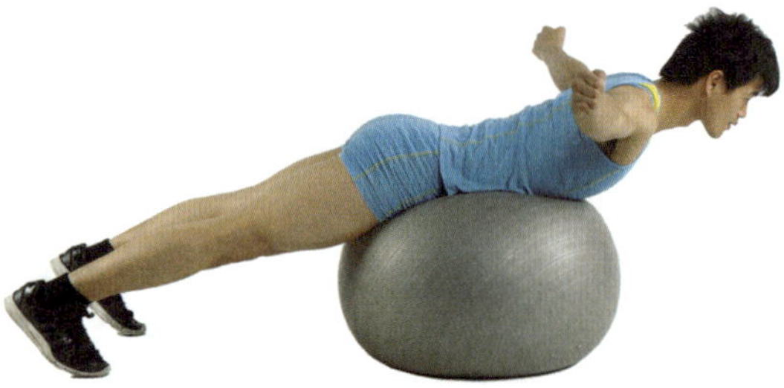

图 8－20　瑞士球上的俯身抗阻飞鸟

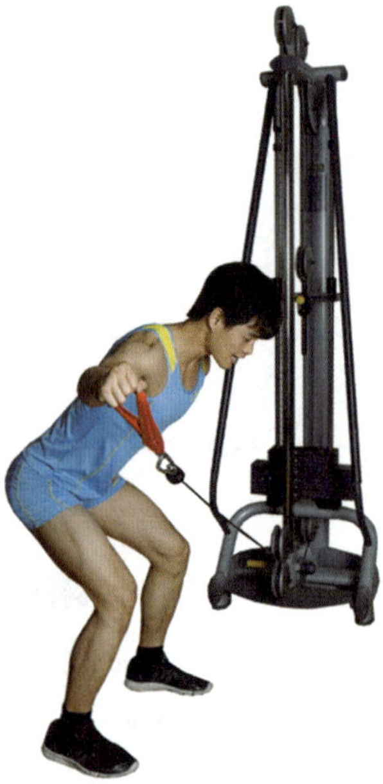

图 8－21　滑轮单侧俯身飞鸟

（五）第五级：对多个肌群增加阻力，挑战核心稳定性

俯身抗阻划船

双脚平行站立与肩同宽，以髋为轴，保持脊柱和颈部在中立位，收腹。分四步完成一个划船动作：（1）扩胸，肘关节向上移动；（2）后缩肩胛骨；（3）放松肩胛骨；（4）回到起始位置。斜方肌中束、菱形肌和三角肌后束收缩参与动作。（图 8－22）

（六）第六级：加入平衡，增加功能性挑战、速度和（或）旋转运动

1. 交替弓箭步的水平划船

固定弹力管，练习者在下肢进行交替弓箭步时，双手抓住弹力管完成一个水平（高位）划船动作，肘关节向上，肩关节外展 80°～90°（图 8－23）。注意后缩肩胛骨。

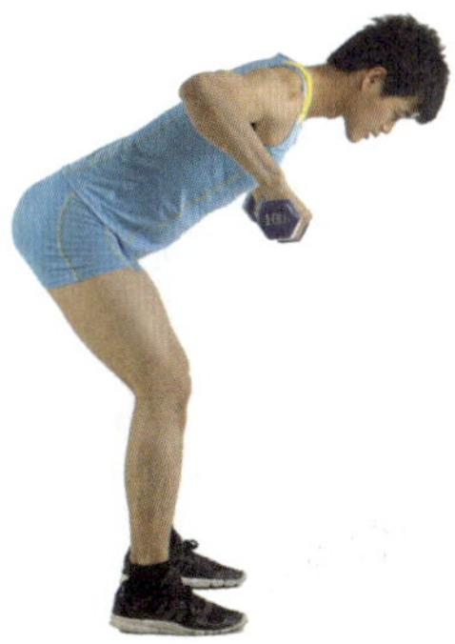

图 8－22　俯身抗阻划船

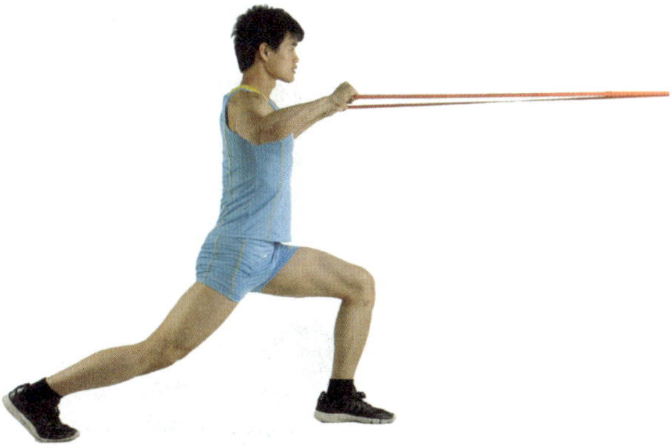

图 8－23　交替弓箭步的水平划船

三、背阔肌

背阔肌的主要功能包括伸展和内收肩关节，协助肩关节内旋和肩关节水平内收。

（一）第一级：肌肉独立训练

1. 俯卧位肩关节伸展

俯卧于长凳上（可倾斜），骨盆、脊柱、颈部和肩胛骨保持在中立位，收腹。上肢放松，肩关节呈屈曲位垂直于地面。收缩背阔肌，完成双侧肩关节伸展的动作。（图 8－24）

2. 仰卧位肩关节伸展

仰卧于长凳上，垫高双脚，以保持骨盆、脊柱和颈部在中立位。肩关节屈曲使上肢举过头顶呈水平位，然后收缩背阔肌，伸展肩关节，使上肢移至垂直位。（图 8－25）

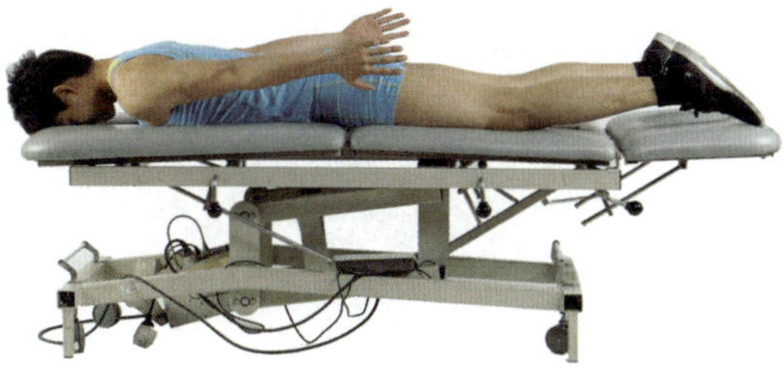

图 8－24　俯卧位肩关节伸展

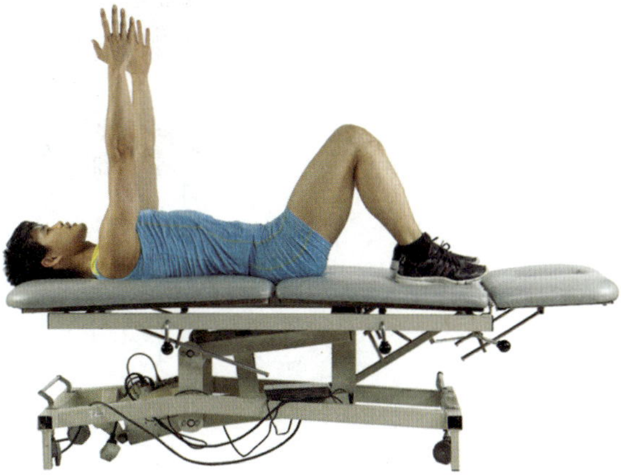

图 8－25　仰卧位肩关节伸展

（二）第二级：肌肉独立抗阻训练

1. 俯卧位肩关节抗阻伸展

俯卧于长凳上（可倾斜），骨盆、脊柱、颈部和肩胛骨保持在中立位，收腹。手持哑铃，上肢放松，肩关节呈屈曲位垂直于地面。收缩背阔肌，完成双侧肩关节伸展的动作。（图8－26）

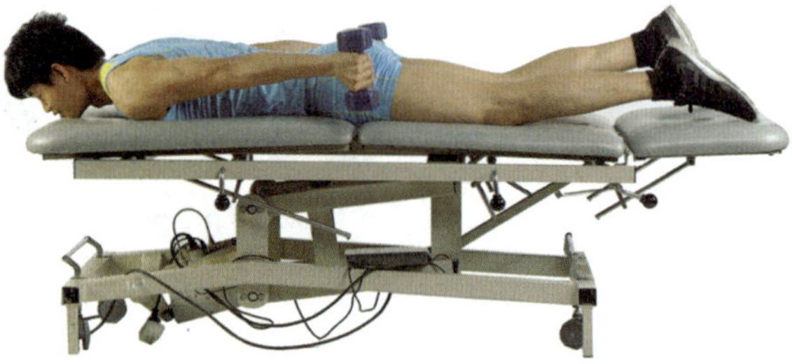

图8－26　俯卧位肩关节抗阻伸展

2. 仰卧位肩关节抗阻伸展

仰卧于长凳上，垫高双脚，以保持骨盆、脊柱和颈部在中立位。手持弹力管，肩关节屈曲使上肢举过头顶呈水平位，然后收缩背阔肌，伸展肩关节，使上肢移至垂直位。（图8－27）

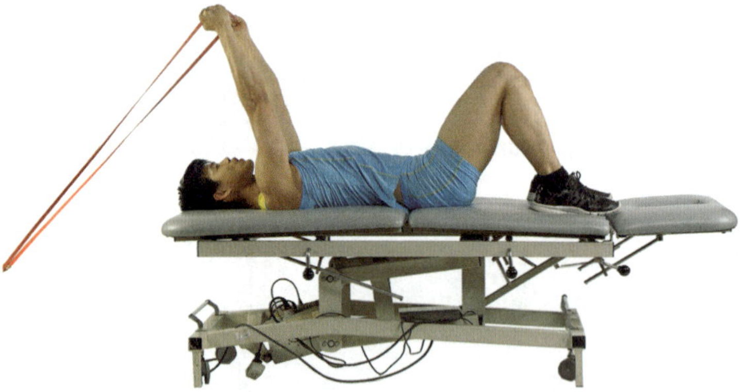

图8－27　仰卧位肩关节抗阻伸展

（三）第三级：加入功能训练体位

1. 站位肩关节抗阻伸展

双脚分开，弓步站立，保持头到脚跟在一条直线上。不活动侧的手支撑在同侧的大腿上。收腹，保持骨盆、脊柱、颈部和肩胛骨在中立位。肩关节平正，同时收缩背阔肌，完成肩关节伸展的动作。（图 8－28）

2. 站位肩关节内收

在高处固定住弹力管。抓住手柄，双足分立，头到脚跟保持在一条直线上，骨盆、脊柱、颈部和肩胛骨在中立位，收腹。收缩背阔肌，上肢稍微在额面之前，完成肩关节内收的动作。（图 8－29）

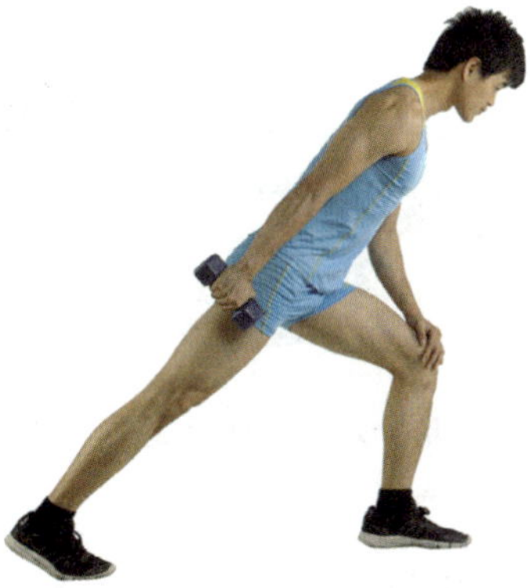

图 8－28 站位肩关节抗阻伸展

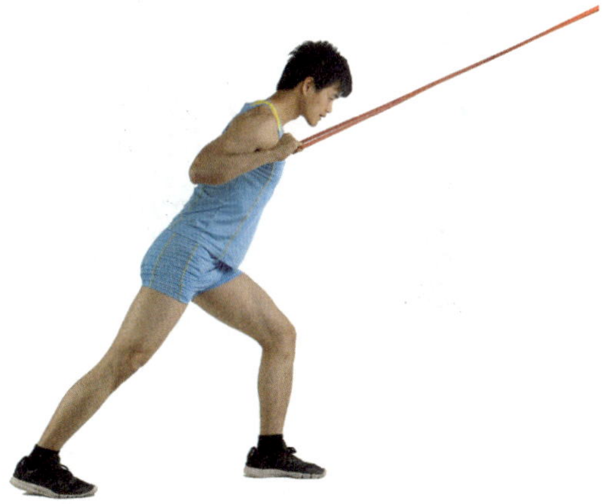

图 8－29 站位肩关节内收

（四）第四级：功能和阻力的联合增加

1. 站位滑轮肩关节抗阻伸展

面对高位滑轮站立，双足分立，头到脚跟保持在一条直线上，骨盆、脊柱、颈部和肩胛骨在中立位，收腹。不活动侧的手放在同侧的大腿上支撑。活动侧的手抓住手柄，全范围的肩关节伸展，收缩背阔肌，保持躯干完全直立。（图 8－30）

2. 瑞士球上的俯卧肩关节抗阻伸展

俯卧，腹部在瑞士球上支撑，头到脚跟保持在一条直线上，将弹力管固定在墙上（高杠杆或是杠铃上），抓住手柄，肩关节屈曲。收缩背阔肌，呼气，肩关节全范围伸展，再慢慢回到起始位置。（图 8－31）

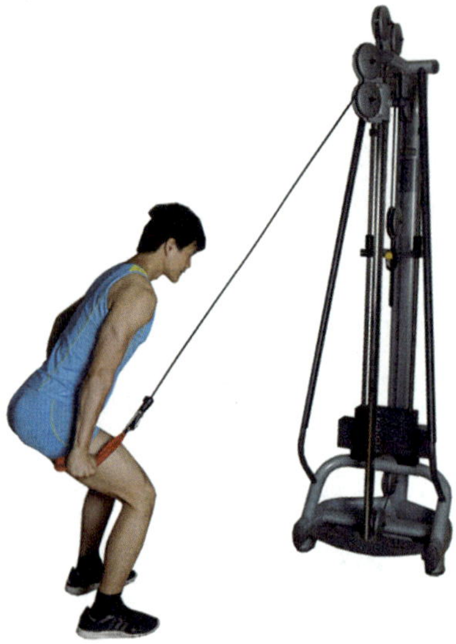

图 8－30 站位滑轮肩关节抗阻伸展

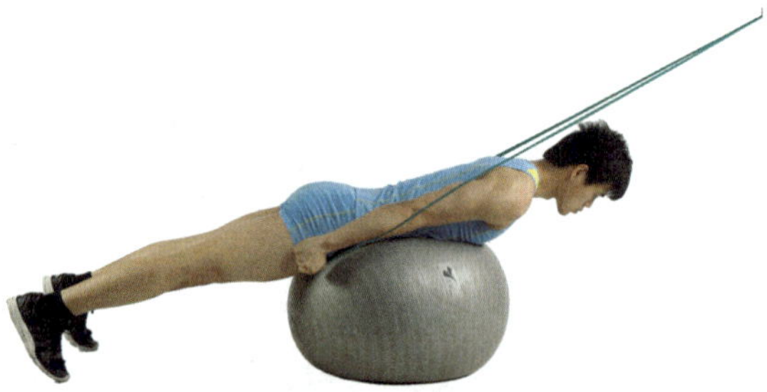

图 8－31 瑞士球上的俯卧肩关节抗阻伸展

（五）第五级：对多个肌群增加阻力，挑战核心稳定性

站位前倾划船

双脚分开，与肩同宽，自然直立，收腹。脊柱和颈部在一条直线上。上体以髋关节为轴略微向前倾斜，收缩背阔肌，双侧划船，上臂紧贴身体两边。一直保持躯干稳定。（图 8－32）

（六）第六级：加入平衡，增加功能性挑战、速度和（或）旋转运动

单侧平衡站立的低位划船

单脚平衡站立在平衡垫上，收腹，骨盆、脊柱和颈部保持在中立位。将不活动侧的手放在同侧大腿上支撑。面对低位滑轮，抓住手柄在低位划船，上臂紧贴肋骨。保持肩关节水平和躯干稳定。（图 8－33）

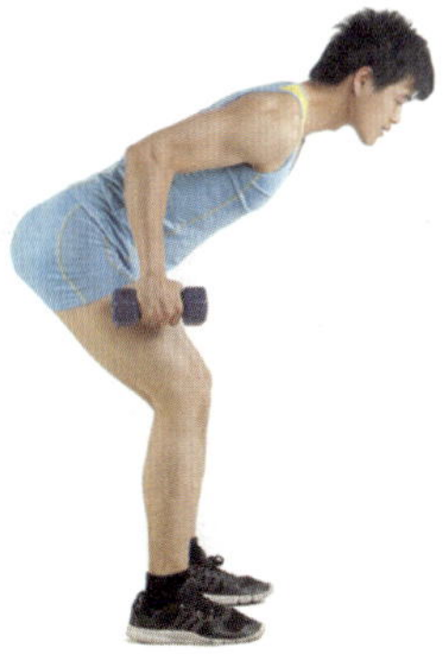

图 8 - 32 站位前倾划船

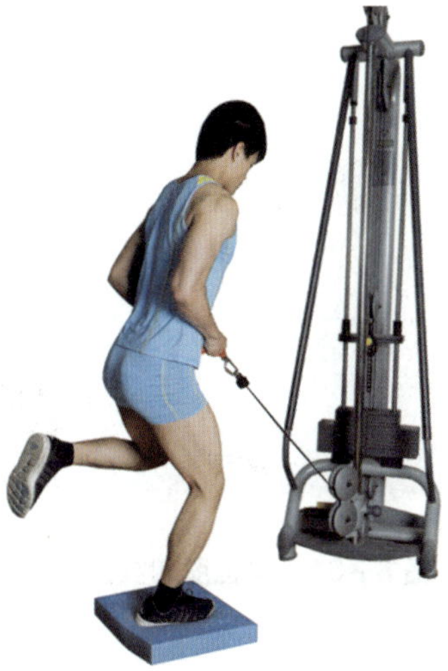

图 8 - 33 单侧平衡站立的低位划船

第三节 下肢渐进功能性训练

一、股四头肌和髂腰肌

股四头肌的主要功能包括屈曲髋关节和伸展膝关节，髂腰肌的主要功能包括屈曲髋关节和使骨盆前倾。股四头肌和髂腰肌是主要的屈髋肌群和伸膝肌群。

（一） 第一级： 肌肉独立训练

1. 坐位股四头肌收缩

坐位，在练习侧膝关节下垫一条卷起的毛巾或泡沫轴，脊柱保持在良好中立位，体重由坐骨支撑，颈部与脊柱在一条直线上。充分伸展膝关节，在和缓的运动速度下稳定地收缩股四头肌。（图 8 - 34）

2. 坐位单侧膝关节伸展

坐在长凳上，脊柱、骨盆、颈部和肩胛在中立位，保持良好的力线。在完全的关节活动范围内缓慢伸展练习侧的膝关节，稳定地收缩股四头肌。（图 8 - 35）

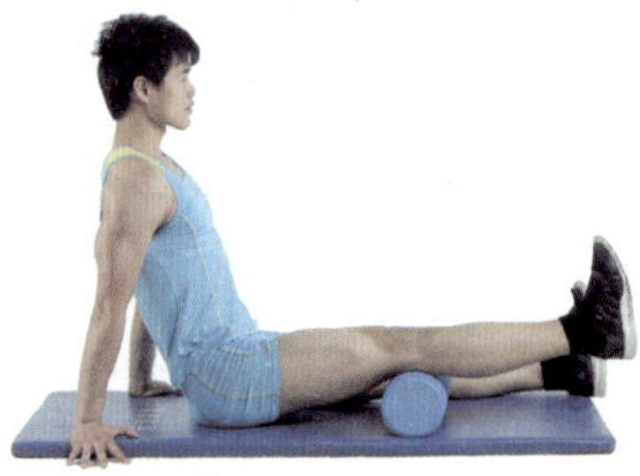

图 8－34　坐位股四头肌收缩

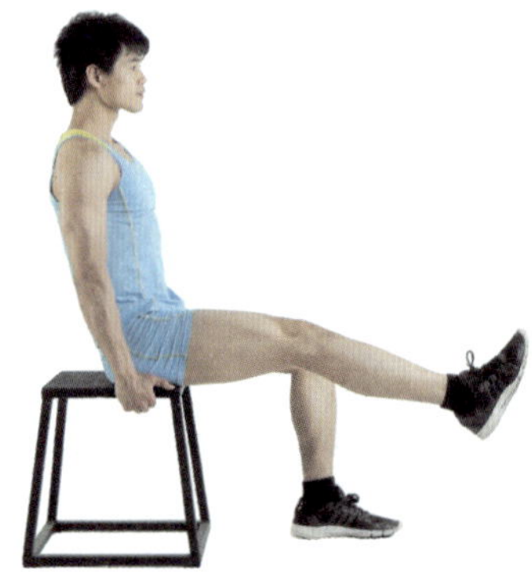

图 8－35　坐位单侧膝关节伸展

（二）第二级：肌肉独立抗阻训练

1. 仰卧位抗阻膝关节伸展/髋关节屈曲

仰卧位，支撑侧的膝关节屈曲，脊柱、骨盆和颈部保持在中立位，收腹。两脚踝间系一条弹力带。活动侧的大腿屈曲 45°，缓慢伸直膝关节，股四头肌收缩。髋关节屈曲练习采用相同体位，首先将活动侧的腿放到地板上，然后髋关节屈曲 45°，再放低下肢回到起始。（图 8－36）

2. 坐位抗阻单侧膝关节伸展

坐位，脊柱、骨盆、颈部和肩胛在中立位保持良好的对齐。两脚踝间系一条弹力带。在完全的关节活动范围内缓慢伸展练习侧的膝关节，稳定地收缩股四头肌。（图 8－37）

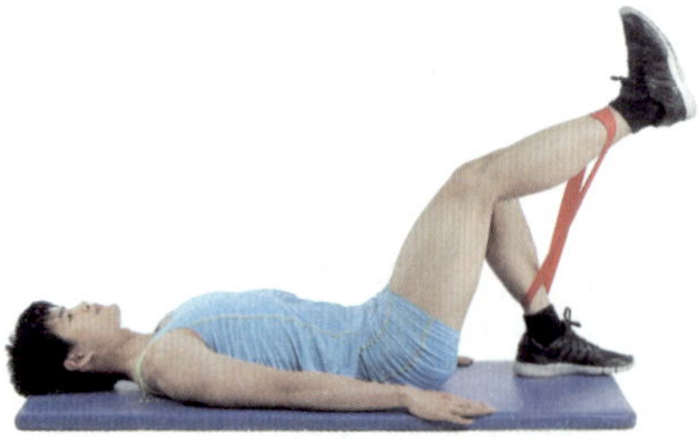

图 8－36　仰卧位抗阻膝关节伸展/髋关节屈曲

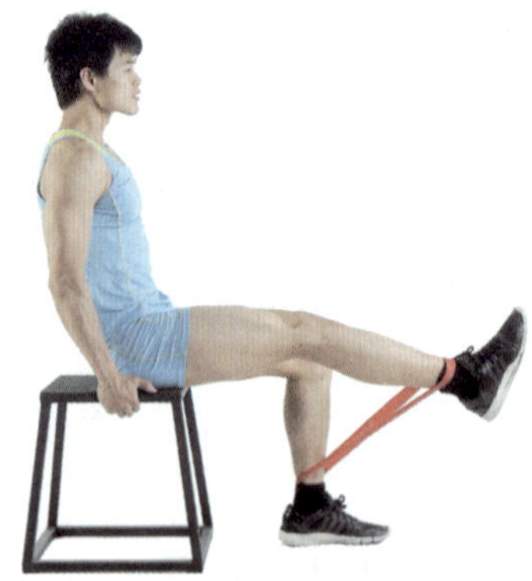

图 8－37　坐位抗阻单侧膝关节伸展

（三）第三级：加入功能训练体位

1. 瑞士球上的坐位单侧膝关节伸展

坐在瑞士球上，骨盆、脊柱、肩胛和颈部在中立位保持良好的对齐，体重由坐骨（坐骨粗隆）支撑。保持髋部的水平和躯干的稳定，收缩股四头肌，伸展活动侧的膝关节。（图 8－38）

2. 瑞士球靠墙蹲起

通过瑞士球靠墙站立，球的位置大约在腰部，骨盆、脊柱、肩胛带和颈部在中立位保持对齐。将双足置于离墙足够远的位置，以使蹲起时膝关节弯曲不超过 90°；双足分开与肩同宽，膝关节朝向第二脚趾尖的方向。下蹲时，不允许髋关节低于膝关节。（图 8－39）

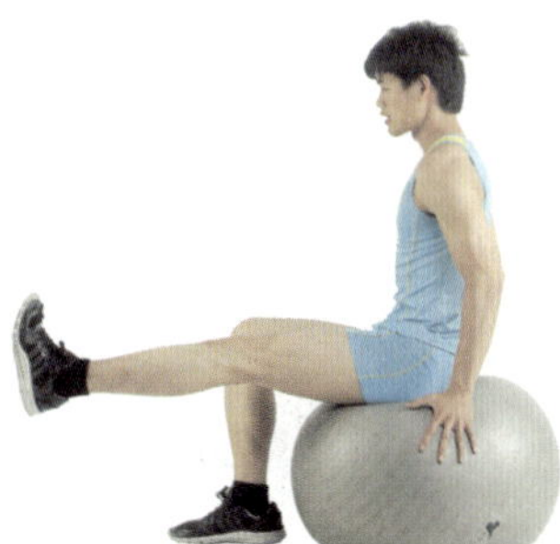

图 8－38 瑞士球上的坐位单侧膝关节伸展

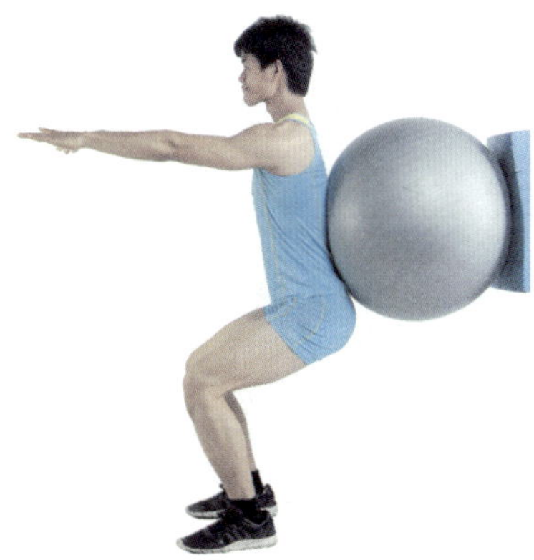

图 8－39 瑞士球靠墙蹲起

（四）第四级：功能和阻力的联合增加

1. 瑞士球上的坐位抗阻膝关节伸展

坐在瑞士球上，骨盆、脊柱、肩胛和颈部在中立位保持良好的对齐，体重由坐骨（坐骨粗隆）支撑，脚踝间系一条弹力带。保持髋部的水平和躯干的稳定，伸展活动侧的膝关节，收缩股四头肌。（图 8－40）

2. 单侧站立的抗阻膝关节伸展

骨盆、脊柱、肩胛和颈部在中立位保持良好的对齐下。支撑侧的膝关节微屈，髋部保持水平、收腹，脚踝间系一条弹力带。活动侧的髋关节屈曲，膝关节伸直和弯曲，收缩伸膝肌群和屈髋肌群，保持躯干稳定。（图 8－41）

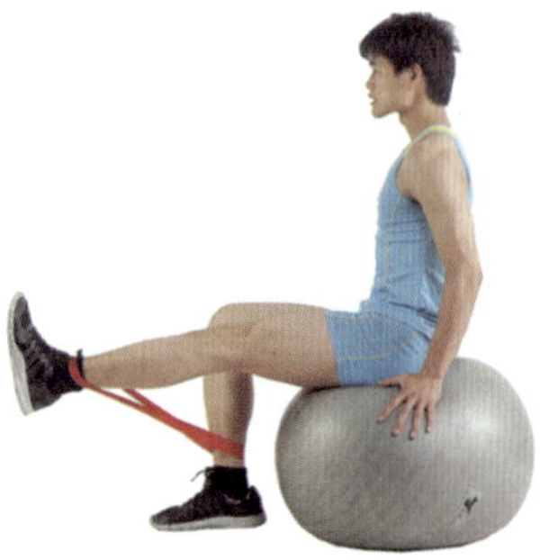

图 8－40　瑞士球上的坐位抗阻膝关节伸展

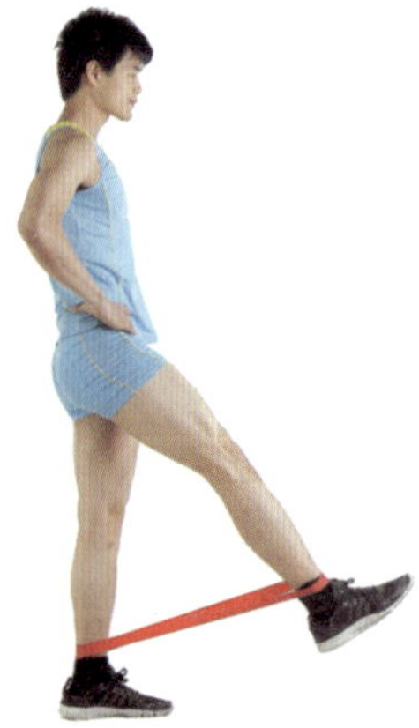

图 8－41　单侧站立的抗阻膝关节伸展

（五）第五级：对多个肌群增加阻力，挑战核心稳定性

1. 训练器上的大腿蹬伸

坐（或躺）在训练器上，骨盆、脊柱、肩胛和颈部保持良好的对齐。腹肌保持收缩，屈髋屈膝。呼气，同时平缓地伸展髋关节和膝关节，收缩股四头肌、臀肌和腘绳肌。（图 8－42）

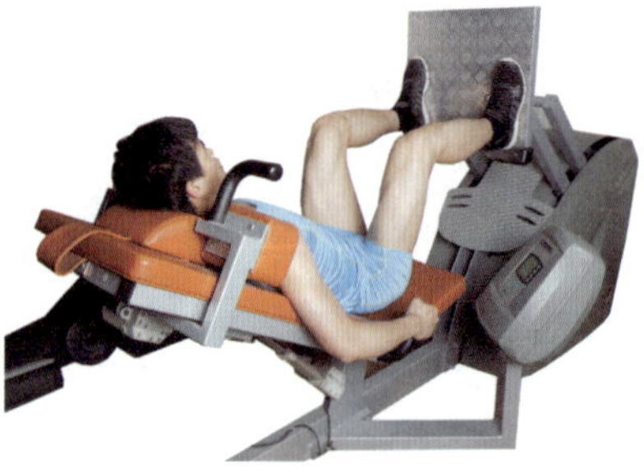

图 8－42　训练器上的大腿蹬伸

2. 持壶铃半蹲

髋关节外旋（即向外转）站立，足尖与膝关节指向同一方向，双足间距离比肩稍宽，骨盆、脊柱、肩胛带和颈部保持在中立位，收腹。双手持壶铃。两侧膝关节屈曲，朝第二脚趾的方向蹲下。注意不要让膝关节超过脚尖（如果发生这种情况，横向迈步使双脚距离加大）。返回到起始位置，收缩股四头肌、臀肌、腘绳肌和内收肌。

（六）第六级：加入平衡，增加功能性挑战、速度和（或）旋转运动

1. 蹲起至推举过头顶

双足分开与髋或肩同宽站立，骨盆、脊柱、肩胛和颈部在中立位对齐；手持杠铃横放于肩部，不接触颈部。下蹲，以髋关节为轴，保持骨盆、脊柱和颈部在中立位，同时收腹。髋部和尾椎骨向后移动使膝关节始终位于足尖之后。回到起始位置，收缩股四头肌、臀肌和腘绳肌。同时向上推举杠铃超过头顶。保持躯干稳定。（图 8－43）

2. 瑞士球上的弓箭步蹲起

后脚放在瑞士球的中心上站立，同侧手握持哑铃，对侧手握持平衡棒或扶墙以支撑体位。骨盆、脊柱、肩胛和颈部始终保持在中立位。进行弓箭步蹲起，同时后侧脚在球上向后滚动，前侧膝关节屈曲不超过 90°。保持髋部和肩部水平正直，收腹。（图 8－44）

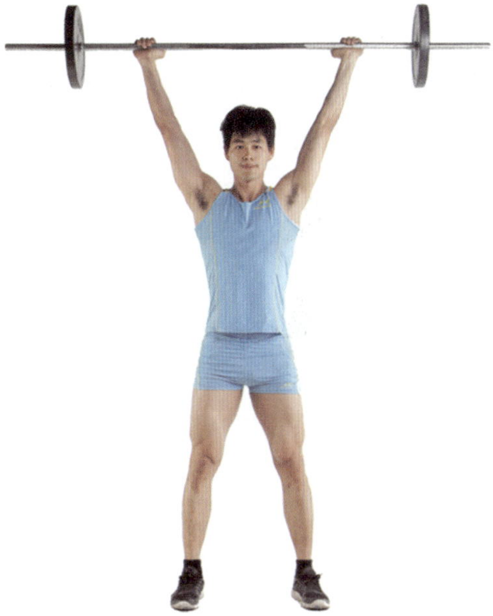

图 8－43　蹲起至推举过头顶

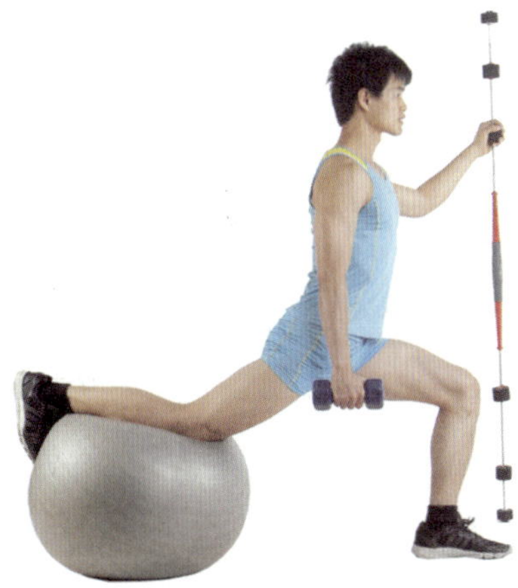

图 8－44　瑞士球上的弓箭步蹲起

二、腘绳肌和臀大肌

腘绳肌的主要功能包括伸展髋关节和屈曲膝关节，臀大肌的主要功能包括伸展和外旋髋关节。腘绳肌和臀大肌是组成伸展髋关节肌群的主要肌肉。

（一）第一级：肌肉独立训练

1. 仰卧收臀

仰卧位，双膝屈曲，双足平放在地板上。骨盆、脊柱、肩胛和颈部在中立位，收腹。收缩臀部肌肉，保持后背中部紧贴地板，同时呼气。（图 8－45）

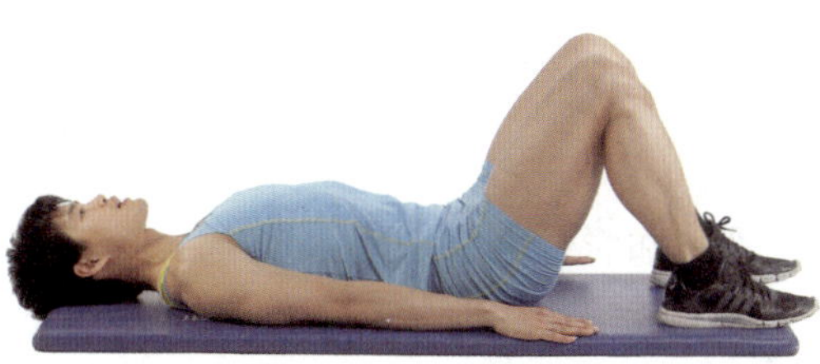

图 8－45　仰卧收臀

2. 俯卧髋关节伸展

俯卧位，骨盆、脊柱在中立位，颈部和脊柱在一条直线上，前额向下。保持髋部水平贴于垫子上，收腹。收缩臀肌和腘绳肌，练习侧髋关节伸展，可以在髋关节伸展的同时屈曲膝关节增加难度。回到起始位置，保持髋部水平和背部不动。(图 8－46)

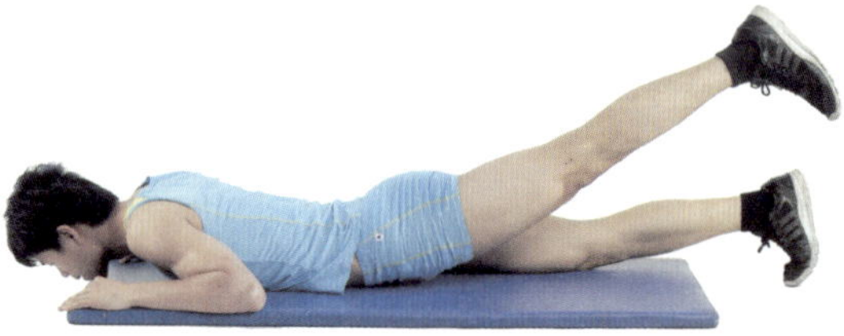

图 8－46　俯卧髋关节伸展

（二） 第二级：肌肉独立抗阻训练

俯卧抗阻膝关节屈曲

俯卧位，骨盆和脊柱在中立位，颈部和脊柱在一条直线上，前额向下，两脚踝之间系一条弹力带。保持髋部向下和水平，收腹。收缩臀肌和腘绳肌，练习侧髋关节伸展，可以在髋关节伸展的同时屈曲膝关节增加难度，回到起始位置，保持髋部水平和背部不动。(图 8－47)

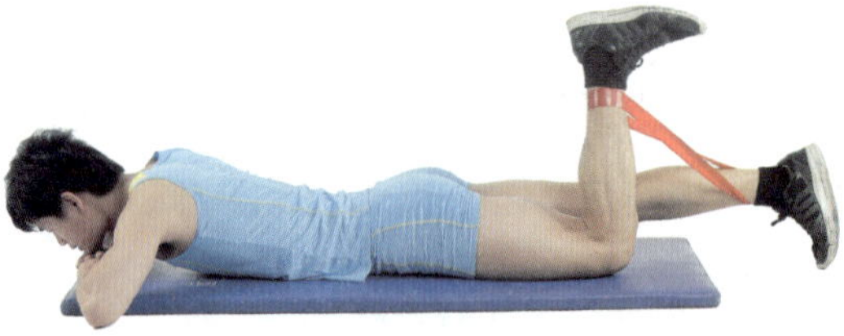

图 8－47　俯卧抗阻膝关节屈曲

（三） 第三级：加入功能训练体位

1. 肘膝位髋关节伸展

肘膝位四点支撑起始，骨盆和脊柱在中立位，头部、颈部与脊柱保持在一条直线上，同时保持腹部收紧。练习侧膝关节维持屈曲状态下进行髋关节伸展练习，同时保持髋部水平和脊柱完全不动，自始至终收缩腘绳肌和臀肌。(图 8－48)

2. 站位髋关节伸展

单脚站立，支持侧的膝关节自然直立，骨盆、脊柱、肩胛和颈部在中立位，收腹。手持平衡棒、扶手或墙以支持体位。练习侧的下肢向后进行髋关节伸展，同时保持髋部水平，背部和躯干不动。（图 8 －49）

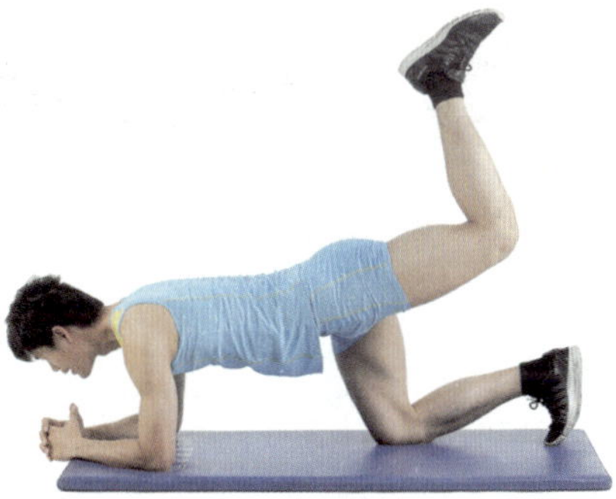

图 8 －48　肘膝位髋关节伸展

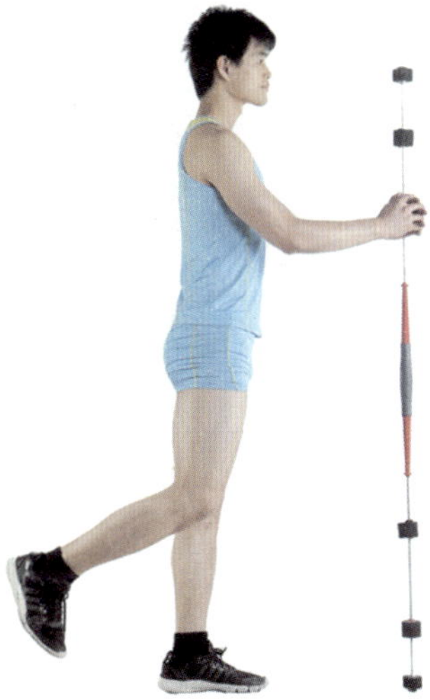

图 8 －49　站位髋关节伸展

（四）第四级：功能和阻力的联合增加

1. 站位抗阻髋关节伸展

单脚站立，支撑侧的膝关节自然直立，骨盆、脊柱、肩胛和颈部在中立位，收腹，两脚踝间系一条弹力带。活动侧的下肢向后伸髋和/或屈膝，同时保持髋部水平、背部和躯干不动。（图 8 －50）

2. 瑞士球上的仰卧膝关节屈曲

仰卧位，脚后跟放在瑞士球上。抬起臀部形成平板体位，骨盆和脊柱在中立位，臀肌和腹肌收缩，颈部在地板上伸展和放松。保持髋部水平，屈膝并用脚跟向臀部滚动瑞士球，收缩腘绳肌，伸直双腿，保持平板体位和躯干稳定。（图 8 －51）

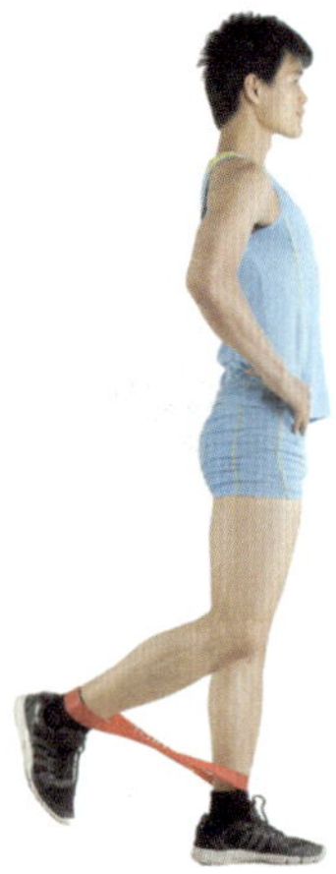

图 8－50　站位抗阻髋关节伸展

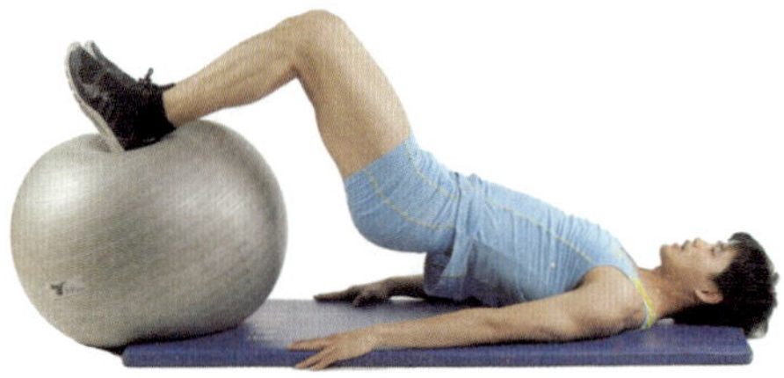

图 8－51　瑞士球上的仰卧膝关节屈曲

（五）第五级：对多个肌群增加阻力，挑战核心稳定性

前平举站位髋关节伸展

单脚站立，支撑侧的膝关节自然直立，骨盆、脊柱、肩胛和颈部在中立位，收腹，两脚踝间系一条弹力带。活动侧向后髋关节伸展，保持髋部水平、背部和躯干不动。同时两侧上肢完成前平举，保持肩胛骨下降和颈部伸展。（图 8－52）

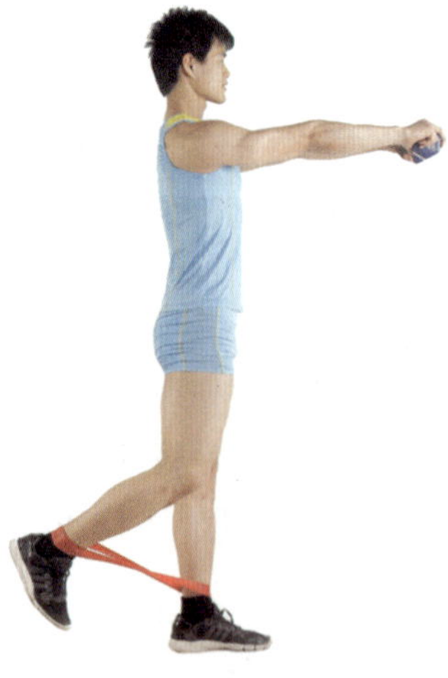

图 8－52　前平举站位髋关节伸展

（六）第六级：加入平衡，增加功能性挑战、速度和（或）旋转运动

瑞士球上的俯卧抗阻髋关节伸展

将瑞士球置于长凳上，练习者俯卧于长凳的瑞士球上，瑞士球的位置在下腹和髋部；双手抓住长凳。保持骨盆、脊柱、肩胛和颈部在中立位，髋部水平。两侧髋关节伸展，收

缩腘绳肌和臀肌，可以利用滑轮、弹力带或同伴徒手施加阻力进行抗阻练习。

第四节 躯干渐进性功能训练

一、腹部肌群

腹直肌的主要功能是屈曲脊柱，使胸廓和骨盆相互靠近。腹外斜肌和腹内斜肌的主要功能包括屈曲、旋转和侧向屈曲脊柱。需要注意的是，在此出现的腹部肌群的训练方法，其主要的运动肌群是腹直肌、腹外斜肌和腹内斜肌，或者一起共同作用。当练习时在卷腹发力呼气或向内压紧腹壁时可能会用到腹横肌。

（一）第一级：肌肉独立训练

1. 卷　腹

仰卧，双脚放在长凳上使腰部压力最小化。躯干卷曲大约30°~40°，头部、颈部和脊柱保持在一条线上。（图8－53）

2. 斜卷腹

仰卧，双脚放在长凳上使腰部压力最小化。躯干卷曲大约30°~40°，移向对角线方向运动，即肋部向对侧髋部移动。保持髋部和腿部不动，头部、颈部和脊柱在一条线上。（图8－54）

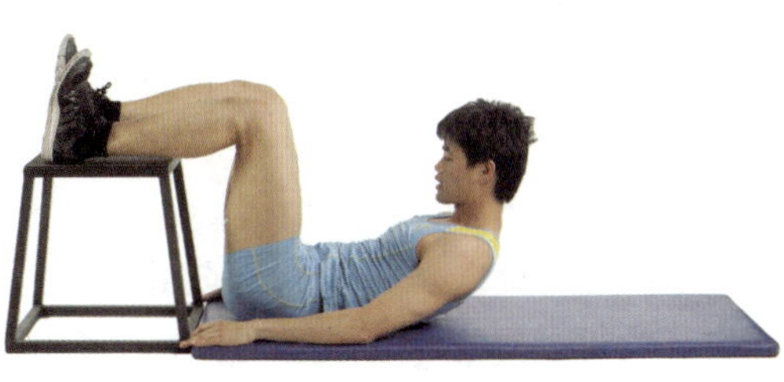

图8－53 卷 腹

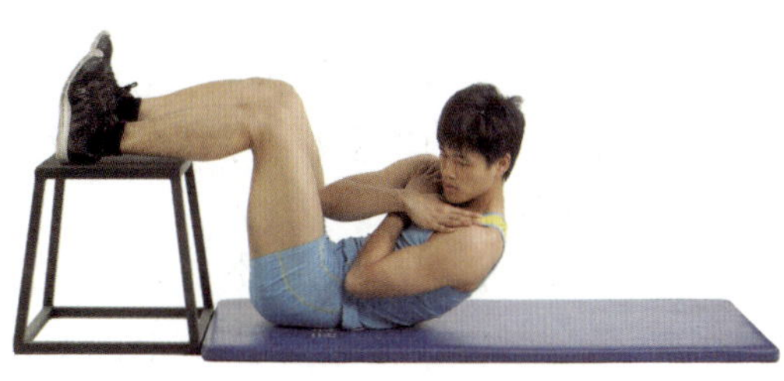

图8－54 斜卷腹

（二）第二级：肌肉独立抗阻训练

1. 增加难度的卷腹

仰卧，双脚放在长凳上或悬空，膝关节屈曲。双手放在耳或头后以增加杠杆长度，可以稍稍增加练习的难度。躯干卷曲大约30°~40°，头部、颈部和脊柱在一条线上。下颌和胸部保持一拳的距离。（图8－55）

2. 极限卷腹

仰卧，双脚悬空，双手放在耳或头后。脊柱两端一起卷曲，使胸廓和骨盆相互靠近。保持头部、颈部和脊柱在一条线上，避免腿部摇晃。保持髋关节屈曲角度，同时进行脊柱屈曲以训练腹直肌。（图 8－56）

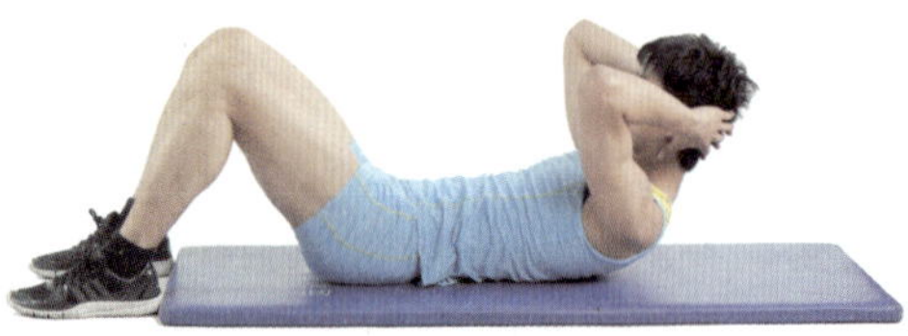

图 8－55　增加难度的卷腹

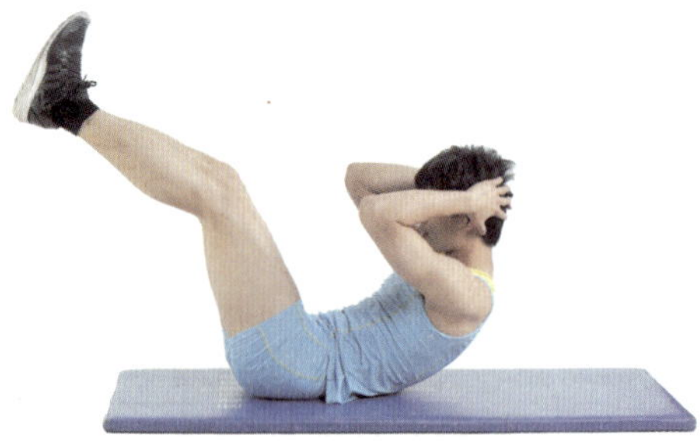

图 8－56　极限卷腹

（三）第三级：加入功能训练体位

注意：腹部主要运动肌群的渐进性功能训练不包括第三级。站位或坐位很难简单地训练到腹部肌群。一些抗阻练习必须加上足够的负荷，这一步在第四级练习中进行。只有一些特殊的情况，如妊娠 3 个月之后的孕妇，不适合在仰卧位进行练习，可以选择无阻力的站位练习。

（四）第四级：功能和阻力的联合增加

1. 滑轮上的跪位卷腹

从颈部两侧握住绳子或布带。跪立并保持髋部、腿部和骨盆的稳定。进行脊柱屈曲运动，使肋骨向骨盆方向运动。呼气时收缩腹壁。（图 8－57）

2. 站位抗阻斜卷腹

背对训练器站立并保持整个下肢稳定，保持膝关节自然直立。收紧臀部防止髋关节屈曲。呼气，腹壁收紧并进行躯干上部的对角线运动，头部、颈部和脊柱保持在一条线上。（图 8－58）

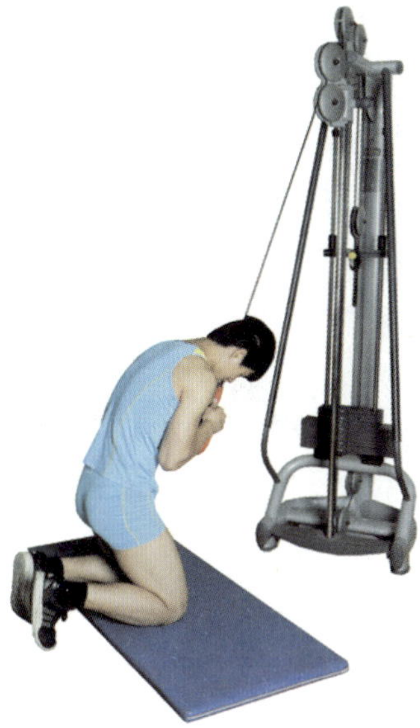

图 8－57　滑轮上的跪位卷腹

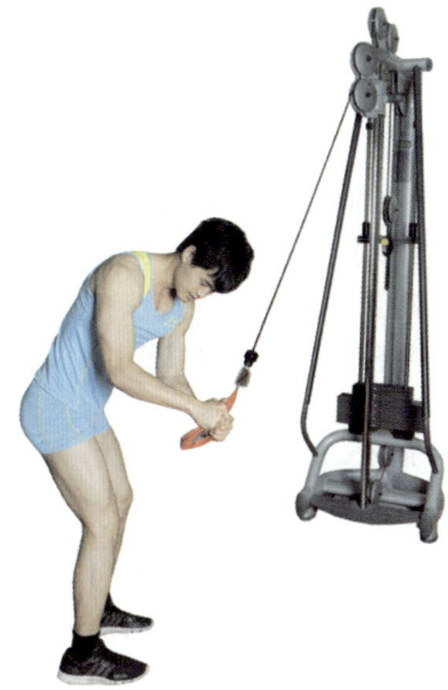

图 8－58　站位抗阻斜卷腹

（五）第五级：对多个肌群增加阻力，挑战核心稳定性

1. 自行车练习

仰卧，上部躯干卷曲至脊柱屈曲 30°～40°，保持头部、颈部和脊柱在一条线上。保持这个位置并有控制地慢慢运动，交替屈曲两侧的髋关节和膝关节，同时旋转上部脊柱。保持骨盆和下背部在地板上的稳定。（图 8－59）

2. 一侧下肢抬起的仰卧体前屈

仰卧，抬起一侧下肢，同时保持对侧膝关节屈曲，脚放在地面上。上部躯干卷曲至脊柱屈曲 30°～40°，双手向前伸触摸胫骨、踝或足。保持骨盆和下背部稳定，避免左右摇晃或使用惯性。（图 8－60）

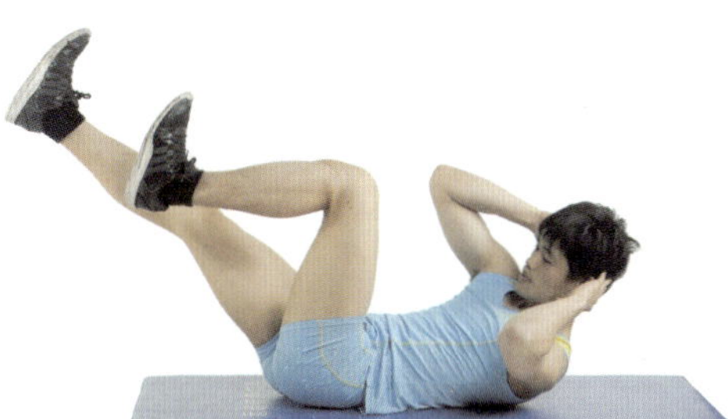

图 8－59　自行车练习

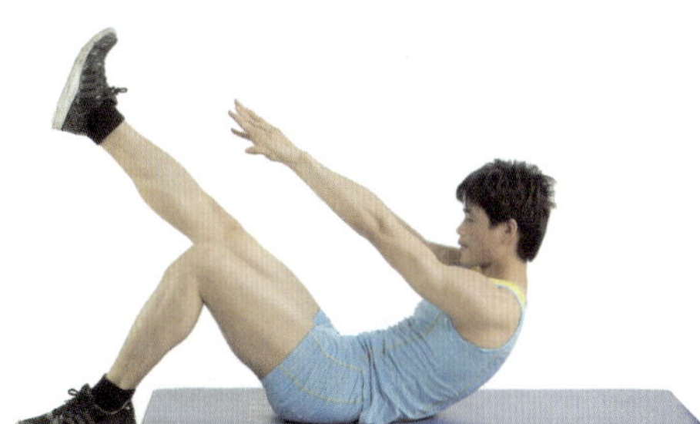

图 8－60　一侧下肢抬起的仰卧体前屈

（六）第六级：加入平衡，增加功能性挑战、速度和（或）旋转运动

瑞士球上的卷腹

这个练习可以在多个体位下进行：上倾（较简单），平行于地面或下倾（较困难）。练习的难度水平也可以由双脚更加并拢来增加。如果存在背部问题应避免背部在球上伸展太远。双手放在头后支持头部，注意保持颈部和脊柱保持在一条线上，下颌和胸部保持一拳的距离。（图 8－61）

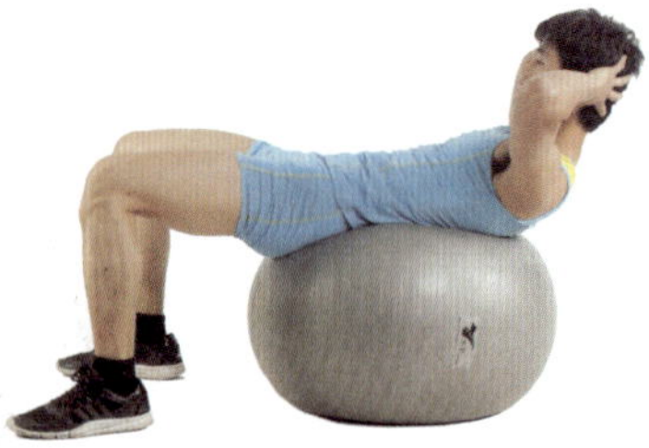

图 8－61　瑞士球上的卷腹

二、竖脊肌

竖脊肌的主要功能是伸展脊柱。需要注意的是，以下练习应在一个无痛的关节活动度内、缓慢而没有冲击地进行。目前，对练习时在末端是否需要过度伸展、是否应用附加阻力进行练习，存在一定的争议。

（一）第一级：肌肉独立训练

1. 俯卧脊柱伸展

俯卧位，颈部和脊柱在一条线上，下颌微收。收腹并收紧臀部。髋部和肋部最低处保持在垫子上，抬起躯干上部，同时维持合适的颈部位置。（图 8－62）

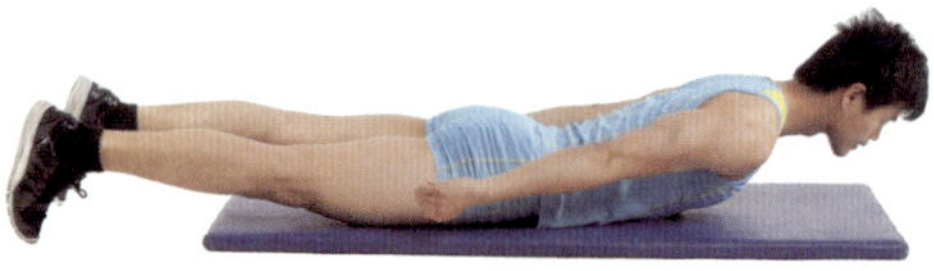

图 8－62　俯卧脊柱伸展

2. 改良俯卧脊柱伸展

俯卧位，颈部和脊柱在一条线上，下颌微收，手放在靠近肩部的地上。下背部肌群发力，抬起躯干上部，同时肘部滑动到肩部下成支撑位。在控制下慢慢地回到起始位。（图 8－63）

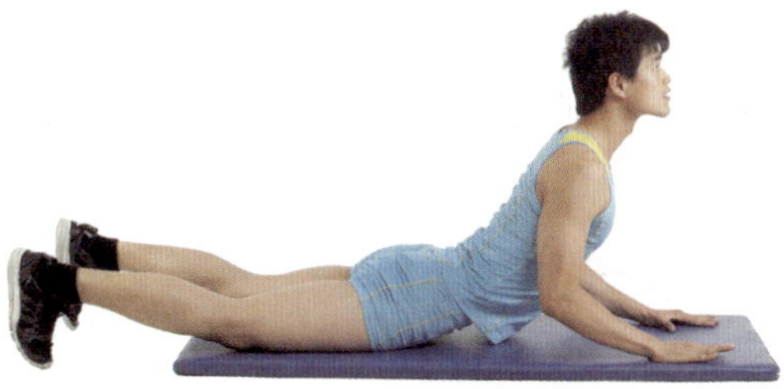

图 8－63　改良俯卧脊柱伸展

（二） 第二级：肌肉独立抗阻训练

1. 增强的俯卧脊柱伸展

俯卧位，颈部和脊柱在一条线上，下颌微收。上肢抬起过头顶以增加杠杆长度和阻力，阻力包括进行练习时需克服的自身重力。髋部和肋部最低处保持在垫子上，抬起躯干上部，同时维持合适的颈部位置。（图 8－64）

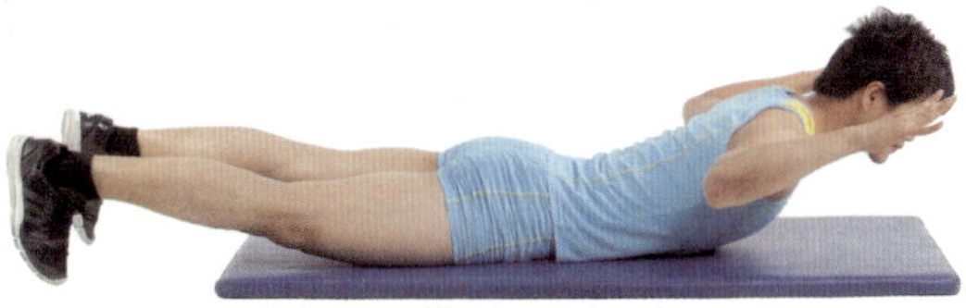

图 8－64　增强的俯卧脊柱伸展

2. 俯卧交叉脊柱伸展

俯卧位，颈部和脊柱在一条线上，下颌微收。维持躯干中部的稳定，平稳地抬起一侧上肢和对侧下肢。头部和脊柱在一条线上自然地抬起和降低。另一侧进行重复训练。（图 8－65）

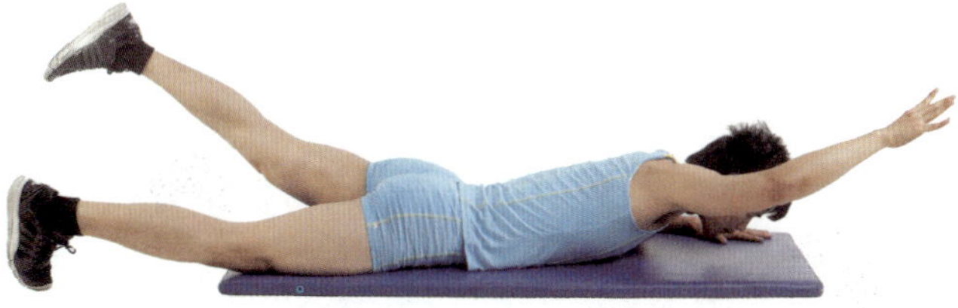

图 8－65　俯卧交叉脊柱伸展

（三）第三级：加入功能训练体位

竖脊肌的渐进性功能训练不包括第三级，在站位或坐位很难简单地训练到竖脊肌。一些抗阻练习必须加上足够的负荷，这一步在第四级练习中进行。

（四）第四级：功能和阻力的联合增加

俯卧伸展练习

俯卧位，躯干屈曲约90°，在腘绳肌协助下用下背部肌群伸展躯干，练习时可以轻微过伸（10°~15°）。（图8-66）

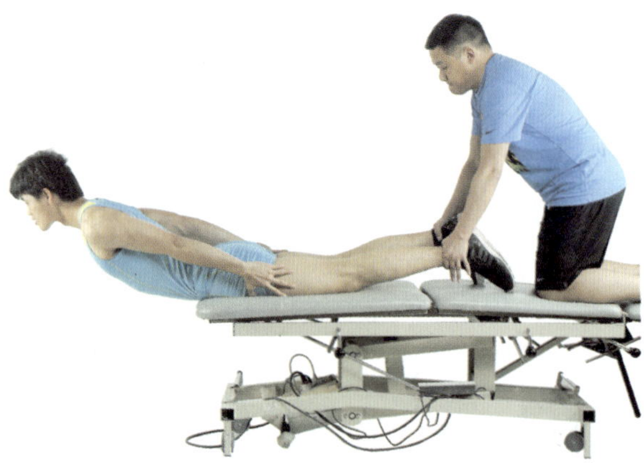

图8-66　俯卧伸展练习

（五）第五级：对多个肌群增加阻力，挑战核心稳定性

1. 增强的俯卧脊柱伸展和肩胛骨回缩

俯卧位，颈部和脊柱在一条线上，下颌微收。上肢抬起过头顶以增加杠杆长度和阻力，阻力包括进行练习时需克服的自身重力。髋部和肋部最低处保持在垫子上，抬起躯干上部，同时维持合适的颈部位置。同时收缩斜方肌中部和菱形肌，回缩肩胛骨。（图8-67）

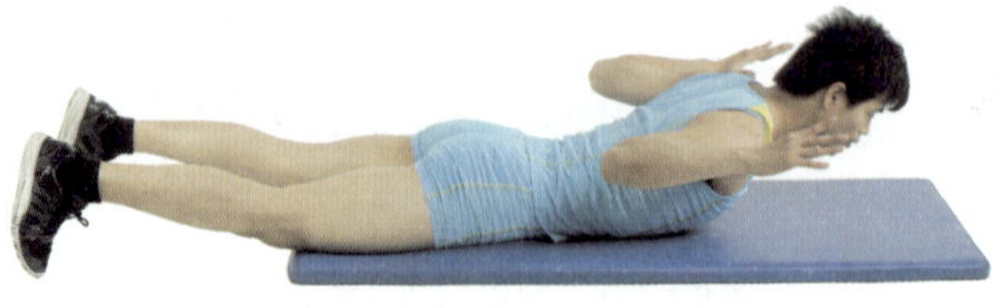

图8-67　增强的俯卧脊柱伸展和肩胛骨回缩

2. 普拉提式游泳

脚趾点地的俯卧位，腿部伸直，下颌微收，手臂前伸过头顶。一起抬起左侧上肢和右侧下肢，保持脊柱的伸展位和颈部中立位。摆动手臂和腿。髋部和肋部最低处保持在垫子上，以维持躯干稳定。（图 8 －68）

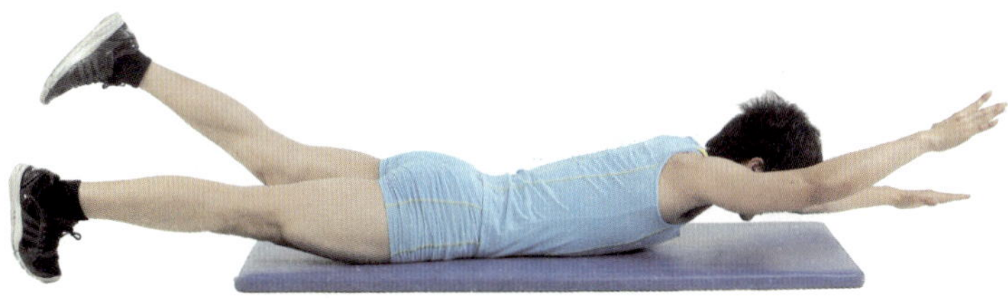

图 8 －68　普拉提式游泳

（六）第六级：加入平衡，增加功能性挑战、速度和（或）旋转运动

瑞士球上的脊柱伸展

俯卧位，瑞士球在腹部。双脚分开增强稳定性，双脚并拢减少稳定性，以此增加平衡挑战。颈部保持中立位，伸展脊柱。通过双手放在耳旁或者头顶来增加杠杆长度以增加练习的难度（图 8 －69）。为了增加难度，可以只用一侧下肢支持进行脊柱伸展。（图 8 －70）

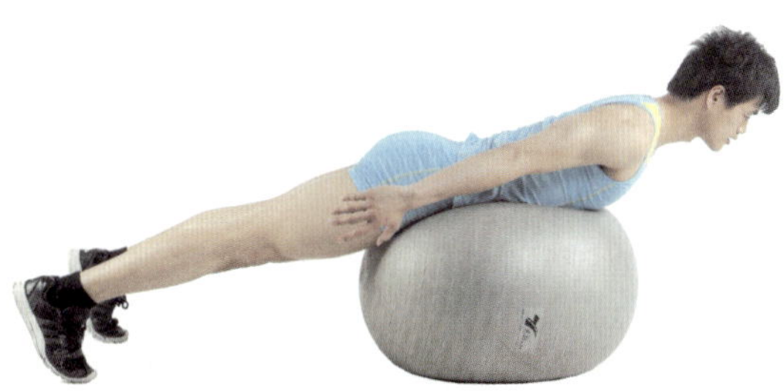

图 8 －69　瑞士球上的脊柱伸展

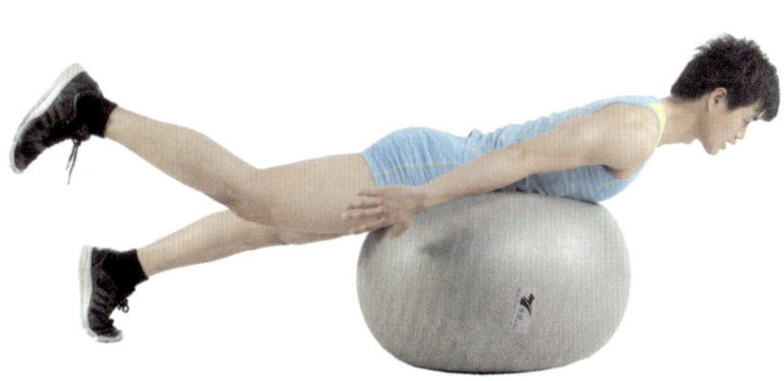

图 8 －70　瑞士球上的单脚脊柱伸展

思考题

1. 渐进性功能训练的定义是什么?
2. 渐进性功能训练如何进行分级? 注意事项有那些?
3. 如何设计上肢主要肌群的渐进性功能训练?
4. 如何设计下肢主要肌群的渐进性功能训练?
5. 如何设计躯干主要肌群的渐进性功能训练?

参考文献

[1]M Boyle. *Functional Training for Sports*[M]. IL:Human Kinetics,Champaign,2003.
[2]M York,C Kennedy. *Functional Exercise*[M]. CA:Healthy Learning Pub,Monterey,2004.
[3]J Radcliffe. *Functional Training for Athletes at All Levels*[M]. CA:Ulysses Press,Berkeley,2006.
[4]T Ellenbecker. 运动康复中的有效功能训练[M]. 王安利,译. 北京:北京体育大学出版社,2011.
[5]王安利. 运动损伤预防的功能训练[M]. 北京:北京体育大学出版社,2013.